Atlas of Lymph Node Pathology
A Pattern-Based Approach

淋巴结病理学图谱
基于模式的诊断方法

原著　[美] Amy S. Duffield　　[美] Joo Y. Song　　[美] Girish Venkataraman

主审　高子芬　李小秋　　　　主译　时云飞

中国科学技术出版社
·北 京·

图书在版编目（CIP）数据

淋巴结病理学图谱：基于模式的诊断方法 / (美) 艾米·S. 达菲尔德 (Amy S. Duffield)，(美) 乔·Y. 颂 (Joo Y. Song)，(美) 吉里什·文卡塔拉曼 (Girish Venkataraman) 原著；时云飞主译 . — 北京：中国科学技术出版社 , 2022.8

书名原文：Atlas of Lymph Node Pathology: A Pattern-Based Approach

ISBN 978-7-5046-9644-1

Ⅰ . ①淋… Ⅱ . ①艾… ②乔… ③吉… ④时… Ⅲ . ①淋巴结—病理学—图谱 Ⅳ . ① R733.4-64

中国版本图书馆 CIP 数据核字 (2022) 第 100524 号

著作权合同登记号：01-2022-3310

策划编辑	丁亚红　焦健姿
责任编辑	丁亚红
文字编辑	郭仕薪
装帧设计	佳木水轩
责任印制	徐　飞

出　　版	中国科学技术出版社
发　　行	中国科学技术出版社有限公司发行部
地　　址	北京市海淀区中关村南大街 16 号
邮　　编	100081
发行电话	010-62173865
传　　真	010-62179148
网　　址	http://www.cspbooks.com.cn

开　　本	889mm×1194mm　1/16
字　　数	339 千字
印　　张	19
版　　次	2022 年 8 月第 1 版
印　　次	2022 年 8 月第 1 次印刷
印　　刷	运河（唐山）印务有限公司
书　　号	ISBN 978-7-5046-9644-1/R·2912
定　　价	258.00 元

版权声明

This is translation of *Atlas of Lymph Node Pathology: A Pattern-Based Approach.*

ISBN-13: 978-1-4963-7554-4

Wolters Kluwer Health did not participate in the translation of this title and therefore it does not take any responsibility for the inaccuracy or errors of this translation.

译者名单

学术顾问　马　军　哈尔滨血液病肿瘤研究所
　　　　　朱　军　北京大学肿瘤医院
主　　审　高子芬　北京大学医学部病理学系
　　　　　李小秋　复旦大学附属肿瘤医院
主　　译　时云飞　北京大学肿瘤医院
副 主 译　赵东陆　哈尔滨血液病肿瘤研究所
　　　　　李　敏　北京大学医学部病理学系
　　　　　蒋翔男　复旦大学附属肿瘤医院
　　　　　黄雨华　中山大学肿瘤防治中心
　　　　　赵　莎　四川大学华西医院
学术秘书　赖玉梅　北京大学肿瘤医院
译 校 者　（以姓氏笔画为序）
　　　　　于宝华　复旦大学附属肿瘤医院
　　　　　王　帅　吉林省肿瘤医院
　　　　　田素芳　武汉大学中南医院
　　　　　孙　璐　中国人民解放军总医院第一医学中心
　　　　　李　敏　北京大学医学部病理学系
　　　　　李新霞　新疆医科大学附属肿瘤医院
　　　　　吴　梦　北京大学肿瘤医院
　　　　　吴江华　天津医科大学肿瘤医院
　　　　　吴建锋　空军军医大学西京医院
　　　　　时云飞　北京大学肿瘤医院
　　　　　况　东　华中科技大学同济医学院附属同济医院
　　　　　周　众　新疆医科大学附属中医医院
　　　　　赵　莎　四川大学华西医院
　　　　　赵东陆　哈尔滨血液病肿瘤研究所
　　　　　贾丛伟　北京协和医院
　　　　　黄雨华　中山大学肿瘤防治中心
　　　　　崔文丽　新疆医科大学第一附属医院
　　　　　彭玉华　新疆医科大学附属中医医院
　　　　　蒋翔男　复旦大学附属肿瘤医院
　　　　　赖玉梅　北京大学肿瘤医院
　　　　　薛学敏　中国医学科学院肿瘤医院

内容提要

  本书引进自 Wolters Kluwer 出版集团，由美国三大血液病理中心（约翰斯·霍普金斯大学医学院、芝加哥大学医学院、希望之城国家医学中心）的一线工作专家倾力打造，并由北京大学肿瘤医院联合复旦大学附属肿瘤医院、中山大学肿瘤防治中心、北京大学医学部病理学系、四川大学华西医院等机构的病理医师精心翻译而成。著者以淋巴结的基本结构及组织学改变为线索，对淋巴结正常形态和免疫表型进行系统的表述，并强调临床与病理结合的工作方法。对各结构中常见病变的诊断及鉴别诊断要点进行了系统梳理，并对免疫组织化学染色方法的相关内容进行了细致解读。书中设有"一览表""关键特征""易误诊病变""要点与误区""常见问题"等栏目，有助于读者查阅参考。本书内容深入浅出，图文并茂，能够帮助初学者快速掌握淋巴瘤病理的诊断思路、要点及方法，可作为病理科住院医师规范化培训和需要进行淋巴瘤病理亚专科培养的病理医师的教学辅导书，也可供对淋巴瘤病理诊断有兴趣的肿瘤科医师和医学相关专业人士阅读参考。

译者前言

众所周知，病理诊断是疾病诊断的"金标准"。对于病理医生而言，淋巴瘤的病理诊断是病理诊断中的公认难点。何以见得？"淋巴瘤"顾名思义是由人体正常淋巴组织恶变而成，淋巴组织的功能是维持人体的正常免疫力。淋巴组织主要由 B 细胞、T 细胞、NK 细胞、组织细胞、滤泡树突细胞等十余种免疫细胞构成，又各自存在原始、幼稚、成熟的不同发育阶段。以最常见的 B 细胞为例，可以分为前体 B 细胞、套区 B 细胞、中心 B 细胞 / 中心母 B 细胞、边缘带 B 细胞、浆细胞等不同阶段。由此，不同种类淋巴细胞的每个发育阶段发生恶变形成的肿瘤类型也数以百计，以 2016 版世界卫生组织造血与淋巴组织肿瘤分类为例，淋巴瘤有六大类二百余种，堪称为人体所有系统肿瘤分类中最复杂的分类。虽然淋巴瘤的诊断较为困难，但得益于标准化化疗方案及美罗华为代表的靶向药物、细胞治疗等应用，其疗效几乎显著优于所有恶性肿瘤。目前，淋巴瘤治疗方案的制订基于准确的病理分型，即"淋巴瘤没有诊断就没有治疗"，因此这个"金标准"在淋巴瘤精准治疗中尤为重要。

鉴于淋巴瘤分类如此复杂，对淋巴瘤病理的初学者而言，仅仅记住疾病的名称就颇费脑力，更何况将其准确分类。所以，淋巴瘤病理诊断较难掌握，很多医院都已明确要求，淋巴瘤诊断只能由具有多年病理诊断经验的医生作出。尽管如此，全国各地医院病理科的淋巴瘤诊断水平仍旧参差不齐，误诊漏诊的现象时有发生，严重影响淋巴瘤的精准治疗和疗效提高。此外，过于关注病变本身，即使在显微镜下放大到最大倍数，也只是"管中窥豹"，而单纯依靠世界卫生组织分类和参考书，在二百余种分类中寻找正确诊断，对于初学者而言也非常困难。

然而，"万变不离其宗"，辩证唯物主义的观点告诉我们，即使再纷繁复杂的事物，只要掌握其内部规律，很多难点便可以迎刃而解。有经验的淋巴瘤亚专科病理医生，常常会有很多自己在实际工作中形成的诊断思路，这些经验体会、工作方法甚至是小窍门，在经典的教科书中一般不会被提及，但却是引领初学者入门的捷径。很高兴，在中国科学技术出版社的帮助下，我们得以与本书结缘，仔细研读。本书注重实用性，抛开复杂的淋巴瘤分类体系，从"分布模式"入手，深入浅出地讲述了淋巴瘤诊断中一些最重要的必备知识、诊断思路和工作方法，并列举了实际工作中遇到的常见问题、要点与误区及易误诊病变，可帮助读者更快地学习和掌握淋巴瘤病理诊断的基本技能。

由此，我们在北京大学肿瘤医院淋巴瘤内科和 CSCO 抗淋巴瘤联盟相关专家的帮助下，联合全国十余家著名淋巴瘤诊疗中心的一线专家、学者，希望将本书"原汁原味"地呈现给国内读者，帮助病理科初学者更快地学习和掌握淋巴瘤的病理诊断，也为提高国人淋巴瘤的病理诊断水平和促进精准治疗略尽绵薄之力。由于本书内容涵盖广泛，加之中外术语规范及语言表达习惯有所差异，中文翻译版中可能存在疏漏或欠妥之处，恳请读者不吝赐教，批评指正。

最后，感谢北京大学肿瘤医院宋玉琴教授、王小沛主任在本书的翻译和出版过程中给予的大力支持和帮助。

北京大学肿瘤医院病理科

原书前言

　　众多传统的淋巴结病理教科书通常是按疾病诊断实体类型进行编写的，这对病理医生大致了解诊断结果时最有帮助，可以证实一位有经验的病理医生最初的预判。然而，当实习医生等刚接触临床工作的人面对淋巴结标本时，通常很难目标明确地进行鉴别诊断，这可能会导致其乱翻教科书以试图"按图索骥"。

　　为了解决这个问题，我们编写了这部以描述淋巴结不同功能部位（即被膜、淋巴窦、副皮质区和皮质区）正常表现和异常改变的著作。根据我们的经验，传统的教科书很难让人充分理解正常淋巴结的结构，以及正常结构的变异。然而，一旦理解了正常淋巴结的组织学和免疫表型，就更容易识别不同部位的淋巴结异常改变。对淋巴结各个部位的结构化有序"推进"可以作为评估淋巴结的指南，使评估过程不那么困难。

　　此外，困扰实习医生的另一个方面是，许多关于淋巴结病理的教科书都专注于肿瘤性病变。然而，在日常工作中，我们也经常遇到淋巴结的非肿瘤性病变，其中一些酷似淋巴瘤。针对上述问题，本书在编写时纳入了日常工作中遇到的淋巴结肿瘤性和非肿瘤性病变。我们相信，病理医生所发挥的作用不仅是确认或排除淋巴瘤，而是无论是否存在恶性肿瘤，都能对肿大的淋巴结给出一个合理的解释。其中一些诊断可以独立给出，而另一些诊断则需要结合临床进行综合分析。

　　显微镜是淋巴结病理检查的主要手段；然而，辅助检测手段在淋巴结疾病的诊断中变得越来越重要。正确使用和判读免疫组织化学染色对淋巴结的评估至关重要。因此，我们设置了完整的一章专门讲述免疫组织化学染色。这一章讲解了内对照的使用，并讨论了关于判读和报告免疫组织化学染色结果的最佳方式。在淋巴结的病理评估中，也会用到流式细胞术、常规的分子检测和荧光原位杂交（FISH）。虽然本书没有对这些辅助检查进行详尽阐述，但也讨论了何时应用这些检测，并提到了这些检测的主要不足之处。此外，本书还讨论了在考虑成本时，明智选择辅助检查的必要性。

　　我们希望通过本书的精心构架及丰富图片，能够为读者在处理淋巴结标本时提供有用的知识框架。

　　本书的特点列举如下。

　　(1) "一览表"将复杂的主题有序地组织起来。

　　(2) 设置一章专门讲述正常淋巴结，因为淋巴结的正常形态和免疫表型颇为复杂，实习医生有时很难充分理解。

(3)“要点与误区”包括了实际工作中签发报告时的经验教训，强调重要的诊断线索、拟似病变和危害。

(4)“常见问题”包括了实习医生和非血液病理专业的医生经常提及的问题。

(5)“关键特征”总结了一个疾病的最重要特征。

(6)“报告签发示例”用于解释一些不常见或复杂的诊断。

(7)“易误诊病变”用来警示读者一些容易误诊的情况，同时提醒读者在诊断困难时需要避开的陷阱。

(8)每章的参考文献可供读者进一步查阅，也可写入病理报告中。

(9)附录部分按章节设置了自测题，测试内容重点突出，可用于板书。

Amy S. Duffield, MD

Girish Venkataraman, MD

Joo Y. Song, MD

献　词

谨以本书献给我的导师、实习生和家人。

Amy S. Duffield, MD

感谢 Elaine 和 Stefania，感谢他们不知疲倦地指导我如何在显微镜下观察淋巴结。

Girish Venkataraman, MD

感谢 SS、我的家人和导师们，感谢你们的关爱和支持。

Joo Y. Song, MD

目　录

第1章 淋巴结概述
Introduction to the Lymph Node

组织学评估淋巴结并不总是直截了当，即异常改变可能不易察觉，也可能需要进一步的检查，包括免疫组织化学染色、辅助检查和专家会诊。另外，良性反应性淋巴结可能偶尔呈现非典型性，即使对于有诊断经验的医生而言，可能也需要行进一步评估。鉴于淋巴增殖性疾病诊断类别的广度和深度，以及存在众多累及淋巴组织的反应性疾病，即使对于经验丰富的病理学家，淋巴结标本的检查亦可能构成挑战。

为了便于淋巴结的病理学评估，理解淋巴结的结构、功能分区，以及合理阐释辅助检查所对应的形态学发现是非常重要的。此外，完善的样本制备也很有必要，还包括解患者的既往病史和导致活检的临床相关病史。

一、淋巴结结构

正常淋巴结具有小的、亚厘米级结构，并且具有几个功能分区 [1-5]。系统地识别和评估每个分区，可作为病理学家定义淋巴结为良性、非典型或恶性的基础，有助于指导适宜的诊断工作流程。

（一）被膜

正常的淋巴结围绕着由菲薄的纤维组织形成的被膜（图 1-1 和图 1-2）。被膜的存在定义了淋巴结的边界，进而有助于区分真正的淋巴结和浸润的淋巴组织。在"诊断行"应反映组织的类型，一定程度上是根据被膜的缺失或存在而定义。

报告签发示例

- 如果存在被膜：淋巴结伴反应性淋巴组织增生。
- 如果无被膜：淋巴组织反应性增生。

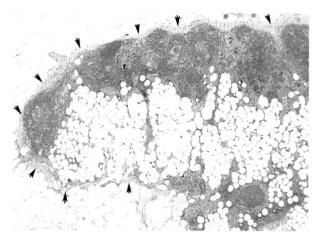

▲ 图 1-1　一层菲薄的纤维血管组织围绕淋巴结，形成被膜（箭头），从而将淋巴结从周围组织中勾勒凸显出来

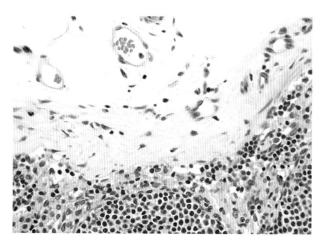

▲ 图 1-2　高倍镜观显示了被膜内存在小血管

（二）淋巴窦

淋巴窦位于被膜下（被膜下窦）并遍布于整个淋巴结（皮质窦和髓质窦）。淋巴窦是免疫细胞与抗原呈递细胞相互作用的混合性功能区域。在良性淋巴结中，窦是开放的或"通畅的"，包含淋巴液，后者通过淋巴结外周的输入淋巴管进入淋巴结，穿过被膜下窦，通过髓质窦，并通过淋巴结门部的输出淋巴管循环离开淋巴结[6]。

在 HE 染色的玻片上可能难以显示淋巴窦（图 1-3），但通常含有小淋巴细胞、免疫母细胞、组织细胞和（或）中性粒细胞（图 1-4）。在淋巴瘤累及的淋巴结中，淋巴窦常被肿瘤细胞所填充而不再明显，或可能被浸润的肿瘤细胞挤压成狭缝状腔隙。在其他疾病中，淋巴窦可能出现扩张（见第 3 章）。

（三）皮质区

位于淋巴窦旁的淋巴结外围区域被称为皮质区。对于正常的淋巴结皮质区，由淋巴细胞聚集形成大小和形状不一的滤泡组成(图 1-5)。滤泡主要由 B 细胞组成(图 1-6)，滤泡间区的淋巴细胞主要是 T 细胞（图 1-7）。滤泡通常排列在淋巴结外周的皮质区，但是组织切片可能并非沿淋巴结中轴进行。因此，可能不会在所有切片上都完整显示出淋巴结的正常结构（图 1-8）。

初级滤泡存在于未活化的淋巴结中，由小的成熟 B 细胞组成（图 1-9 至图 1-12）。初级滤泡中的 B 细胞表达典型的成熟 B 细胞标志物，包括 CD20 和 Pax-5，抗凋亡蛋白 Bcl-2 也呈阳性。初级滤泡中的 B 细胞弱表达 CD5，但许多实验室可能很难观察到 CD5 的免疫组织化学染色。Bcl-2 在 B 细胞上的表达具有重要的功能意义，因为这种抗凋亡蛋白有利于 B 细胞在初级滤泡中的存活。初级滤泡内隐含排列有序的滤泡树突细胞（follicular dendritic cell，FDC）网。

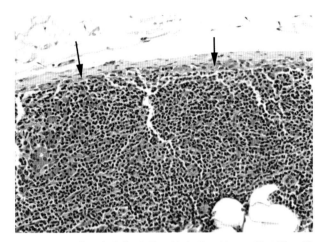

▲ 图 1-3 淋巴窦在部分淋巴结中难以显示，箭示淋巴结纤细的被膜下窦

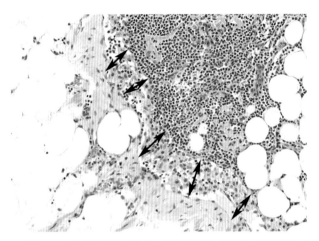

▲ 图 1-4 其他的淋巴结中，淋巴窦相对易见。图示淋巴结内的被膜下窦含有多量组织细胞和小淋巴细胞，双头箭示淋巴窦的宽度

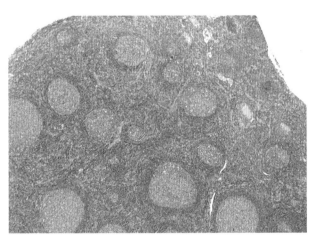

▲ 图 1-5 淋巴结皮质区滤泡增生

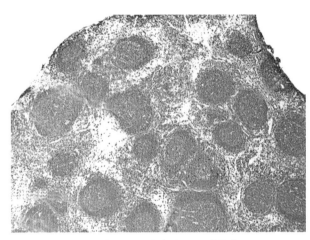

▲ 图 1-6 CD20 染色显示滤泡内 B 细胞聚集

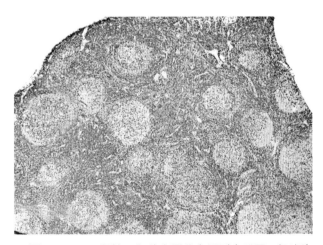

▲ 图 1-7 CD3 阳性 T 细胞主要分布于副皮质区，但滤泡内也有少量 T 细胞（滤泡辅助 T 细胞）

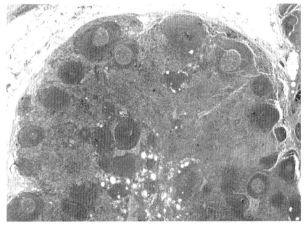

▲ 图 1-8 这张切片中反应性滤泡分布于淋巴结的外周区域，显示典型的淋巴结结构

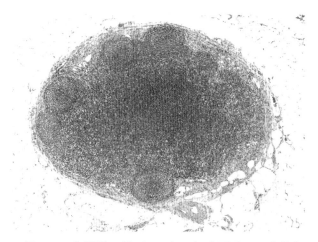

▲ 图 1-9　小型淋巴结（2mm），皮质周围可见小的初级滤泡

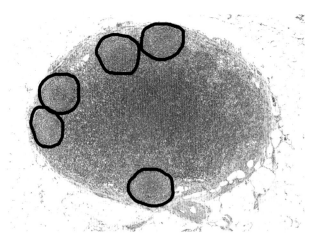

▲ 图 1-10　圈出部分为散在的初级滤泡

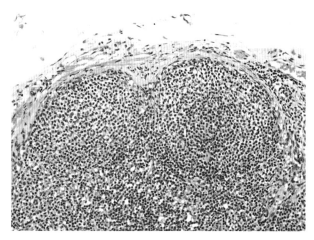

▲ 图 1-11　初级滤泡位于被膜下，主要由小的成熟 B 细胞组成

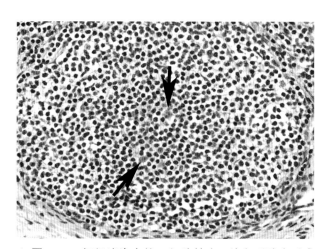

▲ 图 1-12　初级滤泡中的 B 细胞较小，染色质致密（成熟）。罕见的较大细胞大多数是滤泡树突细胞，具有长的细胞突起以支撑滤泡结构（箭）

　　简而言之，当 B 细胞遇到抗原时，初级滤泡转变为次级滤泡，这个过程会激发免疫反应。次级滤泡（图 1-13）包含免疫反应中心，即生发中心，并在此发生 B 细胞选择[7]。生发中心的主要功能是产生功能的 B 细胞，这些细胞将产生针对外来抗原的有效抗体，但会耐受自身抗原。为了实现这一目标，通过程序性细胞死亡（免疫应答），无功能或反应过度的 B 细胞，细胞碎片被具有吞噬功能的组织细胞吞噬，这些组织细胞被称为可染小体巨噬细胞。为调控产生无效抗体的 B 细胞的凋亡和消除，正常生发中心的在 B 细胞中下调 Bcl-2 抗凋亡蛋白表达。

　　与其在选择过程中所处阶段相对应，生发中心 B 细胞可以分区，这种分区赋予生发中心特有的极向外观，包括暗区和明区（图 1-14）。暗区富含空泡状染色质和数个小核仁的大 B 细胞，即中心母细胞，明区则含有混合性的具有成熟染色质的小 B 细胞，即中心细胞。在生发中心中，有丝分裂象和可染小体巨噬细胞很常见。FDC 的存在有助于 B 细胞的选择和扩增，与初级滤泡一样，FDC 为次级滤泡细胞提供支撑结构[8]。在滤泡中，可通过双核细胞，以及小的嗜酸性核仁等特征识别 FDC（图 1-15 至图 1-18）。

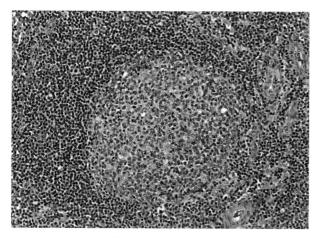

▲ 图 1-13　次级滤泡的高倍镜观。套区和生发中心具有极向

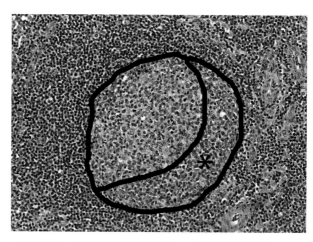

▲ 图 1-14　圈出部位为生发中心，暗区用星号标注

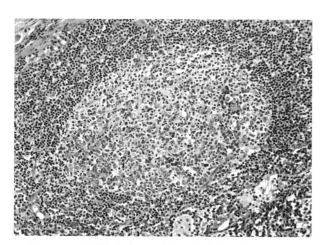

▲ 图 1-15　典型生发中心，套区具有极向。生发中心也有极向，包含散在可染小体巨噬细胞

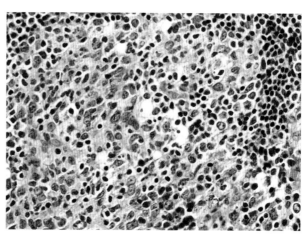

▲ 图 1-16　生发中心含有混杂分布的中心母细胞、中心细胞、小淋巴细胞、可染小体巨噬细胞和滤泡树突细胞

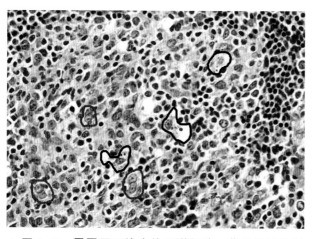

▲ 图 1-17　黑圈示可染小体巨噬细胞，蓝圈示滤泡树突细胞

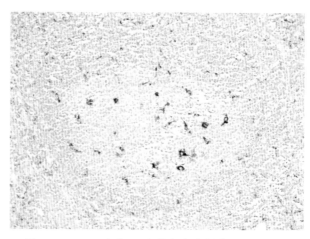

▲ 图 1-18　CD68 标记了生发中心内散在的可染小体巨噬细胞

次级滤泡的生发中心被一薄层小 B 淋巴细胞围绕，称为套区，也具有极向（图 1-19）。次级滤泡套区外围还有一薄层小淋巴细胞围绕，构成边缘区；然而，在正常淋巴结的 HE 染色切片中，边缘区通常难以辨识。

次级滤泡的免疫表型非常具有特征性。生发中心 B 细胞表达 CD20（图 1-20）和 Pax-5（图 1-21）。与套区 B 细胞相比，生发中心细胞 CD20 的表达更强，Pax-5 表达较弱。生发中心的中心母细胞亦表达 CD10（图 1-22）和 Bcl-6（图 1-23）。如前所述，正常生发中心的 B 细胞 Bcl-2 表达缺失（图 1-24）。与生发中心的明区相比，暗区中心母细胞较为聚集，Ki-67 增殖指数较高（图 1-25）。可以通过 IgD（图 1-26）、Bcl-2 和 CD23（图 1-27）染色突出显示周围有极向的套区。除了套区细胞，CD23 还可标记隐含的 FDC 网，也可以通过 CD21 标记（图 1-28）。滤泡中还包含散在的 T 细胞，这些 T 细胞有助于 B 细胞的选择过程，被称为滤泡辅助 T 细胞。这些细胞表达 CD4、Bcl-6、PD-1（图 1-29）和 Bcl-2（图 1-24），部分强表达 CD10（图 1-22）。

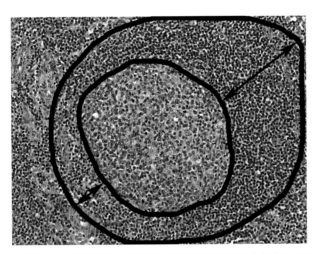

▲ 图 1-19　圈出部分是套区。双头箭指示套区有极向，厚度不一

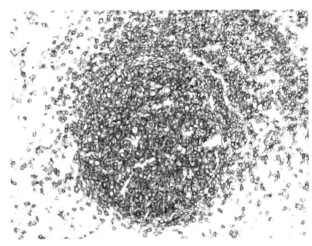

▲ 图 1-20　**CD20 标记 B 细胞**。生发中心 B 细胞较套区 B 细胞体积略大，**CD20 表达轻度增强**

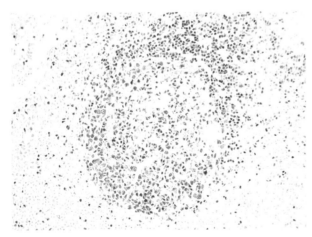

▲ 图 1-21　**Pax-5 也标记 B 细胞**。生发中心细胞较套区 B 细胞的核较大，**Pax-5 表达轻度减弱**

▲ 图 1-22　**CD10 标记生发中心 B 细胞**。少数小滤泡辅助 T 细胞强表达 CD10

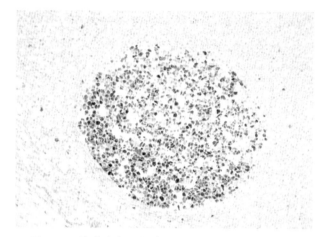

▲ 图 1-23　生发中心 B 细胞 Bcl-6 也为阳性

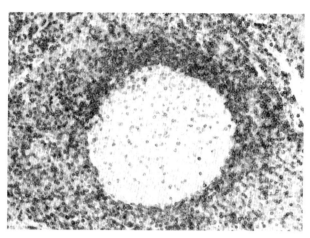

▲ 图 1-24　生发中心 Bcl-2 表达下调，但 Bcl-2 在套区 B 细胞中强表达。滤泡辅助 T 细胞和滤泡周围 T 细胞 Bcl-2 也为阳性

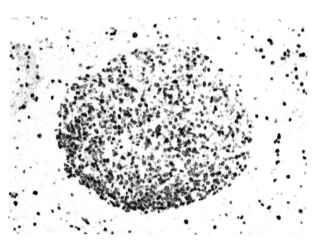

▲ 图 1-25　生发中心的增殖指数高，暗区更高一些

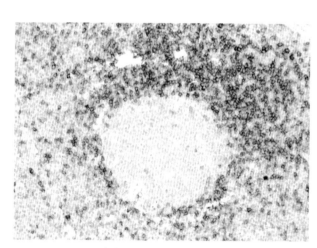

▲ 图 1-26　IgD 突出显示了有极向的套区 B 细胞

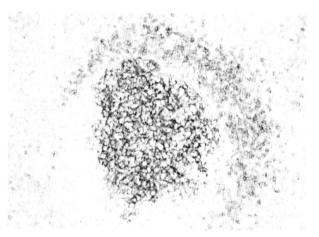

▲ 图 1-27　CD23 标记套区 B 细胞，同时也标记滤泡隐含的滤泡树突细胞网

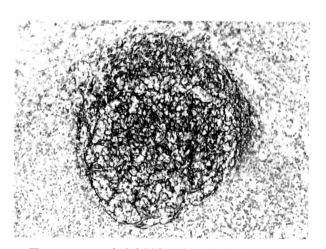

▲ 图 1-28　CD21 在滤泡树突细胞网阳性表达

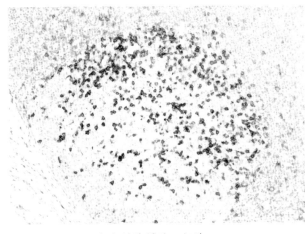

▲ 图 1-29　**PD1 标记滤泡辅助 T 细胞**

异常淋巴结的主要特征

(1) 淋巴结显示为单形性滤泡（大小和形状相似）。

(2) 生发中心缺乏极向，或缺乏可染小体巨噬细胞。

(3) 生发中心周围缺少套区，或套区无极向。

(4) 生发中心细胞免疫表型异常（如 Bcl-2 阳性、Ki-67 低）。

(5) 由于副皮质区扩张，滤泡被破坏、边缘化或缺失。

（四）副皮质区

副皮质区包括滤泡和靠近门部的髓索之间的区域，由淋巴细胞、小血管，以及散在的活化淋巴细胞即免疫母细胞（图 1-30）混合而成。副皮质区还包含抗原呈递细胞，包括朗格汉斯细胞、交指状树突细胞和组织细胞[9, 10]。

副皮质区的大多数细胞是 CD3 阳性 T 细胞（图 1-7），其表达 CD43、CD2、CD4 或 CD8、CD5 和 CD7。值得注意的是，反应性 T 细胞有时会显示 CD7 部分丢失。典型的副皮质区 T 细胞也是 Bcl-2 阳性，但其强度略低于套区 B 细胞（图 1-31）。T 细胞 Bcl-2 表达缺失不常见，如果 Bcl-2 对照组织染色强度适宜，应进一步检查以除外 T 细胞淋巴瘤累及。

在淋巴结内，T 细胞为 CD4 和 CD8 阳性细胞混合存在。CD4 阳性细胞与 CD8 阳性细胞的比值可能受多种因素的影响。正常淋巴结中，CD4 与 CD8 的比值通常为（1～5）∶1。值得注意的是，如果副皮质区有大量的组织细胞，那么通过免疫组织化学染色计数 CD4 阳性 T 细胞可能并不容易，因为组织细胞也是 CD4 阳性。如果需要，可以进行 CD68 免疫组织化学染色，以帮助识别副皮质区的组织细胞。

CD4 与 CD8 的比值异常降低（小于 1∶1）可见于 HIV 和其他病毒感染，或罕见于淋巴瘤。例如，CD8 阳性的外周 T 细胞淋巴瘤，或富于 T 细胞/组织细胞的大 B 细胞淋巴瘤。CD4 与 CD8 的比值异常增高（大于 5∶1）可见于良性反应性状态，如皮病性淋巴结炎（图 1-32 和图 1-33），但也可见于部分淋巴瘤，包括结节性淋巴细胞为主型的霍奇金淋巴瘤和 Epstein Barr 病毒（EBV）阴性的经典型霍奇金淋巴瘤（CHL）。此外，CD4 与 CD8 的比值异常还可见于非淋巴造血系统肿瘤累及淋巴结时，因为肿瘤反应性淋巴细胞可能倾向于 CD4 阳性或 CD8 阳性。

通常，副皮质区包含单个散在的活化 T 免疫母细胞或 B 免疫母细胞，它们是具有显著核仁的大细胞，极少数为双核细胞（图 1-34）。这些 T 免疫母细胞和 B 免疫母细胞分别不同程度的表达 CD3 或 CD20。这些免疫母细胞也强弱不等的表达 CD30（图 1-35）和 MUM-1。

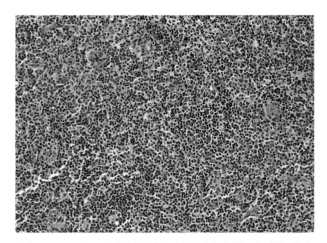

▲ 图 1-30　正常淋巴结副皮质区可见小血管、组织细胞和小淋巴细胞

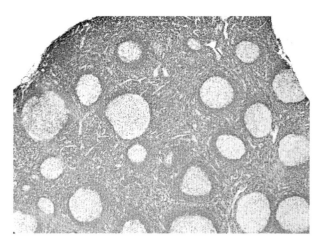

▲ 图 1-31　与初级滤泡和套区的 B 细胞一样，副皮质区 T 细胞 Bcl-2 阳性（与图 1-5 至图 1-7 为同一淋巴结）

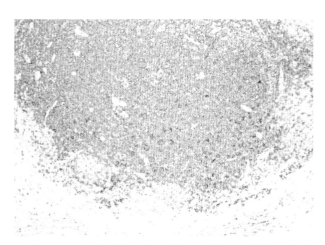

▲ 图 1-32　皮病性淋巴结炎的淋巴结副皮质区的 T 细胞大多数是 CD4 阳性

▲ 图 1-33　同一淋巴结副皮质区含有很少量的 CD8 阳性的 T 细胞

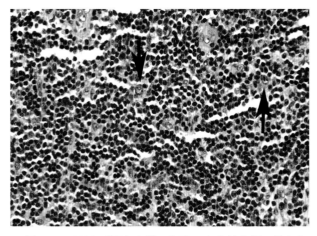

▲ 图 1-34　副皮质区由小淋巴细胞、小血管和偶见的组织细胞，以及散在的免疫母细胞组成。箭示两个最易识别的免疫母细胞

▲ 图 1-35　可见单个散在的免疫母细胞不同程度地表达 CD30

（五）髓质区

髓窦靠近淋巴结的中心，周围有一个富含淋巴细胞、浆样淋巴细胞和浆细胞的区域。这个区域被称为髓索，是浆细胞增殖和产生抗体的地方（图 1-36 至图 1-38）。髓索中的浆细胞是 κ 和 λ 轻链阳性细胞混合而成（混合表型）。κ 轻链阳性浆细胞的数量通常略多于 λ 阳性细胞，正常淋巴结中浆细胞 κ 与 λ 的比值为（1~4）:1。

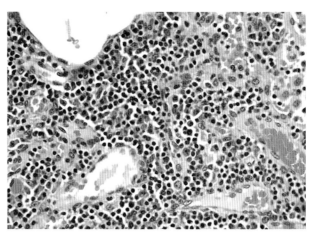

▲ 图 1-36　反应性淋巴结的髓索毗邻淋巴窦，由浆细胞、浆样细胞和小淋巴细胞组成

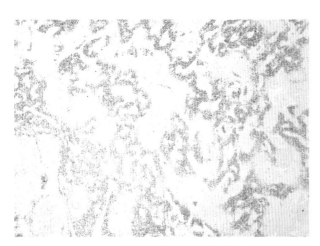

▲ 图 1-37　MUM-1 标记了淋巴结内浆细胞。染色模式显示沿扩张的髓索呈蜿蜒排列

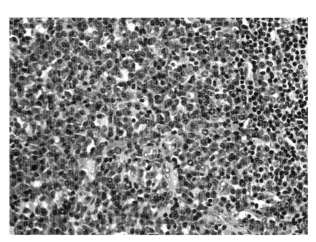

▲ 图 1-38　皮病性淋巴结炎累及的淋巴结显示髓质区浆细胞增多，是这类疾病的特征性改变

一览表：正常淋巴结结构检查清单

☐ 被膜完整、菲薄。

☐ 淋巴窦通畅，无异常细胞填充。

☐ 皮质区包含分散的大小和形状各异的初级或次级滤泡。

☐ 次级滤泡的生发中心存在极向，内含可染小体巨噬细胞，套区也有极向。

☐ 副皮质区不扩张，含有小的 T 细胞、组织细胞和散在的免疫母细胞。

二、标本处理

（一）固定

为了充分显示淋巴结的结构特征，恰当的标本处理至关重要。充分的处理需要将淋巴结样本切成薄片，并在固定液中浸泡足够长的时间。固定不良的淋巴结标本，将使形态学评价变得困难甚至无法评价。当处理巨大标本时，有时会将尽可能多的组织置入，以充满包埋盒。然而，由于切块较厚，固定剂的组织渗透速度较慢，经常导致固定不佳，由此导致组织难以切片、染色不佳。这种"固定假象"使细胞形态学的评估变得非常困难，甚至会妨碍整体淋巴结结构的评估（图1-39和图1-40）。理想情况下，控制组织切块相对较薄（如5分镍币的厚度）有利于充分固定。如果组织固定不良，要求技术室切薄片（4μm）也可能会有所帮助。

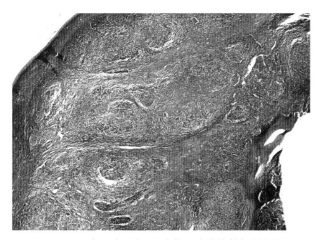

▲ 图1-39 固定不良限制了对淋巴结结构特征的评估。尽管最终，这个淋巴结被确定为经典的霍奇金淋巴瘤累及

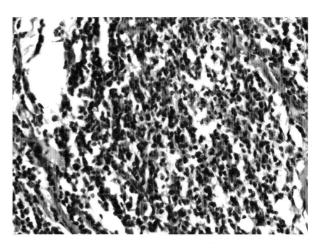

▲ 图1-40 固定不良限制了细胞形态学的评估。在这个标本上很难辨认霍奇金/里-施细胞，诊断需要免疫组织化学染色

中性福尔马林缓冲液是大多数组织学实验室首选的固定剂，固定组织具有可供进行基于聚合酶链反应（PCR）的分子研究的优势；然而，有时也会使用含金属的固定剂固定淋巴结，包括B5中性Zenker溶液和硫酸锌福尔马林。这些替代性固定剂允许的固定时间较短（2~6h），并可以产生很好的核形态特征。使用酸性固定剂的一个缺点是，这些固定剂会破坏PCR引物与DNA的结合而不能进行分子检测[2]。

要点与误区

临床团队通常希望尽快诊断，这要求"快速"处理淋巴结标本。不幸的是，这种要求常常适得其反，即固定不良的组织妨碍了形态学评估，进而需要使用多种辅助研究以弥补细胞形态差，并延长最终确定诊断所需的时间。因此，应预先告明临床医生，快速处理淋巴结标本的做法不可取。

（二）冰冻切片

在冰冻切片上评估淋巴结的形态也很有挑战性（图 1-41 和图 1-42）。与其他组织一样，当淋巴结组织被冷冻时，细胞变得扭曲，所以难以评估淋巴结的整体结构和淋巴细胞的形态。当冰冻标本用福尔马林固定并处理后，组织形态方有所改善（图 1-43 和图 1-44）。淋巴瘤的进一步分类依赖于淋巴结结构、细胞形态和细胞大小的评估，因此冰冻假象可能导致诊断具有严峻挑战性。

避免冰冻假象的方法之一，是当临床高度怀疑淋巴瘤时应避免进行冰冻切片分析。但是，如果冰冻标本怀疑为淋巴瘤，则建议仅冰冻部分标本，进行印片或涂片，并保留其余样本进行常规处理。一般来说，最好由病理学家在常规切片上进行诊断。

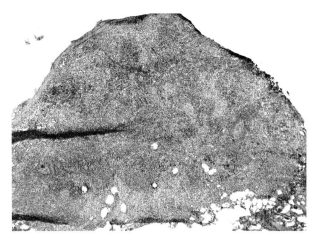

▲ 图 1-41　用淋巴结冰冻切片以"除外淋巴瘤"

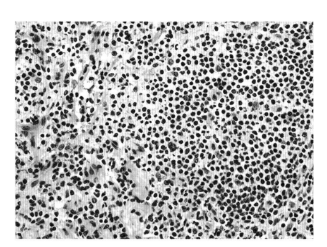

▲ 图 1-42　同一淋巴结的高倍观（400×）。冰冻假象影响细胞形态学的评估

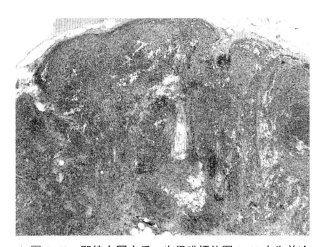

▲ 图 1-43　即使在固定后，也很难评估图 1-41 中先前冷冻组织的淋巴结结构

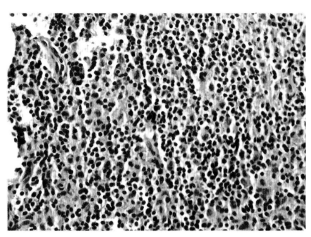

▲ 图 1-44　同一淋巴结固定后的高倍观（400×）。细胞形态依然扭曲

冰冻切片报告签发示例

颈部活检

● 可见淋巴组织，诊断待石蜡切片。见注释。

注释： 部分淋巴结提交流式细胞术分析。

当淋巴结冰冻切片怀疑淋巴瘤时，免疫组织化学染色和分子检测可以用来明确结构、免疫表型以及克隆性；然而，使用多种辅助技术可能会延长最终诊断所需时间。

促使外科医生放弃冰冻切片或阻止临床团队"急匆匆"处理标本的方式是清晰沟通。例如，如果科室内部可做流式细胞术，淋巴结活检可在数小时内通过流式细胞仪分析获得初步诊断，则允许稍后对充分固定的标本进行完善的组织学评估。

在所有疑似淋巴瘤的病例中，如果可能应将一部分组织提交流式细胞学评估。理想情况下，需要将铅笔擦大小的组织切碎成边长为 1～2mm 的立方体，然后放入细胞培养基（如 RPMI）或生理盐水中，并立即提交给流式细胞术实验室。然而，在实践中，通常提交的组织要少得多，尤其是细针穿刺活检。即使是微小的标本，也鼓励进行流式细胞学评估，因为这有时可以提供有意义的信息，特别是在低级别的 B 细胞淋巴瘤中。

如果临床怀疑淋巴瘤的可能性较小，那么一小部分淋巴结可以储存在冰箱中的细胞培养基（如RPMI）。如果 HE 染色切片阅片发现淋巴结有淋巴瘤受累的可能性，则需要将上述组织尽快直接提交给流式细胞术实验室。这种方式减少了流式细胞术实验室的成本和不必要的工作。但是，重要的是要记住，任何处理过程中的延迟都可能导致细胞受损，特别是侵袭性淋巴瘤。短暂的延迟通常不妨碍流式细胞术诊断低级别 B 细胞淋巴瘤，因为这些细胞可保存更长的存活时间。

常见问题： 我需要在看似反应性的淋巴结上做免疫组织化学染色吗？

回答： 如同许多病理学问题的答案一样，这个常见问题的答案也视情况而定，因为有很多因素在起作用，包括临床病史和 HE 染色形态学表现。例如，炎症性肠病的结肠切除术，如果 12 个反应性淋巴结中有 1 个淋巴结有问题，那么依靠 HE 染色形态学似乎最安全。然而，如果取样的是肿大的淋巴结且病因不明，则谨慎的做法是进行初步的免疫组织化学染色检查或咨询血液病理学专家。流式细胞术也有助于肿大淋巴结的病理诊断，并有助于排除（不易发现的）非霍奇金淋巴瘤的局部累及。

（三）小标本

越来越多的淋巴结穿刺或细针活检被用于组织学评估。这种做法对患者来说比较容易，但小标本的评估会带来诊断上的困难，病理学家面临的挑战包括样本局限、固定不稳定，以及组织过少无法进行完整的免疫组织化学染色或分子检查[11-14]。挤压假象也会对穿刺活检的诊断造成重大挑战，应该在报告中指明（图 1-45）。

此外，穿刺活检的检查通常比大标本的检查需要更长的时间，因为染色必须按照顺序分次进行，以保存少量的剩余组织。如果可能的话，一部分标本也应该送去做流式细胞学分析。如果未进行流式细胞术评估或评估失败，且形态学或临床考虑淋巴瘤累及，那么染一个小的免疫组织化学套餐将很有必要。

淋巴结细针穿刺活检的小免疫组织化学染色套餐示例

- CD20、CD3、CD30、Ki-67。

淋巴结穿刺活检应显示正常的淋巴结结构（图1–46至图1–48），清晰明确的富含B细胞的滤泡（图1–49）和富含T细胞的副皮质区（图1–50）。CD20染色通常可以看见生发中心，因为生发中心中的B细胞比套区B细胞更大，CD20表达略强。由于正常生发中心的增殖指数较高（图1–51），生发中心也会被Ki-67突出显示。尽管会受限于组织的（包埋）方位，Ki-67也可以突出显示生发中心的极向。

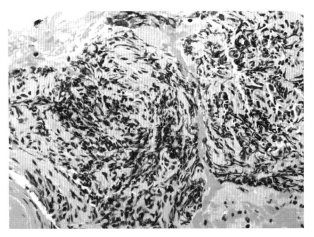

▲ 图1–45　胰周淋巴结的活检显示广泛的挤压假象。经切除活检证实为经典型霍奇金淋巴瘤累及

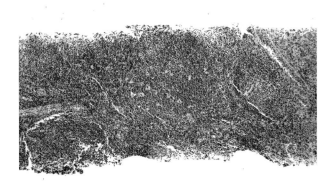

▲ 图1–46　23岁男性颈部2cm淋巴结的穿刺活检。可见多个反应性滤泡

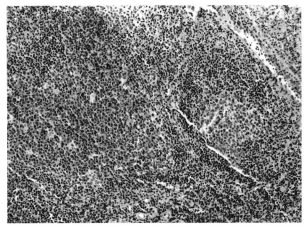

▲ 图1–47　反应性滤泡的套区具有极向，但难以辨别生发中心的极向

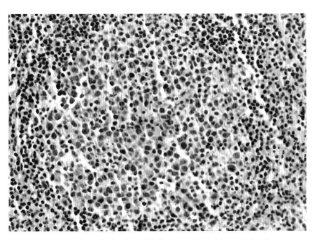

▲ 图1–48　生发中心含有散在的可染小体巨噬细胞

要点与误区

生发中心 Ki-67 增殖指数低不正常，应进一步行低级别 B 细胞淋巴瘤的检查，如滤泡性淋巴瘤或淋巴结边缘区淋巴瘤（NMZL）的滤泡植入（见本章末的易误诊病变）。

CD30 免疫组织化学染色将突出显示正常反应性淋巴结中散在的免疫母细胞，并明确有无霍奇金 / 里 – 施细胞（HRS 细胞）（图 1–52）。如果形态学和免疫表型结果不能明确区分穿刺活检中的免疫母细胞和 HRS 细胞，则建议切除活检。此外，临床病史也很重要。如果为评估转移性疾病的累及而进行活检，则应进行相应的免疫组织化学染色（如细胞角蛋白）。

总之，在细针穿刺活检中通常可证实淋巴组织是否为反应性。然而众所周知，小活检评估较为困难，可能会漏诊病变组织。因此，谨慎的做法是在病理报告中注明其局限性。

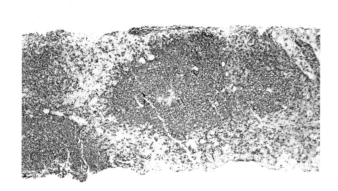

▲ 图 1–49　CD20 免疫组织化学染色显示滤泡内聚集的 B 细胞

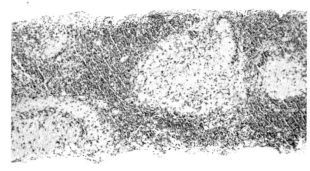

▲ 图 1–50　CD3 阳性 T 细胞主要分布在滤泡间区

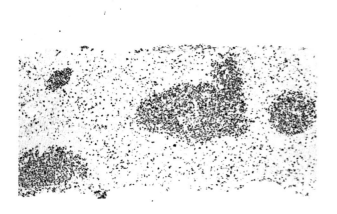

▲ 图 1–51　Ki-67 增殖指数在生发中心中相对较高，而在滤泡间区相对较低

▲ 图 1–52　穿刺活检中少量免疫母细胞表达 CD30

报告签发示例

右腋下（细针穿刺活检）

● 反应性淋巴组织。见注释。

注释： 本例所见不提示淋巴瘤或转移癌累及；然而，如果临床高度怀疑肿瘤累及，则建议送检更多标本行进一步评估。

三、临床病史

（一）解剖部位

病理医师偶尔会收到缺乏相关临床信息的病例，即仅简单告知"淋巴结"或"淋巴结肿大"临床病史，甚至连淋巴结部位都没有提供。或反之，提供了活检部位，但未提供活检组织类型。

所幸即使有限的临床资料（如淋巴结活检部位）也有重要的价值。例如，锁骨上淋巴结需要特别关注，因为该部位淋巴结肿大往往代表着一种病理过程。此外，解剖部位有助于为诠释淋巴结肿大的大小提供信息。例如，临床通常将淋巴结＞1cm 视为淋巴结肿大，但在腹股沟和盆腔淋巴结中，正常的淋巴结也可能明显＞1cm。老年患者的盆腔淋巴结常表现为纤维化，甚至在纤维化区域中出现钙化（图 1-53）。

淋巴结中也可以包含良性上皮包涵体，如颈部淋巴结含有甲状腺或涎腺组织，盆腔淋巴结可见输卵管内膜异位（图 1-54 和图 1-55），引流处皮肤的淋巴结内可见良性痣细胞的包涵体，这些细胞通常位于淋巴结被膜内，被称作"被膜处痣"（图 1-56）。

（二）患者流行病学信息

患者资料（包括年龄、性别）可为病理医师检查淋巴结提供重要信息。年轻患者，特别是儿童和青少年，可出现非常明显的淋巴结肿大，反应性淋巴结肿大可达到数厘米大小。老年患者则很少出现明显肿大的反应性淋巴结，若淋巴结＞1cm，则需要提高警惕。此外，老年患者常出现淋巴结脂肪瘤样改变（图 1-57）。尽管这是正常表现，但淋巴结的其他部分仍可能出现病理改变，需要对其边缘残存的淋巴组织进行仔细的形态学评估。

（三）临床信息

电子病历虽然存在一定缺陷，但它在病理医师评估淋巴结标本的过程中非常有帮助。如前所述，标本申请单上的临床信息通常较少，回顾相关电子病历就变得至关重要。既往的淋巴瘤、自身免疫性疾病、炎症或感染病史都具有价值。例如，正常的肠系膜淋巴结很小，但在炎症背景下（如炎性憩室、炎性肠病）可以明显肿大、出现反应性改变。

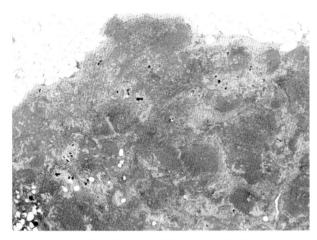

▲ 图 1-53　老年患者盆腔淋巴结的正常退行性改变，包括明显纤维化和局灶钙化。这是一位 67 岁男性行前列腺癌根治性切除术中的盆腔淋巴结标本

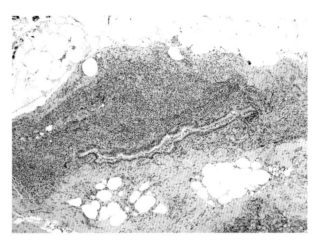

▲ 图 1-54　55 岁有高级别浆液性癌病史女性的淋巴结伴有灶状输卵管内膜异位

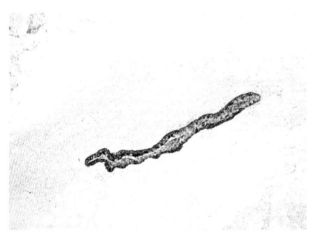

▲ 图 1-55　盆腔淋巴结的角蛋白（AE1/AE3）免疫组织化学染色，异位输卵管内膜染色阳性

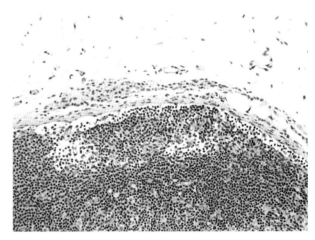

▲ 图 1-56　微小被膜处痣

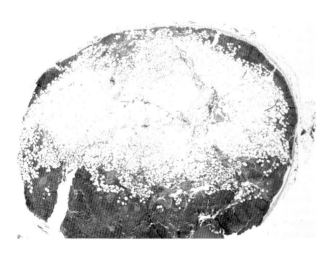

◀ 图 1-57　淋巴结门部脂肪化是老年患者淋巴结中常见正常的退行性改变。这枚淋巴结是腋窝淋巴结清扫标本的一部分，来自一位罹患乳腺浸润性导管癌且未经治疗的 65 岁女性患者

需要获取的重要病史

- 既往淋巴造血系统肿瘤病史。
- 感染或炎症相关病史。
- 免疫缺陷、自身免疫性疾病、免疫抑制药物治疗情况。
- B 型症状（体重减轻、发热、盗汗）。

放射科报告也可为病理医生提供信息，如患者淋巴结病变的位置或累及范围。复阅放射科报告可能会发现所取的淋巴结样本是最易取的，而非最大或者最明显异常的淋巴结。如果放射科报告提示存在明显肿大淋巴结，而获得的淋巴结样本却很小且组织学表现为非特异性改变，则需在病理报告备注中建议临床对异常肿大的淋巴结再次活检。这将提醒临床医生取到的那枚淋巴结样本受疾病累及的概率低。

报告签发示例

颈部淋巴结活检

- 淋巴结淋巴组织反应性增生。见注释。

注释： 尽管现有淋巴结样本呈反应性改变，病史提示对侧颈部存在 3cm 淋巴结。如果临床存在指征，活检对侧肿大的淋巴结可能具有一定价值。

正电子发射断层显像术（PET）检查通常在确诊恶性肿瘤之后进行，但对淋巴结进行组织病理学评估时，偶尔也有 PET 检查结果。如果有 PET 检查，且淋巴结的最大标准化摄取值（SUVmax）> 9 或 10，则提示侵袭性淋巴瘤的可能性增高。另外，如果可能应在组织学检查时，对淋巴结样本的 SUVmax 进行确认并与组织学结果相关联。如未对有 SUVmax 异常升高的淋巴结取样也可在注释中指出。

最后，实验室检查也可能会有助于诊断。例如，回顾血常规及外周血分类若显示患者长期存在淋巴细胞增多症，则提示可能存在低级别 B 细胞淋巴瘤，如慢性淋巴细胞白血病（CLL）或小淋巴细胞淋巴瘤（SLL）。贫血和（或）其他血细胞减少可能提示骨髓侵犯或外周破坏。乳酸脱氢酶升高往往提示侵袭性淋巴瘤。噬血细胞性淋巴组织细胞增多症中的铁蛋白显著增高（> 20 000ng/ml）。在血清蛋白电泳（SPEP）和血清免疫固定电泳（SIFE）中发现，低水平的单克隆免疫球蛋白可出现在低级别 B 细胞淋巴瘤的患者中。例如，在 CLL/SLL 中可见低水平 IgM 副蛋白。另外，高 IgM 峰值则提示存在淋巴浆细胞淋巴瘤的可能，高免疫球蛋白水平提示存在浆细胞肿瘤。

微生物及血清学研究也有助于解释淋巴结样本，如梅毒的快速血浆反应蛋白（RPR）、血清 EB 病毒（EBV）、巨细胞病毒（CMV）和巴尔通体（猫抓病）。EBV 病毒水平在 EBV 阳性淋巴瘤中可能会升高。

患者实验室检查

- 血常规（白细胞、血红蛋白、血小板、白细胞分类）。

- 乳酸脱氢酶。

- 铁蛋白。

- 红细胞沉降率。

- 总蛋白 /SPEP/SIFE。

四、辅助检查

（一）流式细胞术

在理想状态中，所有怀疑淋巴瘤的淋巴结样本都可进行流式细胞术评估。常规流式细胞术虽然不能评估霍奇金淋巴瘤，但这一辅助检查手段在评估反应性淋巴结和非霍奇金淋巴瘤中具有重要价值[15-19]。

在评估淋巴结样本的流式细胞术结果时，第一步需要注意样本的细胞成分。正常的淋巴结样本主要由 CD45 阳性淋巴细胞组成（图 1-58）。这些淋巴细胞由 T 细胞、B 细胞混合而成，还包含少量 NK 细胞。虽然淋巴细胞以 T 细胞为主，但当淋巴结滤泡增生或流式细胞术检测的样本恰好是滤泡富集的区域时，则 B 细胞也会多于 T 细胞。

如果样本中有较多的中性粒细胞和单核细胞，这提示在活检过程中可能存在外周血的污染（图 1-59）。如果外周血污染严重，流式细胞术的结果则不能准确反映淋巴结的细胞成分构成。此外，急性淋巴结炎中也可看到大量中性粒细胞，因此需要与形态学结合分析。

淋巴结反应性增生的 B 细胞混合表达 κ 和 λ 轻链，κ 与 λ 的比值为（1～4）∶ 1（图 1-60）。如果在正常淋巴结中有一定数量的 B 细胞缺乏轻链表达，则可能提示样本清洗不足，而不是异常的 B 细胞群。生发中心的 B 细胞在流式细胞散点图上缺乏代表性。它们比背景 CD19 阳性 B 细胞稍大且免疫表型有所不同，表现为表达 CD10，且 CD20 及 CD38 表达均略强。它们的表型通常多样并同时表达 κ 和 λ 轻链（图 1-61），很少缺乏轻链表达。

流式细胞术也是一种出色的定性 T 细胞的方法[20]。流式细胞术可以确认 CD4 阳性 T 细胞和 CD8 阳性 T 细胞比例，还可评估抗原丢失情况（图 1-62）。值得注意的是，正常 T 细胞群 CD7 表达存在一定变异性，但只有一小群 T 细胞的 CD7 是丢失的。"二联体"（doublets）代表流式细胞术分析中连在一起的两个细胞，当 CD4 阳性 T 细胞和 CD8 阳性 T 细胞连在一起时会表现为 CD4 阳性 CD8 阳性 T 细胞的增多，导致结果的混淆。这种情况可使用光散射特性（FSC-A vs. FSC-H）排除。因此，如果双阳性 T 细胞增加但未见任何特异性表型异常，需要重新检查设门策略。另外，在结节性淋巴细胞为主型的霍奇金淋巴瘤和良性生发中心进行性转化的过程中，表型正常的双阳性 T 细胞会增多，故强调流式细胞术需要与形态学相结合[21, 22]。

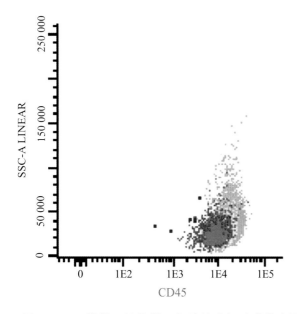

▲ 图 1-58　正常淋巴结的淋巴细胞流式细胞术散点图（CD45 vs. SSC）。淋巴细胞可见强 CD45 表达和低侧向散射（红色、深绿色、橙色）

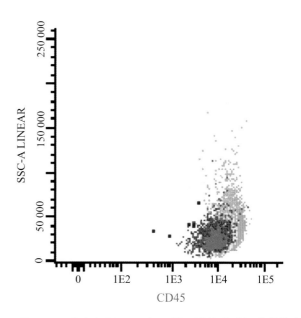

▲ 图 1-59　来自与图 1-58 相同淋巴结的流式细胞术散点图。此图含有来自外周血污染的粒细胞。与淋巴细胞相比，髓系细胞（黄色）CD45 表达稍低且侧向散射更高

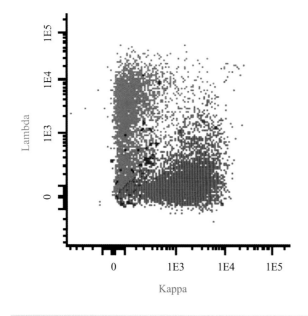

◀ 图 1-60　一例混有 κ（红色）和 λ（绿色）阳性 B 细胞的淋巴结的流式细胞术散点图。κ 阳性细胞多于 λ 阳性细胞，比例为 2∶1（κ∶λ，以 B 细胞设门）

一览表：正常淋巴结流式细胞学特征

❑ 以淋巴细胞为主（排除外周血污染）。

❑ T 细胞和 B 细胞混合（T 细胞＞ B 细胞，滤泡增生除外）。

❑ T 细胞为 CD4 阳性细胞和 CD8 阳性细胞的混合［CD4∶CD8 为（1～5）∶1］。

❑ B 细胞为 κ 阳性细胞和 λ 阳性细胞混合［κ∶λ 为（1～4）∶1］。

❑ 无异常单克隆 B 细胞群或表型异常 T 细胞群。

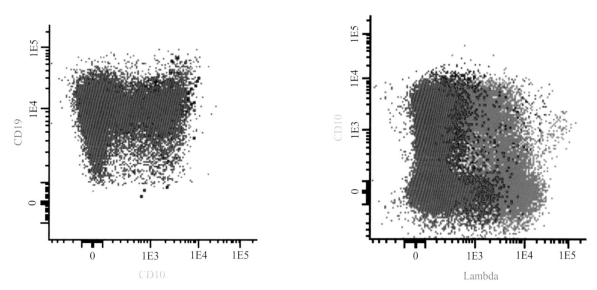

▲ 图 1–61　淋巴结 CD10 阳性 B 细胞群的流式细胞术散点图，κ 阳性细胞（红色）和 λ 阳性（绿色）细胞混合存在（CD10∶CD19，以 B 细胞设门）

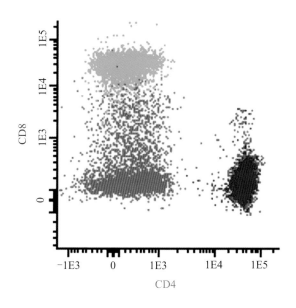

◀ 图 1–62　淋巴结的流式细胞术散点图，CD4 阳性 T 细胞和 CD8 阳性 T 细胞混合存在。CD4 阳性 T 细胞 [由 CD7 阳性细胞（红色）和 CD7 阴性细胞（蓝色）混合组成] 明显多于绿色 CD8 阳性 T 细胞，比值为 3∶1。也存在 NK 细胞（粉色）（CD4∶CD8，以 T 及 NK 细胞设门）

常见问题：可以用流式细胞术检测霍奇金淋巴瘤吗？

回答： 标准的流式细胞术对检测经典型霍奇金淋巴瘤或结节性淋巴细胞为主型霍奇金淋巴瘤并不敏感，但流式细胞术的一些发现可能高度提示存在经典型霍奇金淋巴瘤和结节性淋巴细胞为主型霍奇金淋巴瘤。例如，结节性淋巴细胞为主型的霍奇金淋巴瘤可显示 CD4 与 CD8 的比值升高及 CD4 阳性 CD8 阳性（双阳性）T 细胞增多，EBV 阴性的经典型霍奇金淋巴瘤也常出现 CD4 与 CD8 的比值升高。

（二）细胞遗传学 /FISH 检测

在诊断某些特定类型病变时，推荐进行细胞遗传学和 FISH 检测，因为有些特殊的淋巴瘤亚型需要依赖细胞遗传学结果诊断[23]。例如，多数滤泡性淋巴瘤存在 t（14; 18）易位导致 BCL2 和 IGH 基因融合。伯基特淋巴瘤与 t（8; 14）相关，或少见情况下与 t（8; 22）或 t（8; 2）相关，导致 MYC 基因重排。高级别 B 细胞淋巴瘤可能具有 MYC 与 BCL2 和（或）BCL6 易位（俗称"双 / 三打击淋巴瘤"）[24, 25]，在所有新诊断的大 B 细胞淋巴瘤中推荐采用 FISH 方法进行上述基因重排检测，因为这些细胞遗传学的异常可能改变患者的预后及影响治疗决策。与细胞遗传学异常相关的特殊淋巴瘤将在后文中详细讨论。

新鲜的淋巴结样本可提前置于 RPMI 培养基中用于细胞遗传学检测。然而更多情况下，FISH 检测会用于形态学及免疫组织化学检查之后的鉴别诊断。在这种情况下，绝大多数淋巴瘤可用福尔马林固定、石蜡包埋的未染色切片进行 FISH 检测。

（三）分子检测

在淋巴结的评估中分子检测的应用越来越多，用来评估 B 细胞及 T 细胞的克隆性。这些发现对淋巴瘤的诊断很有帮助，但需要谨慎地解释结果并与形态学相结合，因为在淋巴结反应性增生中可看到单克隆，而淋巴瘤累及的淋巴结中也可看到多克隆模式。

正常的 B 细胞有 2～3 个免疫球蛋白基因重排，包括重链基因（IGH）和轻链 κ（IGK）或 λ（IGL）基因。因为重链基因重排发生于轻链基因重排之前，所以最常检测到重链基因（IGH）重排。

重链由可变区（V）、多样区（D）、连接区（J）和恒定区（C）组成。大多数 PCR 检测使用与 V 区和 J 区结合的引物扩增特定区域（CDR Ⅲ）。正常淋巴结显示所在全区域的全部重排产物，在免疫电泳图上表现为片段长短不一。这通常被描述为"多克隆模式"（图 1-63）。但如果存在克隆性 B 细胞，结果中会出现一个明显的峰，代表单克隆的基因重排产物（图 1-64）[26, 27]。

在反应性增生样本中罕见单克隆模式，这种情况经常发生在含有极少数 B 细胞的有限样本中，导致 IGH 重排中出现极少的峰。这种类似单克隆性，但又不是真正的单克隆性，被称作"伪克隆"。

值得注意的是，在一些 B 细胞淋巴瘤中也表现为多克隆模式，尤其是滤泡性淋巴瘤及部分弥漫性大 B 细胞淋巴瘤，这是因为持续发生的体细胞超突变导致 PCR 引物无法与肿瘤细胞基因结合所致。因此，多克隆模式本身不应作为淋巴结没有 B 细胞淋巴瘤侵及的证据，与形态学结合始终至关重要。

联合 IGK 克隆性检测可提高 B 细胞克隆性分子检测的敏感性，但并不是在所有实验室都常规进行这项检测 ❶。

此外，也可以行 T 细胞受体（TCR）基因重排研究。T 细胞 γ（TCRG）基因重排比 T 细胞 β（TCRB）检测更常用[28, 29]。反应性淋巴结通常表现为多克隆模式（图 1-65），然而偶尔也可以看到单克隆模式。因此，TCR 克隆性分析结果必须结合临床表现、形态学和免疫组织化学染色结果进行解读，也是对形态学诊断的 T 细胞淋巴瘤加以确认的最优方案。

---

❶ 译者注：我国使用的试剂盒通常同时包含 IGH、IGK 检测

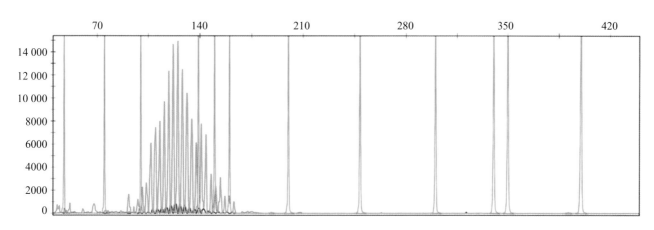

▲ 图 1-63　**IGH** 电泳图显示正态高斯分布的多克隆 **B** 细胞群

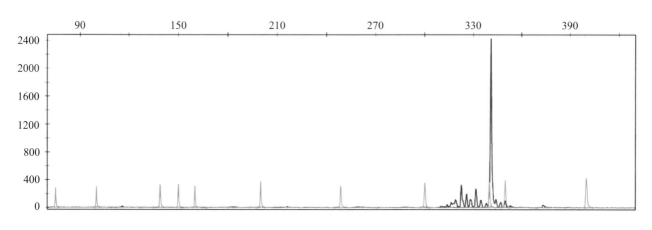

▲ 图 1-64　**IGH** 电泳图显示出现一个克隆性 **B** 细胞群（峰值；约 **341**），背景中可见多克隆 **B** 细胞

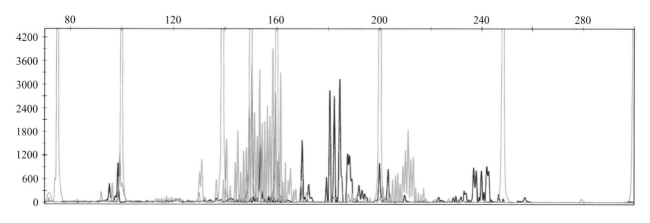

▲ 图 1-65　**TCRG** 电泳图显示多克隆 **T** 细胞群呈正态高斯分布

常见问题：如果分子检查检测到 T 细胞单克隆，可以诊断 T 细胞淋巴瘤吗？

回答：有可能。如上所述，出现克隆性 T 细胞群若要诊断为 T 细胞淋巴瘤，必须结合形态学和临床表现。因为反应性淋巴结也可显示 T 细胞单克隆性。此外，B 细胞淋巴瘤也可出现克隆性 T 细胞群，可能是肿瘤反应性淋巴细胞。此外，在形态学较为典型的 T 细胞淋巴瘤中，T 细胞受体基因重排检查也可能偶尔检测不到克隆性 T 细胞群。更为复杂的是，克隆性 T 细胞和 B 细胞群均常见于血管免疫母细胞性 T 细胞淋巴瘤。因此，虽然分子检查在高度怀疑恶性肿瘤的疑难病例和（或）材料有限的病例中非常有用，但这些辅助检查需要用于适宜的临床表现和形态学背景并谨慎解读。

五、易误诊病变

反应性淋巴结偶尔会有细微的组织学改变，当准确识别后，病理医生可以提供更为明确的诊断或避免临床严重的误诊。下面的例子是良性或反应性淋巴结鉴别诊断时，众多病变中应考虑的几种。

（一）IgG4 相关反应性淋巴结病

IgG4 相关淋巴结病（稍后详细讨论）的诊断是复杂的，因为其形态学表现多样且非特异性[30-33]。淋巴结可以表现几种不同的形态模式，包括滤泡增生、滤泡间区扩大、生发中心进行性转化、多中心 Castleman 病样外观，以及伴纤维化的炎性假瘤样模式。大多数病例的嗜酸性粒细胞增多，且均显示 IgG4 阳性细胞增多，目前的正式标准包括 IgG4/IgG > 40%，以及 > 100 个 IgG4 阳性浆细胞 / 高倍视野 ❷。

一些伴有滤泡增生的 IgG4 相关反应性淋巴结病例显示显著扭曲的上皮样肉芽肿，部分围绕反应性滤泡（图 1-66 至图 1-68）。IgG4 阳性浆细胞在滤泡（图 1-69 和图 1-70）和滤泡间区（图 1-71 和图 1-72）均可能增多。一些 IgG4 相关淋巴结病的病变非常轻微，IgG 和 IgG4 的免疫组织化学染色可能对嗜酸性粒细胞和（或）浆细胞增多的反应性淋巴结有诊断价值。

> **要点与误区**
>
> 在包括边缘区淋巴瘤在内的其他情况下，IgG4 阳性细胞也会增多。因此，建议进行全面的诊断检查。当已排除淋巴瘤后，可以诊断"伴 IgG4 阳性细胞增多的反应性淋巴组织增生"。诊断建议应进行临床和微生物学检查及血清 IgG4 水平测定。

---

❷ 译者注：原著疑有误，已修改

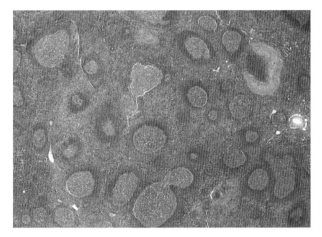

▲ 图 1-66　低倍镜下淋巴结可见大量的反应性滤泡。在右上角，一个大的新月形肉芽肿部分围绕着一个滤泡

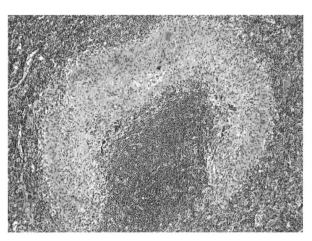

▲ 图 1-67　由上皮样组织细胞和一个罕见的多核巨细胞组成的新月形非干酪样肉芽肿围绕着滤泡

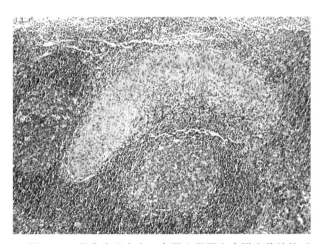

▲ 图 1-68　具有生发中心、套区和周围上皮样肉芽肿的反应性滤泡

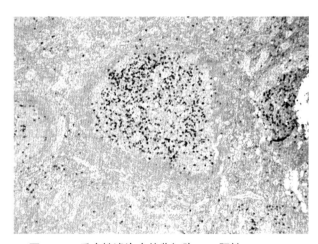

▲ 图 1-69　反应性滤泡中的浆细胞 IgG 阳性

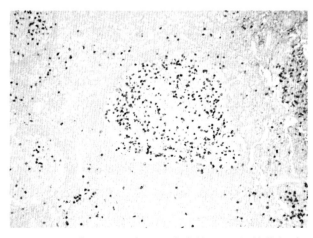

▲ 图 1-70　为图 1-69 中同一滤泡的 IgG4 阳性浆细胞。IgG4 与 IgG 的比值升高 ❸

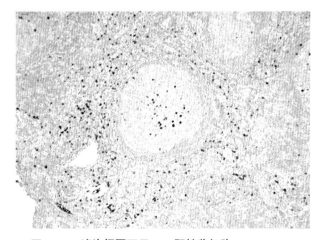

▲ 图 1-71　滤泡间区可见 IgG 阳性浆细胞

❸ 译者注：原著疑有误，已修改

（二）淋巴结边缘区 B 细胞淋巴瘤伴反应性滤泡植入

淋巴结边缘区 B 细胞淋巴瘤（nodal marginal zone B-cell lymphoma，NMZL）中反应性生发中心植入可能不明显。在这些病例中，淋巴瘤部分累及反应性生发中心，但整个淋巴结结构大致保持完整（图 1-73），且淋巴窦可能明显。诊断线索包括 HE 染色切片上生发中心和套区之间的界限变得模糊（图 1-74）。免疫组织化学染色常显示 B 细胞占优势（图 1-75 和图 1-76）、生发中心 Ki-67 增殖指数异常降低（图 1-77），以及生发中心常见 Bcl-2 阳性细胞。流式细胞术在这种情况下很有帮助，尤其在多克隆 B 细胞背景下，可以帮助识别 CD5 阴性、CD10 阴性的克隆性 B 细胞群（图 1-78 和图 1-79）[34]。

然而，当流式细胞术无法实施或未检出时，这种诊断具有挑战性，尤其是考虑到肿瘤性 B 细胞的非特异性免疫表型和 NMZL 滤泡植入的细微形态学表现。在异常 B 细胞伴浆细胞分化的情况下，Kappa 和 Lambda 的免疫组织化学染色可能有助于证实克隆性（图 1-80 和图 1-81）。有时，NMZL 可能显示散在

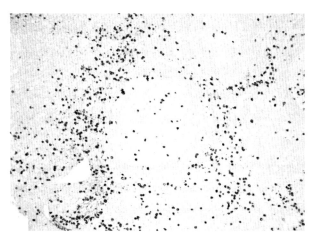

▲ 图 1-72　所示为图 1-71 中同一滤泡间区的 IgG4 阳性浆细胞。IgG4 与 IgG 的比值升高

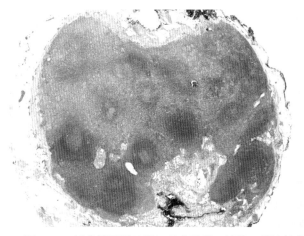

▲ 图 1-73　低倍镜下淋巴结可见大量淋巴滤泡。滤泡被轻微破坏，生发中心和套区之间境界模糊

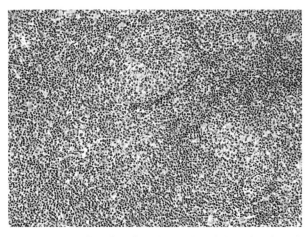

▲ 图 1-74　一个异常滤泡的中心。生发中心细胞和套细胞之间没有明显的界线

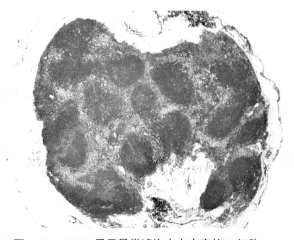

▲ 图 1-75　CD20 显示异常滤泡中有丰富的 B 细胞

的上皮样组织细胞，尽管形态典型的肉芽肿并不常见（图 1–82）。

（三）滤泡内瘤变

少数情况下，反应性淋巴结含有 Bcl-2 阳性生发中心细胞，但没有其他滤泡性淋巴瘤的免疫表型或形态学证据（图 1–83 至图 1–91）[35, 36]。这种现象既往称为原位滤泡性淋巴瘤，现称为原位滤泡内瘤变，是一种罕见病变，通常在形似反应性淋巴结上进行免疫组织化学染色时偶然发现。

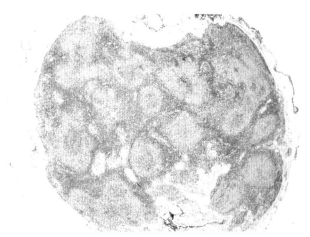

▲ 图 1–76　为图 1–73 至图 1–75 中同一淋巴结 T 细胞的 **CD3** 染色，**T** 细胞少于 **B** 细胞

▲ 图 1–77　滤泡中 **Ki-67** 增殖指数异常降低，提示生发中心细胞被肿瘤细胞取代

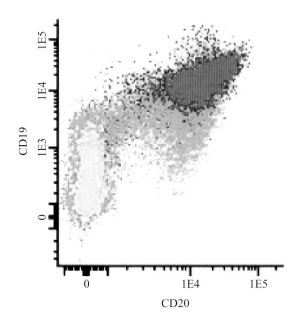

▲ 图 1–78　为图 **1–73** 中淋巴结的流式细胞术散点图，显示异常 B 细胞群（青色），背景多克隆 B 细胞很少（红色和绿色）。异常细胞群表达 **CD19** 和 **CD20**（CD20∶CD19；以所有淋巴细胞设门）

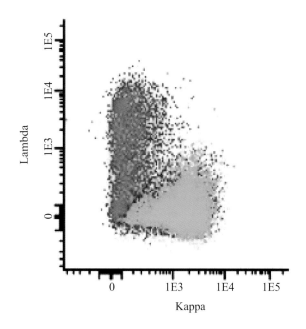

▲ 图 1–79　同一淋巴结的流式细胞术散点图。这群细胞呈 **Kappa** 限制性（κ∶λ；以 B 细胞设门）

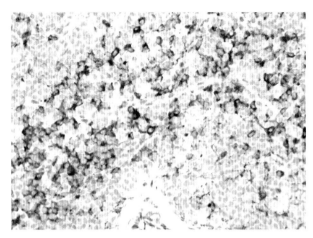

▲ 图 1-80　免疫组织化学 Kappa 染色显示浆样 B 细胞和浆细胞增多

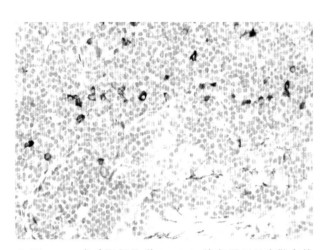

▲ 图 1-81　免疫组织化学 Lambda 染色显示只有散在的浆细胞

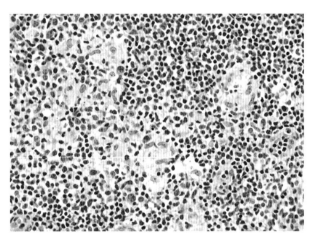

▲ 图 1-82　在这例淋巴结边缘区的淋巴瘤中，小簇状上皮样组织细胞散布于小淋巴细胞中

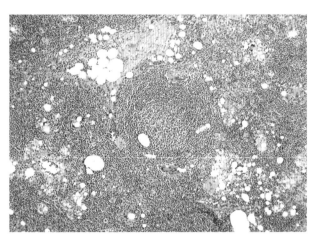

▲ 图 1-83　低倍镜下，富于脂质淋巴结病改变的胰周淋巴结中出现看似反应性的滤泡

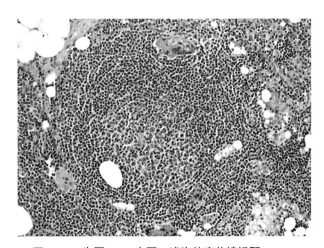

▲ 图 1-84　为图 1-83 中同一滤泡的高倍镜视野

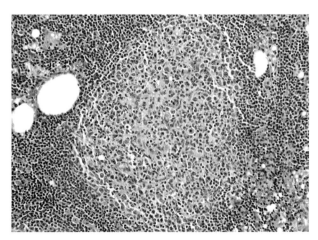

▲ 图 1-85　同一淋巴结中正常的滤泡

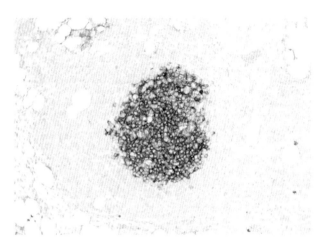

▲ 图 1-86 为图 1-84 中瘤变的滤泡内 CD10 表达，这些细胞 CD10 呈强阳性

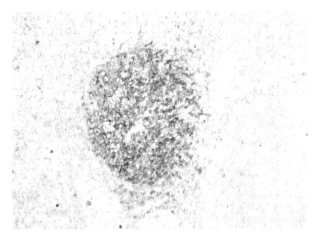

▲ 图 1-87 与图 1-86 相比，图 1-85 中的反应性生发中心显示 CD10 弱阳性

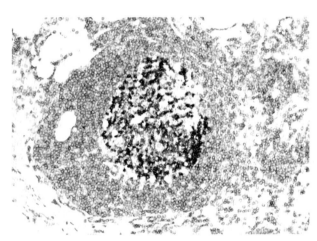

▲ 图 1-88 在瘤变滤泡内中异常滤泡细胞呈 Bcl-2 强阳性。周围的套区 B 细胞 Bcl-2 也为阳性

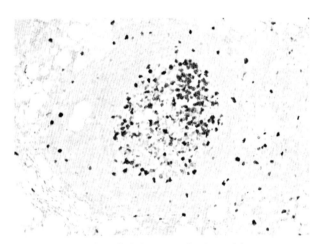

▲ 图 1-89 滤泡内瘤变中 Ki-67 增殖指数降低

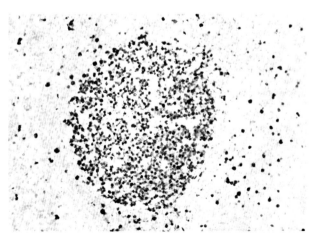

▲ 图 1-90 与图 1-89 相比，正常反应性生发中心的 Ki-67 增殖指数较高

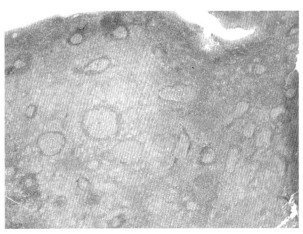

▲ 图 1-91 低倍镜下，淋巴结滤泡完整，滤泡间区轻度扩大

　　虽然这种病变经常会出现漏诊，但据报道，约 60% 滤泡内瘤变的患者在其他部位没有滤泡性淋巴瘤的证据，也从未进展成滤泡性淋巴瘤。其余约 40% 的患者可能在另一个部位被诊断为滤泡性淋巴瘤，或后来进展为滤泡性淋巴瘤。基于这些发现，部分专家认为这些"原位"细胞代表了另一个部位滤泡性淋巴瘤克隆的滤泡植入。其他学者认为，这只是代表非恶性的克隆性 B 细胞伴有 *BCL2* 重排，但没有其他细胞遗传学异常表明是明确的典型滤泡性淋巴瘤。

　　世界卫生组织（WHO）建议使用"滤泡内瘤变"（intrafollicular neoplasia）一词以便与其他肿瘤诊断分类保持一致，这些病例不应被诊断为滤泡性淋巴瘤。然而，病理医生应谨慎地建议进行临床相关检查。

报告签发示例

淋巴结（切除活检）

● 淋巴结原位滤泡内瘤变。见注释。

注释： 整个淋巴结结构完整，可见数个形似反应性的滤泡。生发中心除 CD10（强表达）和 Bcl-6 阳性外，Bcl-2（强表达）也呈局灶阳性。异型细胞仅限于生发中心，这一局部发现的意义尚不明确。建议临床评估其他部位是否存在滤泡性淋巴瘤的证据。

（四）滤泡间经典型霍奇金淋巴瘤

　　根据淋巴结的结构和细胞形态，经典型霍奇金淋巴瘤（classical Hodgkin lympho，CHL）可分为四个已知的亚型，即结节硬化型、混合细胞型、富于淋巴细胞型和淋巴细胞消减型。其他亚型通常很容易在 HE 染色切片上识别，而富于淋巴细胞型的经典型霍奇金淋巴瘤（lymphocyte-rich classical Hodgkin lymphoma，LRCHL）可能在预诊时难以辨识，因肿瘤细胞常分散在结构相对完整的淋巴结中。

　　根据肿瘤性 HRS 细胞与滤泡的关系，LRCHL 可分为两种模式。在所谓的"滤泡"模式中，HRS 细胞分布于滤泡内，通常位于闭锁滤泡的偏心性套区。在"滤泡间"模式中，HRS 细胞散布在滤泡间 T 细胞背景中。

　　同样，任何类型 CHL 的部分受累可能类似于这种滤泡间模式（图 1-92 至图 1-99）[37]，尤其是融合的淋巴结团块周围的淋巴结。关于 LRCHL 是否仅代表结节硬化型或混合细胞型的早期阶段，或者实际上是一个独特的类别，仍存在一些争论。

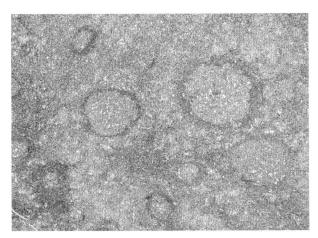

▲ 图 1-92 滤泡含有反应性的生发中心，但周围的套区被破坏且不规则。滤泡间区扩大

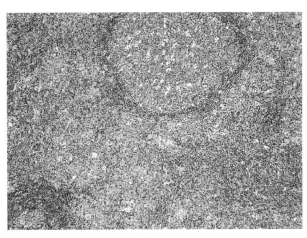

▲ 图 1-93 滤泡间区显示混合性炎细胞浸润

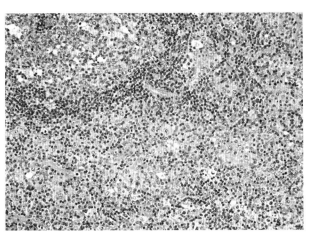

▲ 图 1-94 观察后发现，滤泡间区除大的异型细胞外，组织细胞和嗜酸性粒细胞也增多

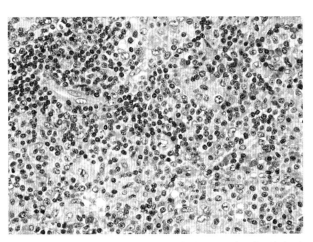

▲ 图 1-95 散在的异型细胞，细胞核大而不规则，染色质空泡状，核仁突出

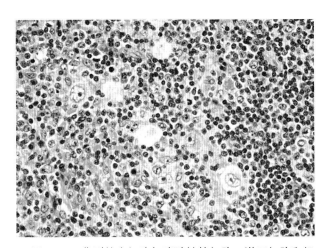

▲ 图 1-96 典型的大细胞与嗜酸性粒细胞、淋巴细胞和组织细胞混合存在

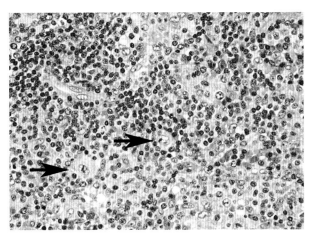

▲ 图 1-97 部分大细胞显示为霍奇金 / 里 - 施细胞（HRS 细胞）形态，显著嗜酸性核仁的单个核细胞

▲ 图 1-98　**CD30 显示滤泡间区的 HRS 细胞**

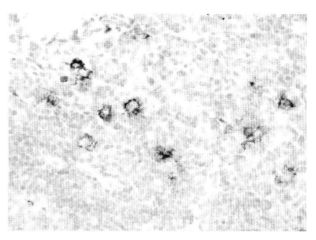

▲ 图 1-99　滤泡间区的 **HRS** 细胞 **CD15** 染色也呈阳性

（五）早期血管免疫母细胞性 T 细胞淋巴瘤

　　血管免疫母细胞性 T 细胞淋巴瘤（angioimmunoblastic T-cell lymphoma，AITL）的淋巴结早期受累很容易被忽略，因为它表现出与反应性淋巴结相似的形态学特征（图 1-100）。在早期 AITL（所谓的"模式 1"），淋巴结包含具有反应性生发中心的滤泡，肿瘤性 T 细胞松散地围绕着滤泡。"模式 1"的 AITL 的形态学诊断线索是观察到薄的、缺失的或被破坏的套区（图 1-101）。免疫组织化学染色有助于诊断，可显示围绕滤泡的异常 T 细胞群，这些 T 细胞表现出辅助 T 细胞表型（CD4 阳性、CD10/Bcl-6 阳性、PD1 阳性）。EBER 原位杂交（ISH）可显示 AITL 中散在阳性的 B 免疫母细胞（图 1-102 至图 1-109）。

　　流式细胞术可检测到异常的 T 细胞群，包括 CD4 阳性 T 细胞，伴 CD7 缺失及表面 CD3 弱阳性或缺失。部分异型 T 细胞通常显示 CD10 部分表达。这些淋巴瘤通常与某种特定的分子突变谱有关，这将在后面的章节中详细讨论 [38-40]。

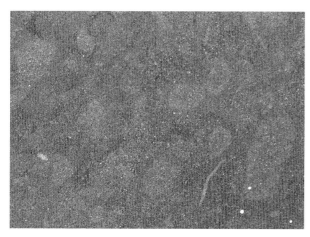

▲ 图 1-100　**72 岁男性腹股沟出现 3.5cm 大小的淋巴结，有大量的反应性生发中心**

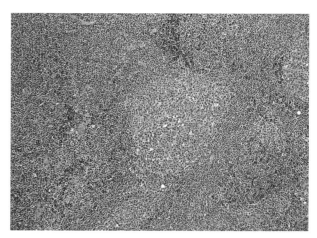

▲ 图 1-101　生发中心显示出一些变薄的、被破坏的套区，缺乏良好的极向

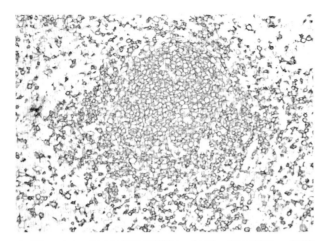

▲ 图 1-102　**CD20** 突显了滤泡，包括一些变薄的、被破坏的套区，以及生发中心

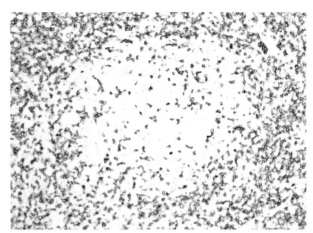

▲ 图 1-103　**CD3** 阳性异型 T 细胞在滤泡间区占优势

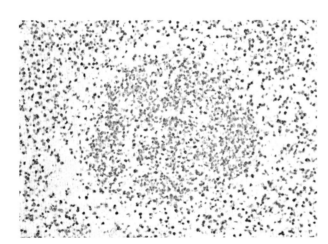

▲ 图 1-104　**Ki-67** 增殖指数在生发中心较高，变薄的套区较低，滤泡间区则中等数量

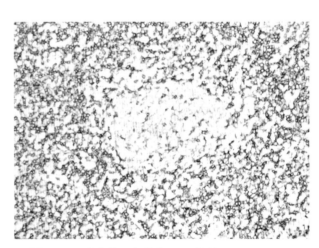

▲ 图 1-105　大多数 T 细胞为 CD4 阳性

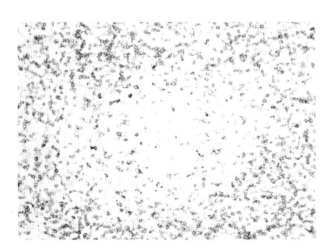

▲ 图 1-106　显示 T 细胞部分丢失 **CD7**

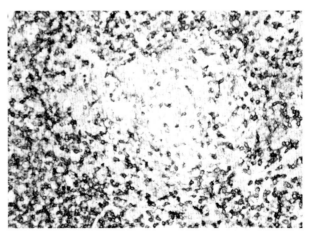

▲ 图 1-107　滤泡间区中许多 **PD1** 阳性的 T 细胞。这是种异常模式（与图 **1-29** 中正常的反应性滤泡对比）

▲ 图 1-108　CD10 染色显示生发中心相对呈弱阳性，但在生发中心周围的肿瘤性 T 细胞强表达（与图 1-22 中正常反应性滤泡的 CD10 染色模式相反）

▲ 图 1-109　EB 病毒（EBV）原位杂交显示，滤泡间区含有散在的 EBV 阳性 B 细胞，包括小的细胞和较大的免疫母细胞。EBV 阳性细胞常见于血管免疫母细胞性 T 细胞淋巴瘤

（李　敏　吴　梦　吴江华　**译**　于宝华　赵东陆　李　敏　**校**）

参考文献

[1] Willard-Mack CL. Normal structure, function, and histology of lymph nodes. *Toxicol Pathol*. 2006;34(5): 409-424.

[2] Medeiros LJ, O'Malley D, Caraway NP, Vega F, Elenitoba-Johnson KSJ, Lim MS. *AFIP Atlas of Tumor Pathology, Fourth Series; Tumors of the Lymph Nodes and Spleen.* Washington, DC: American Registry of Pathology; 2017.

[3] Swerdlow SH, Campo E, Harris NL, et al. *World Health Organization Classification of Tumours of Haematopoietic and Lymphoid Tissues.* Lyon, France: International Agency for Research on Cancer; 2017.

[4] Jaffe ES, Harris NL, Vardiman JW, Campo E, Arber DA. *Hematopathology.* St. Louis, MO: Saunders, Elsevier; 2011.

[5] Ioachim HL, Medeiros LJ. *Lymph Node Pathology.* Philadelphia, PA: Lippincott Williams & Wilkins; 2009.

[6] Gretz JE, Anderson AO, Shaw S. Cords, channels, corridors and conduits: critical architectural elements facilitating cell interactions in the lymph node cortex. *Immunol Rev.* 1997;156:11-24.

[7] Camacho SA, Kosco-Vilbois MH, Berek C. The dynamic structure of the germinal center. *Immunol Today*. 1998;19(11):511-514.

[8] Liu YJ, Grouard G, de Bouteiller O, Banchereau J. Follicular dendritic cells and germinal centers. *Int Rev Cytol.* 1996;166:139-179.

[9] Kaldjian EP, Gretz JE, Anderson AO, Shi Y, Shaw S. Spatial and molecular organization of lymph node T cell cortex: a labyrinthine cavity bounded by an epithelium-like monolayer of fibroblastic reticular cells anchored to basement membrane-like extracellular matrix. *Int Immunol.* 2001;13(10):1243-1253.

[10] Kelly RH. Functional anatomy of lymph nodes: I. The paracortical cords. *Int Arch Allergy Appl Immunol.* 1975;48(6):836-849.

[11] Ben-Yehuda D, Polliack A, Okon E, et al. Image-guided core-needle biopsy in malignant lymphoma: experience with 100 patients that suggests the technique is reliable. *J Clin Oncol.* 1996;14(9):2431-2434.

[12] Caraway NP. Strategies to diagnose lymphoproliferative disorders by fine-needle aspiration by using ancillary studies. *Cancer.* 2005;105(6):432-442.

[13] de Larrinoa AF, del Cura J, Zabala R, Fuertes E, Bilbao F, Lopez JI. Value of ultrasound-guided core biopsy in the diagnosis of malignant lymphoma. *J Clin Ultrasound*. 2007;35(6):295-301.

[14] Zeppa P, Marino G, Troncone G, et al. Fine-needle cytology and flow cytometry immunophenotyping and subclassification of non-Hodgkin lymphoma: a critical review of 307 cases with technical suggestions. *Cancer*. 2004;102(1):55-65.

[15] Craig FE, Foon KA. Flow cytometric immunophenotyping for hematologic neoplasms. *Blood*. 2008;111(8):3941-3967.

[16] Craig FE. Flow cytometric evaluation of B-cell lymphoid neoplasms. *Clin Lab Med*. 2007;27(3):487-512, vi.

[17] Davis BH, Holden JT, Bene MC, et al. 2006 Bethesda international consensus recommendations on the flow cytometric immunophenotypic analysis of hematolymphoid neoplasia: medical indications. *Cytometry B Clin Cytom*. 2007;72(suppl 1):S5-S13.

[18] Stetler-Stevenson M, Davis B, Wood B, Braylan R. 2006 Bethesda International Consensus Conference on flow cytometric immunophenotyping of hematolymphoid neoplasia. *Cytometry B Clin Cytom*. 2007;72(suppl 1):S3.

[19] Demurtas A, Stacchini A, Aliberti S, Chiusa L, Chiarle R, Novero D. Tissue flow cytometry immunophenotyping in the diagnosis and classification of non-Hodgkin's lymphomas: a retrospective evaluation of 1,792 cases. *Cytometry B Clin Cytom*. 2013;84(2):82-95.

[20] Craig JW, Dorfman DM. Flow cytometry of T cells and T-cell neoplasms. *Clin Lab Med*. 2017;37(4):725-751.

[21] Rahemtullah A, Reichard KK, Preffer FI, Harris NL, Hasserjian RP. A double-positive CD4+CD8+ T-cell population is commonly found in nodular lymphocyte predominant Hodgkin lymphoma. *Am J Clin Pathol*. 2006;126(5):805-814.

[22] Rahemtullah A, Harris NL, Dorn ME, Preffer FI, Hasserjian RP. Beyond the lymphocyte predominant cell: CD4+CD8+ T-cells in nodular lymphocyte predominant Hodgkin lymphoma. *Leuk Lymphoma*. 2008;49(10):1870-1878.

[23] Medeiros LJ, Carr J. Overview of the role of molecular methods in the diagnosis of malignant lymphomas. *Arch Pathol Lab Med*. 1999;123(12):1189-1207.

[24] Li S, Lin P, Fayad LE, et al. B-cell lymphomas with MYC/8q24 rearrangements and IGH@BCL2/t(14;18) (q32;q21): an aggressive disease with heterogeneous histology, germinal center B-cell immunophenotype and poor outcome. *Mod Pathol*. 2012;25(1):145-156.

[25] Li S, Desai P, Lin P, et al. MYC/BCL6 double-hit lymphoma (DHL): a tumour associated with an aggressive clinical course and poor prognosis. *Histopathology*. 2016;68(7):1090-1098.

[26] Inghirami G, Szabolcs MJ, Yee HT, Corradini P, Cesarman E, Knowles DM. Detection of immunoglobulin gene rearrangement of B cell non-Hodgkin's lymphomas and leukemias in fresh, unfixed and formalin-fixed, paraffin-embedded tissue by polymerase chain reaction. *Lab Invest*. 1993;68(6):746-757.

[27] Hughes J, Weston S, Bennetts B, et al. The application of a PCR technique for the detection of immunoglobulin heavy chain gene rearrangements in fresh or paraffin-embedded skin tissue. *Pathology*. 2001;33(2):222-225.

[28] Vega F, Medeiros LJ, Jones D, et al. A novel four-color PCR assay to assess T-cell receptor gamma gene rearrangements in lymphoproliferative lesions. *Am J Clin Pathol*. 2001;116(1):17-24.

[29] Khokhar FA, Payne WD, Talwalkar SS, et al. Angioimmunoblastic T-cell lymphoma in bone marrow: a morphologic and immunophenotypic study. *Hum Pathol*. 2010;41(1):79-87.

[30] Bookhout CE, Rollins-Raval MA. Immunoglobulin G4-related lymphadenopathy. *Surg Pathol Clin*. 2016;9(1):117-129.

[31] Cheuk W, Yuen HK, Chu SY, Chiu EK, Lam LK, Chan JK. Lymphadenopathy of IgG4-related sclerosing disease. *Am J Surg Pathol*. 2008;32(5):671-681.

[32] Deshpande V, Zen Y, Chan JK, et al. Consensus statement on the pathology of IgG4-related disease. *Mod Pathol*. 2012;25(9):1181-1192.

[33] Chen YR, Chen YJ, Wang MC, Medeiros LJ, Chang KC. A newly recognized histologic pattern of IgG4-related lymphadenopathy: expanding the morphologic spectrum. *Am J Surg Pathol*. 2018;42(7):977-982.

[34] Naresh KN. Nodal marginal zone B-cell lymphoma with prominent follicular colonization–difficulties in diagnosis: a study of 15 cases. *Histopathology*. 2008;52(3):331-339.

[35] Carbone A, Gloghini A. Emerging issues after the recognition of in situ follicular lymphoma. *Leuk*

Lymphoma. 2014;55(3):482-490.

[36] Carbone A, Gloghini A. Intrafollicular neoplasia/"in situ" lymphoma: a proposal for morphology and immunodiagnostic classification. *Am J Hematol*. 2011;86(8):633-639.

[37] AbdullGaffar B, Seliem RM. Hodgkin lymphoma with an interfollicular growth pattern: a clinicopathologic study of 8 cases. *Ann Diagn Pathol*. 2018;33:30-34.

[38] Lemonnier F, Couronne L, Parrens M, et al. Recurrent

TET2 mutations in peripheral T-cell lymphomas correlate with TFH-like features and adverse clinical parameters. *Blood*. 2012;120(7):1466-1469.

[39] Lemonnier F, Mak TW. Angioimmunoblastic T-cell lymphoma: more than a disease of T follicular helper cells. *J Pathol*. 2017;242(4):387-390.

[40] Wang M, Zhang S, Chuang SS, et al. Angioimmunoblastic T cell lymphoma: novel molecular insights by mutation profiling. *Oncotarget*. 2017;8(11):17763-17770.

第 2 章　淋巴结被膜
The Lymph Node Capsule

在淋巴结标本的检查中，被膜的检查容易被忽视，建议对淋巴结被膜进行常规检查，包括确认其是否存在及评估其整体外观。识别异常的被膜能为病理医生提供关键的诊断信息，并有助于作出更全面的鉴别诊断。

一、正常淋巴结被膜

正常淋巴结外由纤细的纤维被膜所包绕（见第 1 章）。被膜的存在有助于确定淋巴结的结构，其外观可以提示病理过程。正常的淋巴结被膜薄而完整。

二、被膜消失

淋巴结与淋巴组织

没有被膜的淋巴组织不能代表真正的淋巴结，即使放射科医生或外科医生将该组织描述为"淋巴结"，也应在病理报告中写为"淋巴组织"。淋巴结与淋巴组织有着重要的区别，因为无被膜的淋巴组织通常代表组织的炎症反应或生理性存在的淋巴组织，如黏膜相关淋巴组织，而不是真正的淋巴结。区分淋巴组织和真正淋巴结通常有重要的临床意义（见"易误诊病变"）。

> **要点与误区**
>
> 若单纯通过组织学确定淋巴组织为淋巴结，必须有相应的被膜。

三、被膜的成分

在少数情况下，淋巴结被膜可出现良性上皮性包涵体[1-3]，这可能会让病理医生担心是否为转移癌。由于不同解剖位置的淋巴结被膜会存在特定的包涵体，因此病理医生在评估淋巴结时，首先需要确认淋巴结的解剖位置。例如，颈部淋巴结可能会偶然发现甲状腺组织，浅表淋巴结被膜可见痣细胞（见"易误诊病变"）。为了排除恶性疾病，对淋巴结被膜成分进行仔细的细胞形态学检查至关重要。

盆腔淋巴结中较为常见的包涵体之一是异位的输卵管上皮（图 2-1）。被膜内的异位输卵管上皮通常不易辨认，只有在细胞角蛋白免疫组织化学染色时才能清楚地显示（图 2-2 和图 2-3）。然而，有时这些良性结构可酷似癌症，这对妇科恶性肿瘤患者的分期会造成挑战。不过，与癌细胞不同的是，异位输卵管上皮的细胞更温和，在部分细胞中经常能看到纤毛结构（图 2-4）。

一览表：被膜处包涵体

❑ 无细胞非典型性。

❑ 对应的解剖位置。

- 颈部淋巴结：甲状腺、腮腺组织。
- 腋窝淋巴结：乳腺组织。
- 腹膜后淋巴结：女性，良性腺体（如输卵管内膜异位）。
- 皮肤浅表引流区淋巴结：痣细胞。

四、被膜破坏

被膜破坏在反应性淋巴结中很少出现，应高度怀疑肿瘤侵犯。任何浸润性肿瘤均可破坏被膜，包括转移性肿瘤和淋巴瘤。侵袭性和低级别淋巴瘤均可见被膜破坏。侵袭性淋巴瘤破坏淋巴结结构，可见增殖活跃的异常大细胞弥漫性浸润、破坏被膜。低级别淋巴瘤由增殖活性低的小至中等大小的非典型淋巴样细胞组成，也可能使淋巴结正常结构模糊不清，瘤细胞穿透被膜，并浸润至淋巴结被膜外。这种现象在滤泡性淋巴瘤中较为常见（图 2-5 和图 2-6）。

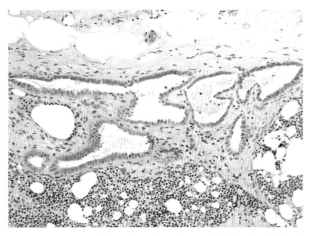

▲ 图 2-1　53 岁女性，患子宫恶性中胚层混合瘤，行盆腔淋巴结检查时，在淋巴结被膜查见异位输卵管上皮

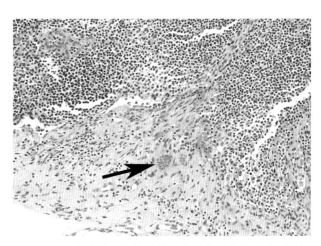

▲ 图 2-2　良性淋巴结伴被膜微小异位输卵管上皮（箭），标本来自宫颈腺癌子宫切除术

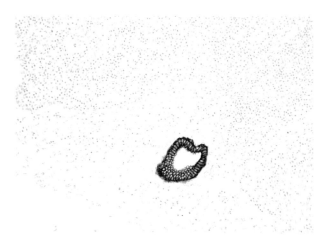

▲ 图 2-3　角蛋白（AE1/AE3）免疫组织化学染色显示输卵管子宫内膜异位

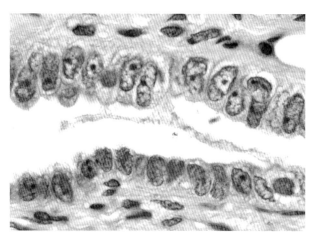

▲ 图 2-4　为图 2-3 的高倍镜视野，细胞无非典型性，部分细胞可见纤毛

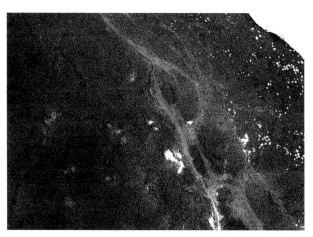

▲ 图 2-5　78 岁男性，WHO 分级为 I～II 级的滤泡性淋巴瘤，累及 1 枚 4cm 腹股沟淋巴结。瘤细胞破坏被膜并浸润至结外脂肪组织，在被膜外保留其模糊的结节状结构

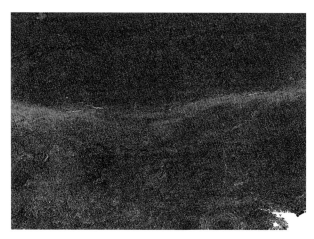

▲ 图 2-6　为图 2-5 中被破坏的被膜的高倍镜视野

　　在少数情况下，淋巴结被膜被非淋巴结固有的病变所破坏。例如，在系统性淀粉样变中，淋巴结被膜可能因淀粉样物质的沉积而被破坏（图 2-7 和图 2-8）。尽管在低级别 B 细胞淋巴瘤(如淋巴结边缘区淋巴瘤）累及的淋巴结中可以看到局部淀粉样物质沉积，但如果周围脂肪组织也被淀粉样物质累及，则应考虑全身系统性病变（图 2-9）。

五、被膜增厚

　　在淋巴结活检的病理评估中，被膜增厚是一

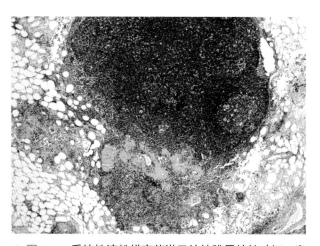

▲ 图 2-7　系统性淀粉样变伴淋巴结被膜局灶性破坏，患者淋巴结内淀粉样物质沉积。淋巴结为反应性增生，免疫球蛋白重链（IgH）基因重排呈多克隆性

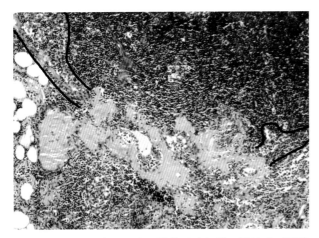

▲ 图 2-8　高倍镜显示淀粉样物质破坏淋巴结被膜（黑线勾勒）

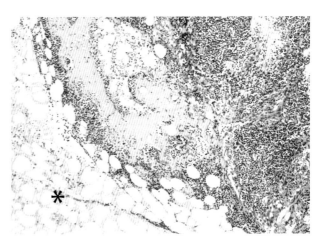

▲ 图 2-9　淀粉样物质累及结外脂肪组织（*）

个相对常见的现象。虽然这是一种非特异性的改变，在肿瘤性和反应性过程中均可见到，但淋巴结被膜增厚时应仔细评估其组织学特征。

（一）反应性病变

1. 慢性炎

淋巴结被膜增厚伴反应性淋巴组织增生提示慢性病变的可能，由长期的抗原刺激导致（图 2-10 和图 2-11）；然而，仍需对淋巴结的其他结构成分进行仔细检查，以排除恶性病变或排查淋巴结病变的可能病因。

2. 梅毒性淋巴结炎（Luetic 淋巴结炎）

梅毒性淋巴结炎（Luetic 淋巴结炎）特征性地出现淋巴结被膜增厚。梅毒是由梅毒螺旋体感染引起的，在疾病的各个阶段都可能出现淋巴结肿大。梅毒性淋巴结炎常累及腹股沟淋巴结，但也可表现为颈部淋

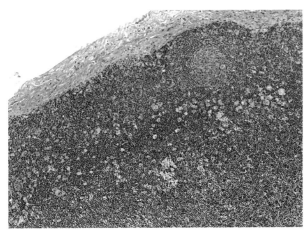

▲ 图 2-10　10 岁男孩腹股沟淋巴结（直径 2.6cm）被膜增厚，患儿有使用苯巴比妥治疗癫痫发作史，这可能与淋巴结肿大有关

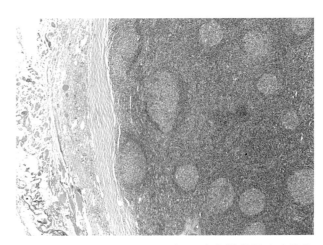

▲ 图 2-11　该图例显示从一名 76 岁女性的腋窝中摘除直径为 4.5cm 的淋巴结，淋巴结被膜增厚，并出现反应性增生

巴结肿大。受累淋巴结特征性地表现为明显的被膜增厚(图 2-12)，可呈扇形环绕生发中心(图 2-13 和图 2-14)。被膜内的小血管通常被淋巴浆细胞所围绕（图 2-15)。除明显的滤泡增生外，浆细胞也常常增多，也可见上皮样肉芽肿或局灶性脓肿形成 [4-7]。

形态学检查提示为梅毒性淋巴结炎时，建议使用特殊染色方法，如 Warthin-Starry 特殊染色，该染色方法可使梅毒螺旋体着色（图 2-16)。虽然由于背景染色的原因，Warthin-Starry 特殊染色

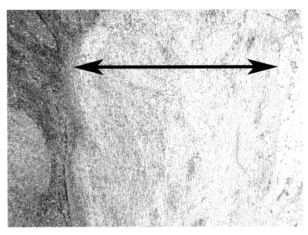

▲ 图 2-12　梅毒性淋巴结炎的腹股沟淋巴结（3.2cm）被膜明显增厚（双头箭）

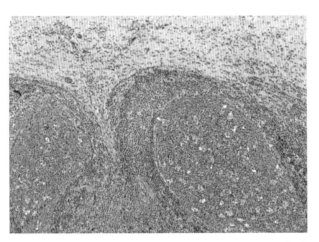

▲ 图 2-13　梅毒性淋巴结炎中增厚的被膜可能呈扇形包绕反应性增生的生发中心

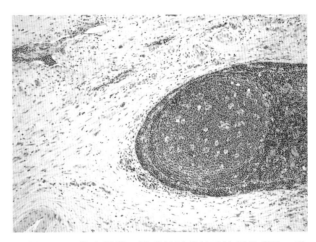

▲ 图 2-14　梅毒性淋巴结炎的继发性滤泡显著增生，边界清晰

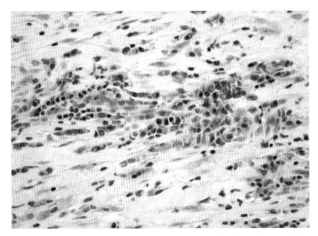

▲ 图 2-15　在梅毒性淋巴结炎中，被膜常表现为显著的慢性炎症，可见淋巴浆细胞围绕小血管

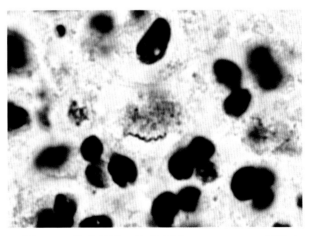

▲ 图 2-16　梅毒性淋巴结炎病例 Warthin-Starry 银染色显示梅毒螺旋体。梅毒螺旋体的长为 5～15μm，这种微生物在特殊染色切片中很难识别，而针对梅毒螺旋体的免疫组织化学染色可能更敏感

通常难以评估，但如果识别出梅毒螺旋体的形态特征，则有可能诊断为梅毒性淋巴结炎。如果条件允许，使用针对梅毒螺旋体的特异性免疫组织化学染色也能帮助确诊。然而，血清学检查比 Warthin-Starry 特殊染色或梅毒螺旋体免疫组织化学染色均更敏感。

值得注意的是，除非在免疫组织化学或特殊染色中找见梅毒螺旋体，否则梅毒性淋巴结炎的形态学表现是非特异性的。因此，建议将这些病例诊断为反应性淋巴结，描述增厚的被膜和（或）其他特殊形态学改变，并备注需将梅毒包括在鉴别诊断中。

报告签发示例

腹股沟淋巴结（切除活检）

● 淋巴结反应性增生伴被膜明显增厚及多形性浆细胞增多。见注释。

注释： 淋巴结的某些特征（如被膜纤维化、血管周围淋巴浆细胞浸润、滤泡增生、浆细胞增多）更加提示梅毒性淋巴结炎的可能，但这些形态特征均非特异性。如果临床需要明确是否为梅毒性淋巴结炎，有必要对其进行血清学检测。

---

3. 窦组织细胞增生伴巨大淋巴结病（Rosai-Dorfman 病）

窦组织细胞增生伴巨大淋巴结病（sinus histiocytosis with massive lymphadenopathy，SHML）最显著的特点是，其窦内充满了丰富的组织细胞，并有特征性的伸入现象[8]。这种疾病的淋巴结通常也出现明显增厚的被膜（图 2-17）。纤维带通常穿越整个淋巴结，并可能延伸到淋巴结周围纤维脂肪组织，使相邻的受累淋巴结粘连在一起。

纤维化并不是 SHML 特有的形态特征，诊断应取决于扩张的窦内充满 S100 阳性的组织细胞，并表现出特征性的淋巴细胞伸入现象（emperipolesis）。伸入现象指炎症细胞穿过组织细胞的细胞质并在其内"游荡"（图 2-18）。炎症细胞通常是淋巴细胞，但可为浆细胞、中性粒细胞和红细胞。

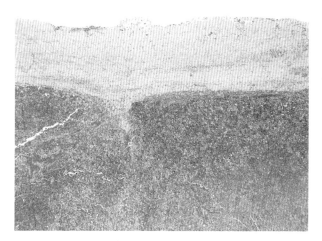

▲ 图 2-17 6 岁女童，双侧颈部淋巴结肿大。被膜增厚，窦明显扩张，可见小淋巴细胞和组织细胞特征性的伸入现象。该表现是窦组织细胞增生伴巨大淋巴结病（**Rosai-Dorfman 病**）的特征

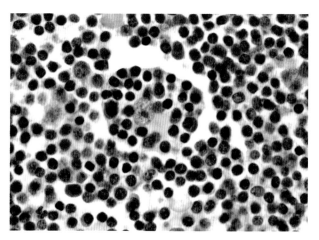

▲ 图 2-18 组织细胞出现伸入现象

SHML 也可累及非淋巴结部位，此时通常称为 Rosai-Dorfman 病。在淋巴结和非淋巴结部位均可见纤维化，但在非淋巴结病变中，淋巴细胞伸入现象相对少见。

常见问题：淋巴结与结外 Rosai-Dorfman 病有何不同？

回答：结外 Rosai-Dorfman 病的典型形态为在纤维化区域中散在淋巴滤泡增生。淋巴滤泡常以"棋盘"样的方式分布于纤维化背景中。纤维化区域可见散在的炎症细胞分布，炎症细胞包括小淋巴细胞、浆细胞和组织细胞。组织细胞 S100 阳性，但在纤维化区域中很难区分，且淋巴细胞伸入现象与淋巴结内的病变相比也更不明显。

4. IgG4 相关淋巴结病

IgG4 相关硬化性疾病的特征包括席纹状的纤维组织增生，闭塞性静脉炎和 IgG4 阳性浆细胞数量增加[9-14]。一般来说，IgG4 相关硬化性疾病的诊断标准包括血清 IgG4 水平 > 135mg/dl，组织病理学提示每高倍镜视野（400×）IgG4 阳性浆细胞 > 100 个 ❶，IgG4 与 IgG 的比值通常要 > 0.4。

此外，IgG4 相关淋巴结病可使淋巴结在内的所有解剖部位受累。该病变无特征性的形态改变，可呈现多种形态改变，如多中心性 Castleman 病（CD）、淋巴滤泡增生、滤泡间淋巴浆细胞增多、生发中心进行性转化、炎性假瘤样病变（图 2-19 至图 2-23）。正如其他硬化性疾病一样，受累淋巴结可出现被膜增厚。

报告签发示例

颈部淋巴结（切除活检）

● 淋巴结反应性增生伴淋巴滤泡和副皮质区增生及 IgG4 阳性浆细胞增多。见注释。

注释：虽然 IgG4 阳性浆细胞增多，但这一表现并非 IgG4 相关疾病所特有。需要结合临床，且血清 IgG4 水平的测定对诊断能够提供帮助。

---

5. 木村病（淋巴结 Kimura 病）

木村病是一种罕见疾病，最常见于亚洲中青年男性患者，也可见于其他种族的人群[8, 15]，患者常表现为颈部或耳旁淋巴结肿大。镜下显示淋巴结结构完整，淋巴滤泡和血管增生。被膜显著增厚，可见纤维化（图 2-24），随着病情进展形成结节（图 2-25）。

木村病的特征是嗜酸性粒细胞增多，包括外周血和淋巴结。淋巴结中嗜酸性粒细胞可能非常丰富，形成嗜酸性微脓肿（图 2-26）。嗜酸性粒细胞也可能浸润至淋巴结被膜外纤维脂肪组织（图 2-27）。木村病中可见 Warthin-Finkeldey 样的多核巨细胞（图 2-28），但这种细胞并无特异性，在其他病毒性淋巴结炎中也可见到，如艾滋病淋巴结炎和麻疹病毒淋巴结炎。在嗜酸性粒细胞增多的背景下，见到 Warthin-Finkeldey 样细胞则高度支持木村病的诊断。

---

❶ 译者注：原著疑有误，已修改

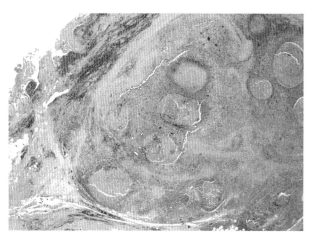

▲ 图 2-19　60 岁男性，颈部淋巴结肿大，淋巴结被膜增厚，可见纤维硬化带

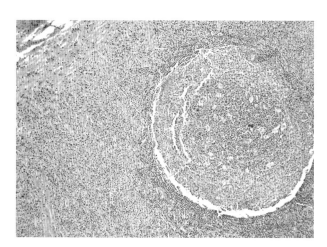

▲ 图 2-20　示图 2-19 所示淋巴结的高倍镜视野显示明显增厚的被膜

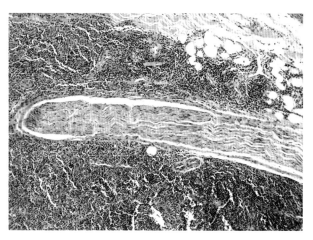

▲ 图 2-21　淋巴细胞浸润至被膜外软组织，且包围神经

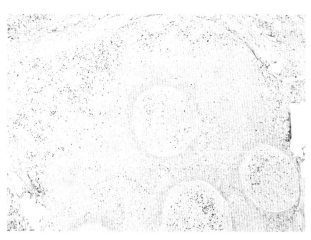

▲ 图 2-22　IgG 免疫组织化学染色显示淋巴结中的浆细胞

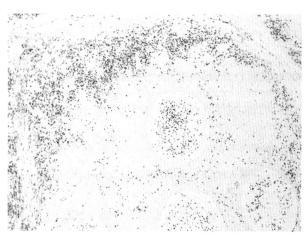

▲ 图 2-23　几乎所有 IgG 阳性的浆细胞都表达 IgG4

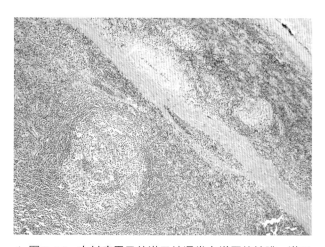

▲ 图 2-24　木村病累及的淋巴结通常有增厚的被膜。淋巴结结构完整，可见反应性生发中心和轻度扩张的副皮质区

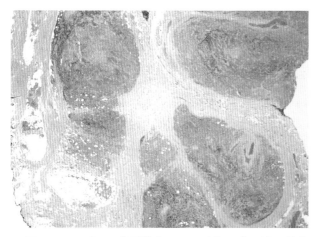

▲ 图 2-25　一名 35 岁男性出现耳下肿块。淋巴结呈结节状，富含嗜酸性粒细胞的淋巴样细胞从淋巴结的被膜至淋巴结周围的纤维脂肪组织弥漫浸润

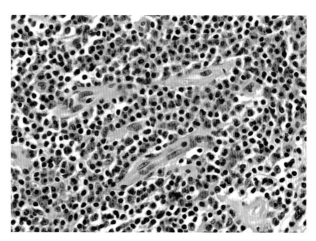

▲ 图 2-26　木村病累及的淋巴结中嗜酸性粒细胞增多

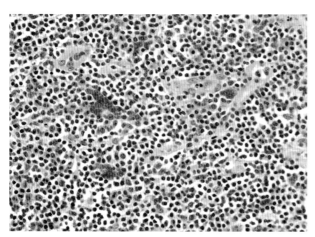

▲ 图 2-27　淋巴结内散布着大量的嗜酸性粒细胞，偶尔会形成嗜酸性微脓肿。很容易识别 Warthin-Finkeldey 样细胞

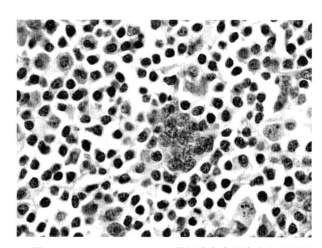

▲ 图 2-28　Warthin-Finkeldey 样细胞在木村病中十分显著

　　尽管木村病的形态学表现相对独特，但在临床表现不符合的情况下很难作出明确的诊断。在表现出木村病特征的淋巴结中，需要在鉴别诊断中考虑木村病的可能。

报告签发示例

耳后淋巴结（切除活检）

● 反应性淋巴组织增生伴嗜酸性粒细胞增多。见注释。

注释：本例的特点高度提示木村病，包括解剖部位、明显的嗜酸性粒细胞增多伴嗜酸性微脓肿、中度血管增生、散在的 Warthin-Finkeldey 样细胞和滤泡增生。木村病伴有外周血嗜酸性粒细胞增多和血清 IgE 升高。建议参考相关实验室检查。

木村病的鉴别诊断包括血管淋巴样增生伴嗜酸性粒细胞增多症（angiolymphoid hyperplasia with eosinophilia，ALHE）[16, 17]。然而，ALHE 的炎细胞浸润主要集中在真皮层，而木村病主要累及皮下深部组织和淋巴结。

6. Castleman 病

Castleman 病（Castleman Disease，CD）主要有两种亚型，即透明血管型 Castleman 病（HV-CD）和浆细胞型 Castleman 病（PC-CD）[8, 18, 19]。此外还有一种"混合型"，表现出这两种亚型的某些重叠特征。在临床中，HV-CD 更为常见，通常累及单个部位的淋巴结（单中心性），常位于纵隔内。与之相反，PC-CD 通常是累及多个部位的"多中心性"CD。

CD 的其他病因尚不明确，已知的病因之一是感染人类疱疹病毒 8 型（HHV-8），它可见于约 50% 的 PC-CD，尤其在 HIV 阳性患者中。CD 的临床表现和结局各不相同，许多 HV-CD 患者没有症状，表现为孤立的淋巴结病变或偶然发现的肿块。PC-CD 的患者通常表现出全身症状，包括盗汗、发热和弥漫性淋巴结肿大，并可能出现肝脾肿大。

本疾病在组织形态上存在明显异质性，与其他淋巴结反应性增生有许多相似之处。在 HV-CD 中，受累淋巴结的被膜可能增厚。淋巴结被膜可能被完全破坏，这种情况下，大体上表现为巨大肿块（图 2-29）。HV-CD 累及的淋巴结通常表现为在皮质区和副皮质区分布大量滤泡，生发中心萎缩和套区呈同心圆排列，如洋葱皮（图 2-30）。一个套区内可能存在两个或多个萎缩的生发中心。滤泡间区可见高内皮静脉增生，不同程度的多形性浆细胞增多，髓窦常消失。

一览表：伴有透明血管型 Castleman 样改变的淋巴结鉴别诊断

- ❑ 萎缩的滤泡伴同心圆排列的套区。
  - 透明血管型 CD。
  - HHV-8 阳性 CD。
  - HIV 淋巴结病。
  - 滤泡间区经典型霍奇金淋巴瘤。
  - 套细胞淋巴瘤（"套区生长模式"，肿瘤细胞在套区膨胀性生长）。
- ❑ 血管增生。
  - 血管免疫母细胞性 T 细胞淋巴瘤。
  - 皮病性淋巴结炎。
  - 转移性肿瘤。

7. 炎性假瘤

炎性假瘤（inflammatory pseudotumor，IPT）是由成纤维细胞和炎细胞混合而成的增生性病变，尽管形成肿块，但其并非恶性肿瘤[20]。

"IPT"和"炎症性肌纤维母细胞性肿瘤"的诊断名词有时被互换使用，但需要注意的是，两者是不同的病变实体。IPT 属于反应性增生，而炎症性肌纤维母细胞性肿瘤是肿瘤性的。

　　IPT 很少累及淋巴结，当累及淋巴结时被膜增厚，间质纤维化增多，炎细胞丰富（图 2-31 至图 2-35）。可见成纤维细胞和胶原纤维交错呈旋涡状排列（图 2-36）。未受累的淋巴结可能会出现反应性改变。

　　IPT 的鉴别诊断包括梭形细胞型黑色素瘤、转移癌、卡波西肉瘤（Kaposi sarcoma，KS）、炎症性肌纤维母细胞性肿瘤、滤泡树突细胞肉瘤，以及 IgG4 相关硬化性疾病。在作出 IPT 的诊断之前，建议行免疫组织化学染色以除外上述病变（表 2-1）。

表 2-1　淋巴结中梭形细胞的免疫表型

转移性黑色素瘤	转移癌	卡波西肉瘤	炎症性肌纤维母细胞性肿瘤	滤泡树突细胞肉瘤	IgG4 相关硬化性疾病
S100 阳性	Keratin 阳性	HHV-8 阳性	ALK1 阳性，Actin 阳性	CD21 阳性，CD35 阳性	IgG4 阳性

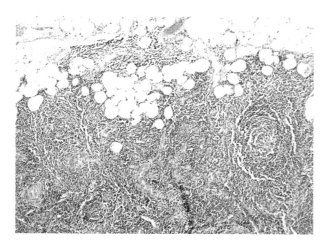

▲ 图 2-29　54 岁女性，在胸部 X 线检查中意外发现有纵隔淋巴结肿大。组织学显示大量无被膜的淋巴组织，内含数量众多且分布均匀的滤泡，生发中心萎缩

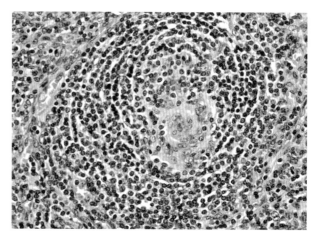

▲ 图 2-30　套区呈同心圆排列，滤泡间区可见高内皮静脉增生

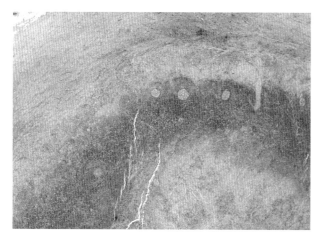

▲ 图 2-31　27 岁女性，颈部淋巴结肿大，有发热病史，继而出现淋巴结肿大，为炎性假瘤累及

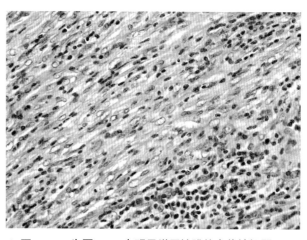

▲ 图 2-32　为图 2-31 中明显增厚被膜的高倍镜视野

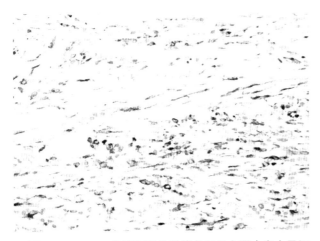

▲ 图 2-33　CD68 免疫组织化学染色显示上图中有大量组织细胞

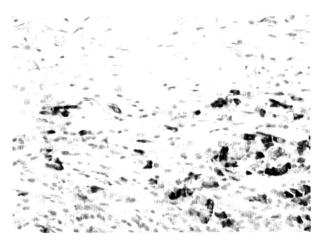

▲ 图 2-34　免疫组织化学染色显示炎性假瘤增厚的被膜中有大量 IgG 阳性的浆细胞

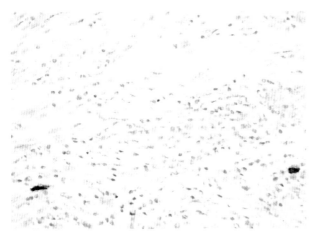

▲ 图 2-35　IgG4 相关淋巴结病可表现为炎性假瘤样模式，但 IgG4 阳性浆细胞在炎性假瘤中很少见

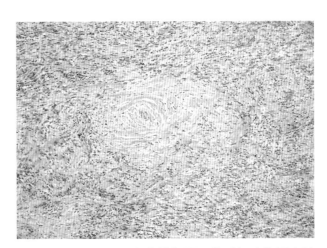

▲ 图 2-36　IPT 的更高倍镜视野。梭形细胞均不表达 S100、HHV-8、ALK-1、CD21、肌动蛋白和 CD34（未展示）

（二）肿瘤性病变

1. 经典型霍奇金淋巴瘤，结节硬化型

经典型霍奇金淋巴瘤（classical Hodgkin lymphoma，CHL）的结节硬化型可能是与被膜纤维化关系最密切的病变。CHL 的其他三种亚型（混合细胞型、富于淋巴细胞型和淋巴细胞消减型）通常不会表现出明显的被膜纤维化。结节硬化型 CHL（NS-CHL）的被膜纤维化通常很明显（图 2-37），该肿瘤得名于厚厚的纤维硬化带分割形成的结节，由此显示出特征性的形态（图 2-38）。早期病变被膜增厚不明显（图 2-39），但随着时间的推移，受累淋巴结被膜明显增厚，相邻的受累淋巴结可能会发生融合（图 2-40）。

结节硬化型 CHL 的细胞区由混合性炎细胞组成，包括小淋巴细胞、组织细胞、浆细胞、嗜酸性粒细胞和（或）中性粒细胞。炎细胞的成分各不相同，有些肿瘤以组织细胞、嗜酸性粒细胞或中性粒细胞

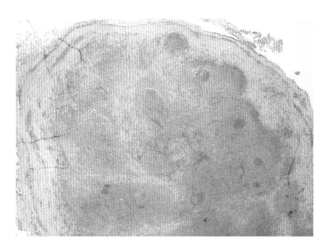

▲ 图 2-37　19 岁女性，锁骨上淋巴结显示增厚的被膜，这是结节硬化型经典型霍奇金淋巴瘤的特征，纤维硬化带也可以延伸到整个淋巴结

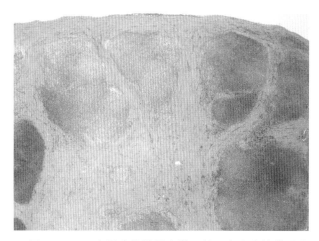

▲ 图 2-38　14 岁男孩的锁骨上淋巴结，患者患结节硬化型经典型霍奇金淋巴瘤，可见增厚的被膜和明显的纤维硬化带将淋巴结分隔成结节状

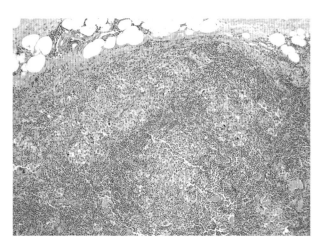

▲ 图 2-39　结节硬化型 CHL 复发累及纵隔淋巴结。虽然结节硬化型经典型霍奇金淋巴瘤的特点是被膜增厚，但早期病变的被膜可能相对较薄

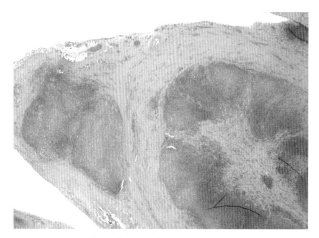

▲ 图 2-40　长期结节硬化型经典霍奇金淋巴瘤病变的淋巴结，相邻的淋巴结可以发生融合

为主。CHL 的特征是可见散在的异型细胞，有些是单核细胞（霍奇金细胞），有些是多核细胞（里 - 施细胞）（图 2-41）。霍奇金 / 里 - 施细胞（HRS 细胞）这个术语涵盖了两种不同的细胞类型，这些细胞具有中等到丰富的细胞质（通常是嗜酸性的）和显著的核仁。结节硬化型 CHL 中的 HRS 细胞可能比混合细胞型 CHL 中的 HRS 细胞核仁改变更轻微。虽然 HRS 细胞通常单个散在，但它们也可能成片分布伴局灶坏死。这种结构模式被称为"合体细胞型"，可见于结节硬化型 CHL。

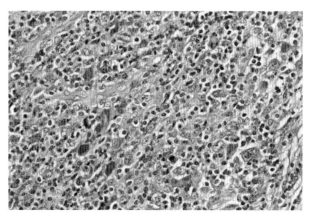

▲ 图 2-41　为图 2-40 中的淋巴结显示炎细胞和散在的异型细胞混合存在。在结节硬化型经典型霍奇金淋巴瘤中，HRS 细胞的核仁通常不如其他亚型的经典型霍奇金淋巴瘤明显。偶尔会出现木乃伊细胞（mummified cell）

一览表：淋巴结内嗜酸性粒细胞增多的鉴别诊断

- ☐ 经典型霍奇金淋巴瘤。

- ☐ 肥大细胞增多症。

- ☐ T 细胞淋巴瘤（外周 T 细胞淋巴瘤，NOS；血管免疫母细胞性 T 细胞淋巴瘤）。

- ☐ 髓系肉瘤［常伴有 inv（16）（p13.1q22）］。

- ☐ 伴 PDGFRA、PRGFRB 或 FGFR1 重排的髓系或淋巴系肿瘤。

- ☐ 朗格汉斯细胞组织细胞增生症。

- ☐ 木村病（Kimura）。

- ☐ IgG4 相关淋巴结病。

- ☐ 药物反应。

- ☐ 皮病性淋巴结炎。

所有 CHL 亚型的 HRS 细胞免疫表型都具有以下特征，即 CD30（图 2-42）和 MUM-1 阳性，CD15 通常（但不一定）阳性（图 2-43）。HRS 细胞显示 Pax-5 弱表达，CD20 表达变化较大，CD45 表达呈阴性。如果具有典型 HRS 形态和免疫表型的细胞强而一致的表达 CD20，则应该诊断为"B 细胞淋巴瘤，特征介于弥漫性大 B 细胞淋巴瘤和经典型霍奇金淋巴瘤之间"（所谓的"灰区淋巴瘤"）。

常见问题：经典型霍奇金淋巴瘤有必要分型吗？

回答： 建议对经典型霍奇金淋巴瘤进行分型，但在小的活检标本中可能很难准确分型。这通常是可以接受的，因为目前临床对所有亚型的经典型霍奇金淋巴瘤都采用相似的方案治疗。但是区分经典型霍奇金淋巴瘤和结节性淋巴细胞为主型霍奇金淋巴瘤非常关键，因为两者的治疗方法可能有很大区别。

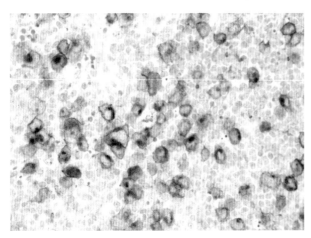

▲ 图 2-42 **CD30** 免疫组织化学染色显示图 2-41 的淋巴结中的 **HRS** 细胞

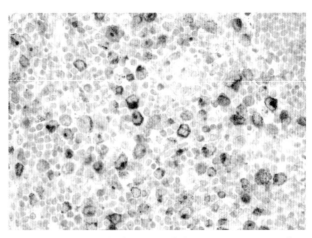

▲ 图 2-43 **CD15** 免疫组织化学染色显示图 2-41 的淋巴结中的 **HRS** 细胞和部分背景炎细胞

2. 结节性淋巴细胞为主型霍奇金淋巴瘤

与结节硬化型 CHL 不同，结节性淋巴细胞为主型霍奇金淋巴瘤（nodular lymphocyte predominant Hodgkin lymphoma，NLPHL）通常没有明显的被膜增厚。然而，在持续存在的 NLPHL 病例中，被膜可能增厚并形成纤维硬化带（图 2-44），此时需要与结节硬化型 CHL 进行鉴别。NLPHL 的特点是由小淋巴细胞组成膨胀性结节，其中可见单个散在的大而非典型淋巴（lymphocyte predominant，LP）细胞（图 2-45）。LP 细胞有丰富的淡染或透明的细胞质，以及一个或多个边界不规则的大细胞核，类似于"象脚"或"爆米花细胞"。LP 细胞核仁很明显，但通常比 CHL 核仁小。

要点与误区

　　长期或复发的结节性淋巴细胞为主型霍奇金淋巴瘤可出现增厚的被膜和（或）纤维带，类似于结节硬化型 CHL。

　　根据形态学改变，NLPHL 通常可以与结节硬化型和混合细胞型 CHL 进行区分，因为 NLPHL 的背景细胞主要是小淋巴细胞（图 2-46），而 CHL 常由小淋巴细胞、组织细胞、嗜酸性粒细胞、浆细胞和（或）中性粒细胞组成的特征性的混杂性炎症背景[21, 22]。然而，由于 NLPHL 背景可以混杂有组织细胞和上皮样细胞，因此单靠形态学很难与淋巴细胞为主型 CHL 相鉴别，此时应借助一组免疫组织化学染色来帮助区分两者。

与 CHL 的 HRS 细胞不同，NLPHL 的 LP 细胞特征性地表达 CD45 和 CD20（图 2-47），而 CD30 和 CD15 均为阴性，仅部分细胞显示 MUM-1 弱阳性。在 NLPHL 中 PD-1 和 CD57 阳性的 T 淋巴细胞均明显增加。PD-1 阳性细胞围绕在 LP 细胞周围形成特征性的花环结构，CD57 阳性 T 细胞偶尔也可在 LP 细胞周围形成花环（表 2-2）。

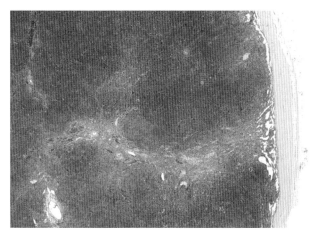

▲ 图 2-44　18 岁女性，腋下有一枚直径为 4.5cm 的肿大淋巴结，持续增大 2 年以上。长期存在的结节性淋巴细胞为主型霍奇金淋巴瘤可以出现被膜增厚，甚至出现纤细的纤维硬化带

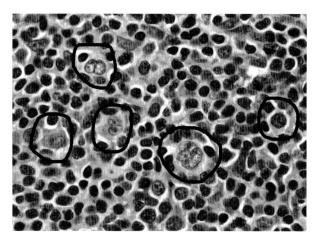

▲ 图 2-45　圆圈标示出大的 LP 细胞

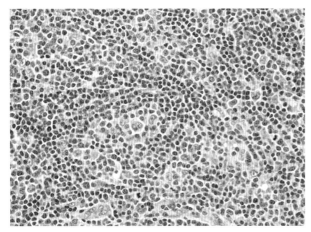

▲ 图 2–46 结节性淋巴细胞为主型霍奇金淋巴瘤在小淋巴细胞背景中可见单个散在的大 LP 细胞

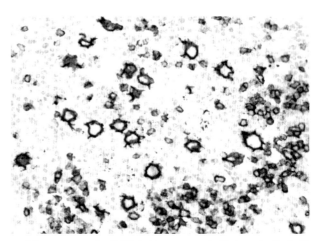

▲ 图 2–47 LP 细胞强表达 CD20，背景中可见散在的 CD20 呈阳性的小 B 淋巴细胞

表 2–2 经典型霍奇金淋巴瘤（CHL）中 HRS 细胞与结节性淋巴细胞为主型霍奇金淋巴瘤（NLPHL）中 LP 细胞的免疫表型鉴别

	CD20	CD30	CD15	CD45	Pax-5	MUM-1	OCT-2
CHL	阴性	阳性	阳性	阴性	弱阳性	强阳性	阴性
NLPHL	阳性	阴性	阴性	阳性	强阳性	阴性 / 弱阳性	强阳性

3. 非霍奇金淋巴瘤

被膜增厚并不局限于霍奇金淋巴瘤，也可见于非霍奇金淋巴瘤，包括弥漫性大 B 细胞淋巴瘤（图 2–48 至图 2–50）。仔细评估形态学对最终诊断非常有必要。

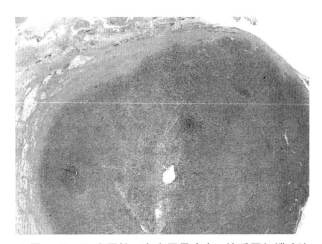

▲ 图 2–48 73 岁男性，有克罗恩病史，接受甲氨蝶呤治疗，颈部淋巴结增大到 3cm。淋巴结被膜明显增厚，充满 EBV 阴性弥漫性大 B 细胞淋巴瘤，生发中心型

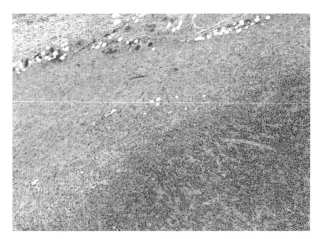

▲ 图 2–49 示图 2–48 的更高倍镜视野，被膜下窦被肿瘤细胞破坏

4. 转移性肿瘤

转移性疾病累及淋巴结时也可出现被膜增厚（图 2-51），并可能相互融合。如果淋巴结中的异型细胞不是淋巴造血细胞，建议进行免疫组织化学染色，其中包括细胞角蛋白（AE1/AE3、Cam5.2）和黑色素瘤标志物。需要注意的是，正常淋巴结中含有散在的 S100 阳性的组织细胞，因此应用其他标志物（SOX10、Melan A、MART-1、HMB-45）对确定转移性黑色素瘤非常有帮助（图 2-52 至图 2-54）。

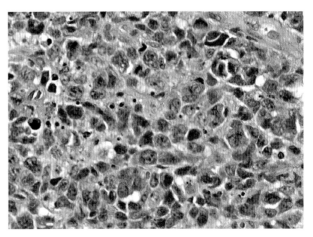

▲ 图 2-50　图 2-49 中的异型淋巴细胞体积较大，有少到中等量的嗜酸性胞质、空泡状染色质，可见一个或多个不同大小的核仁

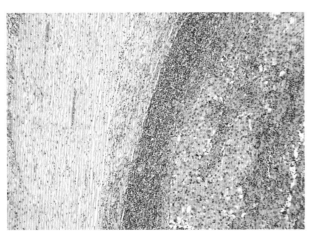

▲ 图 2-51　**85 岁男性**，腋窝淋巴结肿大，检查见转移性黑色素瘤。被膜增厚，部分淋巴结相互融合

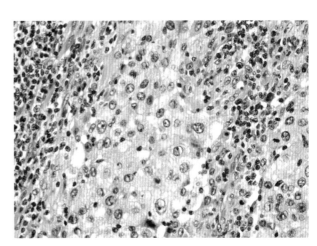

▲ 图 2-52　示图 2-51 的更高倍镜视野。肿瘤细胞体积大，胞质丰富、淡染，核不规则，核仁大小不一

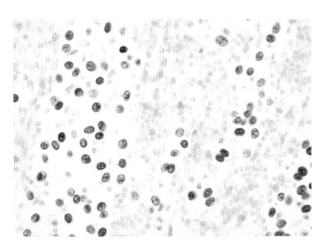

▲ 图 2-53　免疫组织化学 **SOX10** 染色显示上图中转移性黑色素瘤病灶

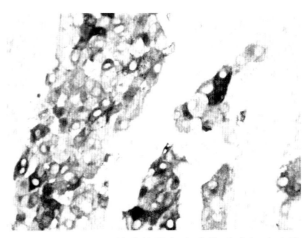

▲ 图 2-54　图 2-53 转移性黑色素瘤的肿瘤细胞表达 **Melan-A**

常见问题：哪些免疫组织化学染色有助于判断细胞是否为淋巴造血起源？

回答：几乎所有的淋巴造血细胞都表达以下一种或多种标志物，即 CD45、CD43、MUM-1 和（或）CD30。然而，对淋巴造血细胞进一步分类需要更多其他的免疫标志物。

要点与误区

　　转移性肿瘤累及的淋巴结可呈现显著的反应性改变，包括滤泡和（或）副皮质区增生，以及窦组织细胞增生和血管增生。此外，副皮质区的 CD4 与 CD8 的比值可能出现异常升高（大于 5∶1），也可能出现异常降低（小于 1∶1）。

六、易误诊病变

（一）血管免疫母细胞性 T 细胞淋巴瘤

　　反应性淋巴结偶尔也可见淋巴组织向被膜外延伸，在这种情况下，被膜下窦通常保持开放（图 2-55）。如前所述，淋巴瘤常使淋巴结结构消失，瘤细胞充满窦内，并延伸到淋巴结被膜之外，累及结外纤维脂肪组织。然而，部分病例中瘤细胞浸润会"跳过"被膜下窦，保持其大部分开放，并浸润至结外软组织。

　　瘤细胞浸润至结周脂肪组织的"跳跃性改变"是血管免疫母细胞性 T 细胞淋巴瘤（angioimmunoblastic T-cell lymphoma，AITL）的特点（图 2-56 和图 2-57）。顾名思义，AITL 是一种 T 细胞淋巴瘤，特征性的出现血管增生伴散在免疫母细胞。

　　肿瘤细胞为中等大小的非典型淋巴样细胞，胞质透亮。由免疫母细胞、B 淋巴细胞和浆细胞混杂组成，

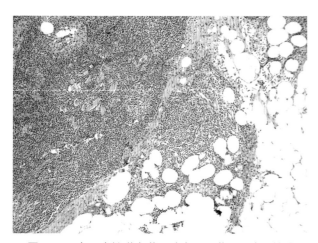

▲ 图 2-55　在反应性增生淋巴结中可见淋巴细胞向被膜外延伸，但被膜下窦仍完好，且淋巴细胞无异型性

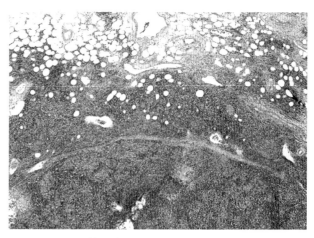

▲ 图 2-56　血管免疫母细胞性 T 细胞淋巴瘤，瘤细胞浸润至被膜外并保留完好的被膜下窦

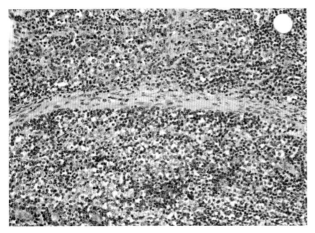

▲ 图 2-57 示图 2-56 的高倍镜视野，显示被膜下窦保留完好

常可见少量嗜酸性粒细胞。异常 T 淋巴细胞表达 CD4，也表达部分滤泡辅助 T 细胞标志物，包括 PD-1、CD10 和（或）Bcl-6，T 细胞通常保留 CD5 表达，CD7 可出现显著丢失。此外，淋巴结可见 CD21 和（或）CD23 阳性滤泡树突细胞网扩张，许多病例还可见散在的 EBV 阳性细胞。*TCR* 基因重排对 AITL 的诊断特别有帮助，通常呈单克隆重排。

AITL 累及淋巴结可表现为多种模式。其中包括疾病早期相对轻微的副皮质区扩张（见第 1 章 "易误诊病变"），这种时候很容易被忽视。当淋巴结副皮质区扩张时，应十分谨慎的观察淋巴结被膜是否存在 "跳跃性改变"。AITL 也可以进展至完全破坏淋巴结结构（见第 3 章）[23-25]。

关键特征：血管免疫母细胞性 T 细胞淋巴瘤

(1) 淋巴结结构部分或完全消失。

(2) 瘤细胞浸润至结外脂肪组织，保留被膜下窦开放（"跳跃性改变"）。

(3) 显著的分枝状高内皮小静脉。

(4) 非典型小至中等大小淋巴细胞，胞质透亮，核轻度不规则。

- CD3 阳性（通常较弱）、CD4 阳性。
- 非典型 T 淋巴细胞通常表达 CD5，但 CD7 表达缺失。
- 表达 PD-1、CD10、Bcl-6、ICOS 和（或）CXCL13。

(5) 混杂有嗜酸性粒细胞、免疫母细胞和浆细胞。

(6) CD21 阳性滤泡树突细胞网扩张，并向滤泡外延伸。

(7) 散在的 EBV 阳性细胞（常见，但并非见于所有病例）。

（二）卡波西肉瘤

卡波西肉瘤（Kaposi sarcoma，KS）是一种与血管内皮细胞相关的血管肿瘤，与 HHV-8 感染有关 [8, 22, 26, 27]。KS 最常发生于免疫功能低下的患者，尤其是艾滋病患者，也可见于 HHV-8 感染流行的地中海地区患者。

早期 KS 病变可累及淋巴结被膜。被膜中内皮细胞的增生形成裂隙状血管间隙（图 2-58 和 2-59），常可见渗出的红细胞和吞噬含铁血黄素的巨噬细胞。内皮细胞通常无核异型性，但细胞内可见透明小球，这在 HE 染色上可能很难辨认。病变淋巴结的其余区域通常为反应性改变，包括滤泡增生和多形性浆细胞增多。

KS 早期侵犯时需要借助免疫组织化学染色来诊断。瘤细胞总是强表达 HHV-8 标志物，同时也表达血管标志物，包括 ERG、CD34 和 CD31（图 2-60 至图 2-62）。由于背景的非特异性着色，CD31 在淋巴结中很难评估。

随着 KS 的进展，内皮细胞增生并顺着纤维间隔呈楔形浸润至整个淋巴结（图 2-63 和图 2-64）。最终，瘤细胞排列呈密集的旋涡状且伴有纤维化，取代大部分淋巴结结构（图 2-65 至图 2-68）。

（三）肿瘤伴有淋巴细胞浸润与淋巴结转移性疾病

在评估淋巴系统和非淋巴系统恶性肿瘤时，判断是否存在被膜至关重要。各种上皮性肿瘤也可能引起强烈的炎症反应，包括乳腺癌、结肠癌、黑色素瘤和软组织肿瘤（图 2-69 至图 2-72）。

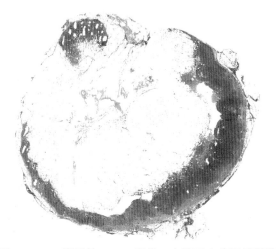

▲ 图 2-58　44 岁男性，HIV 阳性，卡波西肉瘤累及腋窝淋巴结。淋巴结门部被广泛的脂肪组织替代。皮质区可见散在初级淋巴滤泡，副皮质区轻度扩张，混杂有浆细胞和免疫母细胞，髓质区显著的浆细胞增生。被膜下窦部分区域因血管增生楔形向下延伸至淋巴结小梁而消失

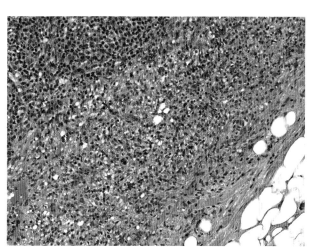

▲ 图 2-59　示图 2-58 的高倍镜视野，由异型的内皮细胞构成血管裂隙，伴红细胞外渗。相邻的淋巴结内浆细胞明显增多

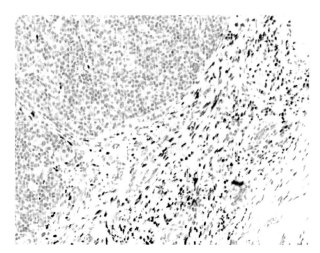

▲ 图 2-60　示图 2-59 HHV-8 免疫组织化学染色结果，肿瘤性内皮细胞胞核显示 HHV-8 阳性

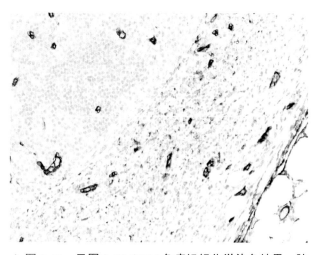

▲ 图 2-61　示图 2-59 CD34 免疫组织化学染色结果，肿瘤性内皮细胞可能出现异常免疫表型，如 CD34 在大部分肿瘤细胞为阴性

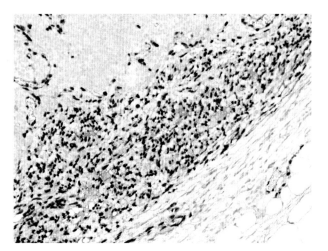

▲ 图 2-62　示图 2-59 ERG 免疫组织化学染色结果，肿瘤性内皮细胞表达内皮标志物 ERG

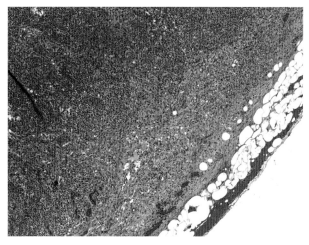

▲ 图 2-63　示图 2-59 中内皮细胞增生，破坏被膜下窦并顺着纤维间隔呈楔形浸润至淋巴结

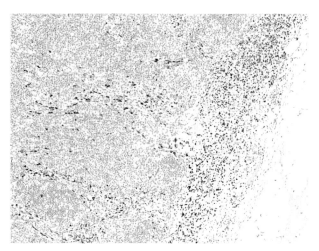

▲ 图 2-64　HHV-8 染色显示图 2-63 中瘤细胞呈楔形浸润至淋巴组织内

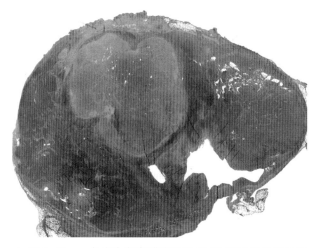

▲ 图 2-65　一名出生在塞浦路斯的 38 岁 HIV 阴性男性的颈部淋巴结，直径为 1.1cm。淋巴结大部分被瘤细胞取代，这是发生于地中海的散发性卡波西肉瘤

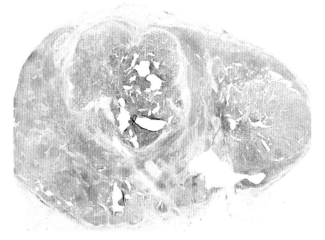

▲ 图 2-66　肿瘤细胞表达 HHV-8

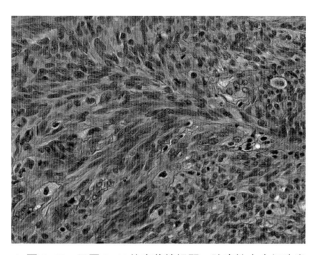

▲ 图 2-67　示图 2-66 的高倍镜视野，肿瘤性内皮细胞密度高，排列呈旋涡状

在穿刺活检标本中，区分原发肿瘤伴丰富的淋巴细胞浸润和淋巴结转移性疾病至关重要，这将影响疾病分期和治疗策略。因此，需要仔细评估组织中是否存在被膜。当穿刺活检标本量较少时，需要结合临床和（或）影像学检查，以确定这些改变是原发肿瘤伴丰富的淋巴细胞浸润还是真正的淋巴结转移性疾病。

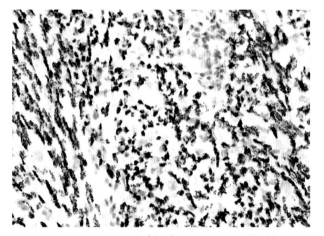

▲ 图 2-68　示图 2-67 肿瘤细胞显示 HHV-8 强阳性

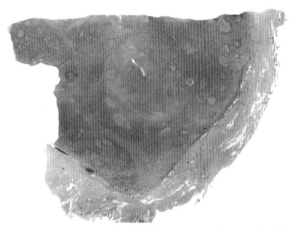

▲ 图 2-69　78 岁男性，大腿处出现直径约 4cm 的肿块，镜下可见淋巴组织增生，界限清楚，较多淋巴滤泡反应性增生，最终诊断为富于淋巴细胞的高分化脂肪肉瘤

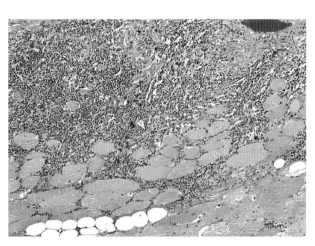

▲ 图 2-70　淋巴细胞浸润周围软组织和骨骼肌。未见明确被膜，炎细胞由 B 淋巴细胞和 T 淋巴细胞混合而成，并可见散在的次级淋巴滤泡

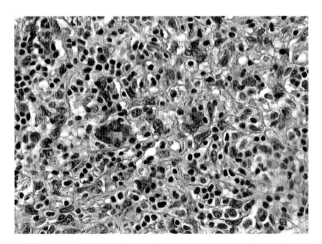

▲ 图 2-71　脂肪肉瘤中的淋巴组织内可见显著异型的细胞，这些细胞是 MDM2 阳性的脂肪母细胞

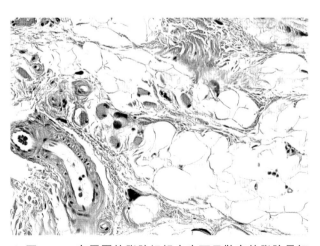

▲ 图 2-72　在周围的脂肪组织内也可见散在的脂肪母细胞，大部分细胞表达 MDM2

（四）被膜处痣与转移性黑色素瘤

皮肤浅表引流区淋巴结偶尔会在被膜表面、被膜内或被膜下区域有少许的良性黑色素细胞聚集，称为被膜处痣（图 2-73）。这些痣细胞无明显的细胞异型性（图 2-74）；但有时也很难区分被膜处痣和转移性黑色素瘤。此时免疫组织化学会有所帮助，因为被膜处痣常可表达 S100 和 Melan A（MART-1），但 HMB-45 阴性，且 Ki-67 增殖指数低。相反，转移性黑色素瘤更常表达 S100、MelanA/Mart-1 和 HMB-45，并且 Ki-67 增殖指数较高（表 2-3）。

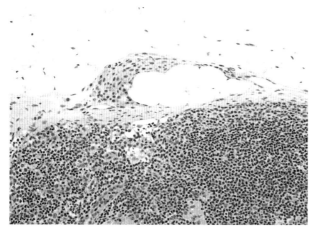

▲ 图 2-73　65 岁女性，患微小浸润性乳腺癌，前哨淋巴结切除活检中的被膜处痣。痣细胞可以与被膜的外表面相连，可以在被膜内，甚至可以在被膜下

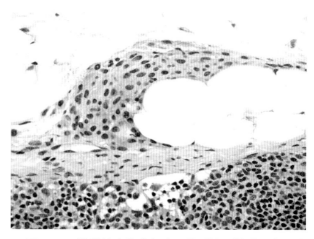

▲ 图 2-74　被膜处痣的痣细胞无异型性，被膜处痣通常表达 S100 和 Mart 1。与黑色素瘤相比，它们通常缺乏 HMB-45 的表达，Ki-67 增殖指数低

表 2-3　被膜处痣与转移性黑色素瘤的免疫表型

	S100	Melan A	HMB-45	Ki67
被膜处痣	阳性	阳性	阴性	低
转移性黑色素瘤	阳性	阳性	阳性	高

（吴建锋　**译**　赖玉梅　况　东　**校**）

参考文献

[1] Fisher CJ, Hill S, Millis RR. Benign lymph node inclusions mimicking metastatic carcinoma. *J Clin Pathol*. 1994;47(3):245-247.

[2] Norton LE, Komenaka IK, Emerson RE, Murphy C, Badve S. Benign glandular inclusions a rare cause of a false positive sentinel node. *J Surg Oncol*. 2007;95(7):593-596.

[3] Corben AD, Nehhozina T, Garg K, Vallejo CE, Brogi E. Endosalpingiosis in axillary lymph nodes: a possible pitfall in the staging of patients with breast carcinoma. *Am J Surg Pathol*. 2010;34(8):1211-1216.

[4] Wessels A, Bamford C, Lewis D, Martini M, Wainwright H. Syphilitic lymphadenitis clinically and histologically

mimicking lymphogranuloma venereum. *S Afr Med J.* 2016;106(5):49-51.

[5] Duffield AS, Borowitz MJ. Syphilitic lymphadenitis with abscess formation involving cervical lymph nodes. *Blood.* 2018;131(6):707.

[6] Yuan Y, Zhang X, Xu N, et al. Clinical and pathologic diagnosis and different diagnosis of syphilis cervical lymphadenitis. *Int J Clin Exp Pathol.* 2015;8(10):13635-13638.

[7] Liu Z, Zhang C, Kakudo K, et al. Diagnostic pitfalls in pathological diagnosis of infectious disease: patients with syphilitic lymphadenitis often present with inconspicuous history of infection. *Pathol Int.* 2016;66(3):142-147.

[8] Ioachim HL. *Lymph Node Pathology.* Philadelphia, PA: Lippincott Williams & Wilkins; 2009.

[9] Bledsoe JR, Della-Torre E, Rovati L, Deshpande V. IgG4-related disease: review of the histopathologic features, differential diagnosis, and therapeutic approach. *APMIS.* 2018;126(6):459-476.

[10] Bookhout CE, Rollins-Raval MA. Immunoglobulin G4-related lymphadenopathy. *Surg Pathol Clin.* 2016;9(1):117-129.

[11] Chen YR, Chen YJ, Wang MC, Medeiros LJ, Chang KC. A newly recognized histologic pattern of IgG4-related lymphadenopathy: expanding the morphologic spectrum. *Am J Surg Pathol.* 2018;42(7):977-982.

[12] Cheuk W, Yuen HK, Chu SY, Chiu EK, Lam LK, Chan JK. Lymphadenopathy of IgG4-related sclerosing disease. *Am J Surg Pathol.* 2008;32(5):671-681.

[13] Deshpande V, Zen Y, Chan JK, et al. Consensus statement on the pathology of IgG4-related disease. *Mod Pathol.* 2012;25(9):1181-1192.

[14] Detlefsen S. [IgG4-related disease: microscopic diagnosis and differential diagnosis]. *Der Pathologe.* 2019;40(6):619-626.

[15] Maehara T, Munemura R, Shimizu M, et al. Tissue-infiltrating immune cells contribute to understanding the pathogenesis of Kimura disease: a case report. *Medicine.* 2019;98(50):e18300.

[16] Li SL, Han JD. Solitary nodule of angiolymphoid hyperplasia with eosinophilia of the back masquerading as pyogenic granuloma. *Mol Clin Oncol.* 2017;7(5):874-876.

[17] Marka A, Cowdrey MCE, Carter JB, Lansigan F, Yan S, LeBlanc RE. Angiolymphoid hyperplasia with eosinophilia and Kimura disease overlap, with evidence of diffuse visceral involvement. *J Cutan Pathol.* 2019;46(2):138-142.

[18] Abramson JS. Diagnosis and management of Castleman disease. *J Natl Compr Cancer Netw.* 2019;17(11.5):1417-1419.

[19] Glick L, Xu H, Han TM, HooKim K, Vogel A, Lallas CD. Castleman disease: an uncommon mass in the retroperitoneum. *Urology.* 2019;136:e12-e15.

[20] Perrone T, De Wolf-Peeters C, Frizzera G. Inflammatory pseudotumor of lymph nodes. A distinctive pattern of nodal reaction. *Am J Surg Pathol.* 1988;12(5):351-361.

[21] Swerdlow SH, Campo E, Harris NL, et al. *World Health Organization Classification of Tumours of Haematopoietic and Lymphoid Tissues.* Lyon, France: International Agency for Research on Cancer; 2017.

[22] Medeiros LJ, O'Malley DP, Caraway NP, Vega F, Elenitoba-Johnson KSJ, Lim MS. *AFIP Atlas of Tumor Pathology, Fourth Series; Tumors of the Lymph Nodes and Spleen.* Washington DC: American Registry of Pathology; 2017.

[23] Ree HJ, Kadin ME, Kikuchi M, et al. Angioimmunoblastic lymphoma (AILD-type T-cell lymphoma) with hyperplastic germinal centers. *Am J Surg Pathol.* 1998;22(6):643-655.

[24] Attygalle AD, Kyriakou C, Dupuis J, et al. Histologic evolution of angioimmunoblastic T-cell lymphoma in consecutive biopsies: clinical correlation and insights into natural history and disease progression. *Am J Surg Pathol.* 2007;31(7):1077-1088.

[25] Tan LH, Tan SY, Tang T, et al. Angioimmunoblastic T-cell lymphoma with hyperplastic germinal centres (pattern 1) shows superior survival to patterns 2 and 3: a meta-analysis of 56 cases. *Histopathology*

[26] Cesarman E, Damania B, Krown SE, Martin J, Bower M, Whitby D. Kaposi sarcoma. *Nat Rev Dis Primers.* 2019;5(1):9.

[27] Oksenhendler E, Boutboul D, Galicier L. Kaposi sarcoma-associated herpesvirus/human herpesvirus 8-associated lymphoproliferative disorders. *Blood.* 2019;133(11):1186-1190.

第 3 章　淋巴窦
The Lymphatic Sinuses

一、概述

如果要了解淋巴窦的异常病理过程，则必须对其功能性的组织解剖有基本的认识。淋巴窦的功能是将含有抗原的淋巴液运输至输入淋巴管，经输入淋巴管并引流进入被膜下 / 边缘 / 皮质外周区窦中，随后引流至整个淋巴结。淋巴液经被膜下窦引流至皮质窦，随后进入髓窦，再经后者进入输出淋巴管。窦内组成细胞包括淋巴细胞、巨噬细胞 / 组织细胞、树突细胞 / 朗格汉斯细胞（所谓的"面纱"细胞）和抗原 – 抗体复合物 [1]。

炎症或癌症引流部位的淋巴结会在扩张的窦内有一些发现，即在窦内出现相应部位的细胞，如转移癌细胞、中性粒细胞性脓肿、窦组织细胞等。因此，当对局部淋巴结肿大的患者进行淋巴结活检时，必须对其临床病史有足够的了解，以便解释清楚那些看似反应性但肿大的淋巴结。本章将重点关注与淋巴窦显著扩张和淋巴窦闭塞相关的案例，并讨论需要鉴别的相关疾病。

二、伴有淋巴窦显著扩张的疾病

（一）窦组织细胞增生症和皮病性淋巴结炎

反应性 / 炎症性皮肤病或皮肤淋巴瘤患者的皮肤表皮，经常出现由抗原刺激导致的朗格汉斯细胞增生，并且这些细胞进入引流区域接受抗原刺激的淋巴结被膜下窦（所谓的"面纱"细胞）（图 3–1）。树突细胞与副皮质区 T 细胞及相关的组织细胞发生反应，常常在皮质区外周形成副皮质区 / 窦周 T 细胞簇状结节，在低倍镜下呈现斑驳状外观，类似于初级淋巴滤泡（图 3–2）。另外，还常见到吞噬色素的巨噬细胞，符合皮病性淋巴结炎表现（图 3–3 和图 3–4）。

此外，部分患者有明显的反应性窦组织细胞增生，而没有明显的皮肤病改变（如副皮质区结节状增生），这种情况被称为窦组织细胞增生症 [2]。这类现象常见于近期手术引流部位淋巴结及深部的肠系膜淋巴结的非特异性表现（图 3–5）。同样，在纵隔和肺门淋巴结中可发现显著的炭末沉着，而腋窝淋巴结中则经常可见充满文身颜料的巨噬细胞（图 3–6）。

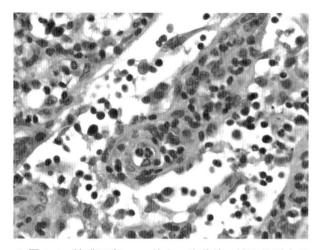

▲ 图 3-1　被膜下窦，HE 染色，高倍镜：扩张的副皮质区/皮质外周区淋巴窦，其内充满淋巴液和外来抗原、抗原/抗体复合物，以及携带抗原的组织定植树突细胞（"蒙面"细胞）

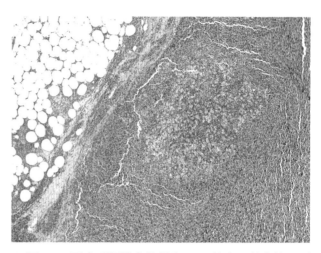

▲ 图 3-2　副皮质区结节状增生，HE 染色，低倍镜：副皮质区结节状增生，见斑驳状区域，包括淡粉色的朗格汉斯细胞/交指树突状细胞和巨噬细胞。有时易与滤泡结构混淆。CD3 染色有助于证实结节内主要是 T 细胞

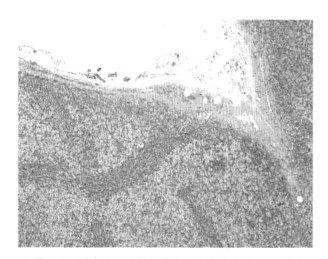

▲ 图 3-3　副皮质区结节状增生，皮病性改变，HE 染色，低倍镜：显示伴有吞噬色素的巨噬细胞的广泛结节状皮病样改变。见于异体骨髓移植后伴有广泛皮肤移植物抗宿主病的患者。注意滤泡 B 细胞区域有明显的萎缩

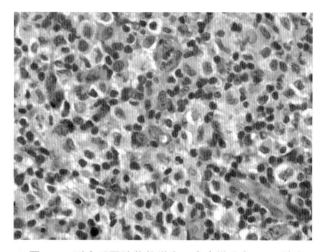

▲ 图 3-4　副皮质区结节状增生，皮病样改变，HE 染色，高倍镜：图 3-3 的高倍镜图像显示了皮肤的色素沉积。定植于皮肤内的朗格汉斯细胞吞噬色素后，迁移至引流淋巴结的 T 区，从而导致皮病样改变

要点与误区

　　S100 和 CD1a 免疫组织化学染色均能显示淋巴结内的交指树突状细胞（类似于组织归巢至淋巴结内的朗格汉斯细胞）。这些细胞在皮病性淋巴结炎中的显著增生，不应称为朗格汉斯细胞组织细胞增生症（Langerhans cell histiocytosis，LCH）。

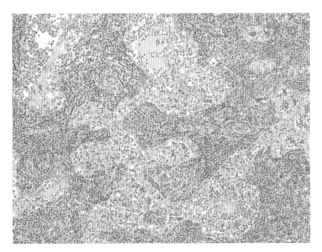

▲ 图 3-5 反应性窦组织细胞增生症，**HE** 染色：典型的淋巴结窦组织细胞增生，表现为窦内和窦周围充满胞质淡染的反应性组织细胞

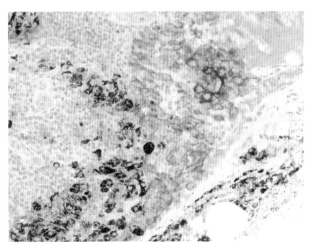

▲ 图 3-6 文身颜料相关的反应性副皮质区增生及 **PD-L1** 免疫组织化学染色：位于被膜下巨噬细胞和朗格汉斯细胞内的文身颜料播散至副皮质区。注意视野右侧的组织细胞 **PD-L1** 阳性

（二）窦组织细胞增生症伴巨大淋巴结病

明显扩张的淋巴窦内充满组织细胞，胞质内有数量不等的淋巴细胞（淋巴细胞伸入现象），是 Rosai-Dorfman 病（RDD）/ 窦组织细胞增生症伴巨大淋巴结病（sinus histiocytosis with massive lymphadenopathy，SHML）的特征性表现[3]。除了包括 CD68 和 CD163 在内的组织细胞标志物外，这些组织细胞 S100 染色为阳性。背景中经常有较多的浆细胞及许多反应性小 B 细胞。目前已知一部分病例中 IgG4 阳性浆细胞增多（图 3-7 至图 3-11）[4]。

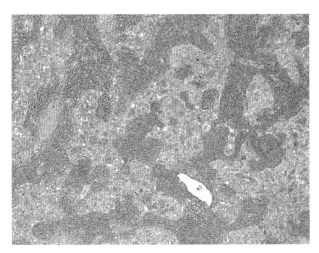

▲ 图 3-7 **Rosai-Dorfman** 病，**HE** 染色，低倍镜：淋巴窦显著扩张，其内充满大量含有丰富嗜酸性胞质的组织细胞

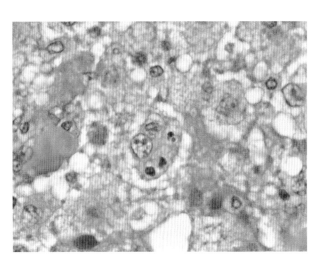

▲ 图 3-8 **Rosai-Dorfman** 病，**HE** 染色，高倍镜：**Rosai-Dorfman** 病特有的组织细胞可见单个居中小核仁，这种异常的窦组织细胞内可见淋巴细胞伸入（吞噬淋巴细胞）现象

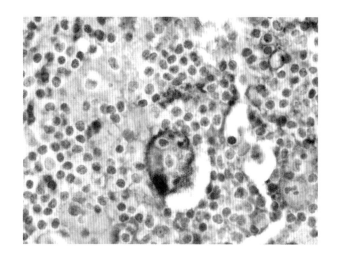

◀ 图 3-9　Rosai-Dorfman 病，S100 免疫组织化学染色，HE 染色，高倍镜：Rosai-Dorfman 病的组织细胞表达 S100，这是普通巨噬细胞 / 组织细胞不具有的特征。只有朗格汉斯细胞和淋巴结内的交指状树突细胞表达 S100。这张图片显示一个组织细胞胞质中有数个淋巴细胞。S100 染色对识别淋巴细胞伸入现象非常有帮助

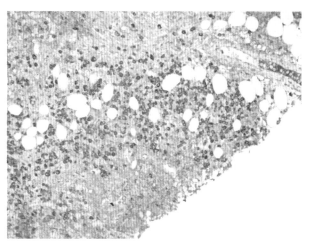

▲ 图 3-10　Rosai-Dorfman 病，Kappa 免疫组织化学染色：Rosai-Dorfman 病，表达 Kappa 轻链的多形性浆细胞数量增多

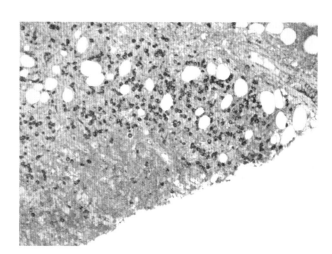

▲ 图 3-11　Rosai-Dorfman 病，Lambda 免疫组织化学染色（图 3-10 病例）：有散在的 Lambda 阳性的浆细胞，Kappa：Lambda 比值正常。通常在 RDD 中，IgG4 阳性的浆细胞有不同程度的增多（未显示）

（三）朗格汉斯细胞组织细胞增生症

朗格汉斯细胞组织细胞增生症（Langerhans cell histiocytosis，LCH）累及淋巴结往往是多系统病变的部分表现，很少累及孤立性淋巴结。淋巴结受累的早期阶段通常仅表现为累及孤立性的淋巴结窦，窦内见成簇的肿瘤性朗格汉斯细胞，进展期时病灶会累及副皮质区。瘤细胞形态具有特征性的细胞核膜折叠，可见核沟。经常可见伴有嗜酸性粒细胞增生及灶性坏死。免疫组织化学染色显示 S100、CD1a 和 Langerin（CD207）均呈阳性（图 3-12 至图 3-16）。

淋巴结组织细胞病变的关键特征

(1) CD68、S100 和 CD1a 是这类情形中三个重要的染色。

(2) 核沟的出现，同时表达 CD1a 和 S100（可能是朗格汉斯细胞）。

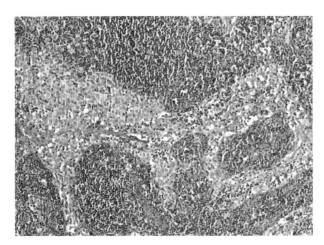

▲ 图 3-12 朗格汉斯细胞组织细胞增生症，HE 染色，低倍镜：受累的淋巴结以淋巴窦为主。在图片的左上角轻微受累的区域可见少量嗜酸性粒细胞

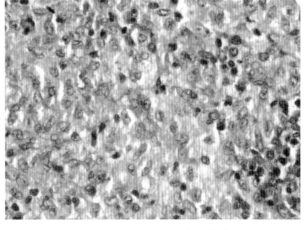

▲ 图 3-13 朗格汉斯细胞组织细胞增生症（LCH），HE 染色，高倍镜：LCH 表现为疾病相关的嗜酸性粒细胞增多

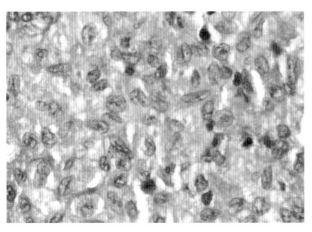

▲ 图 3-14 朗格汉斯细胞组织细胞增生症（LCH），HE 染色，高倍镜：LCH 组织细胞表现为典型的拉长的细胞核和核沟，以及丰富的胞质

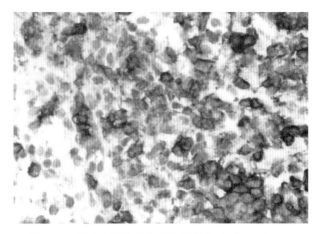

▲ 图 3-15 朗格汉斯细胞组织细胞增生症（LCH），CD1a 免疫染色：CD1a 阳性的 LCH 组织细胞。S100 和 CD1a 在所有的 LCH 细胞中均为阳性

(3) 核圆形，核仁小而清晰 – S100 阳性 /CD1a 阴性（Rosai-Dorfman 病）。

(4) 非特异性的良性形态（反应性窦组织细胞增生症）。

(5) 奇异且多形性组织细胞 – CD68 阳性，S100 阴性，CD1a 阴性（组织细胞肉瘤，图 3-17）。

（四）淋巴浆细胞性淋巴瘤

在低级别淋巴瘤中，累及淋巴瘤时特征性地表现为窦周簇状增生的淋巴浆细胞样细胞伴窦周多量组织细胞（图 3-18 至图 3-23）。瘤细胞通常

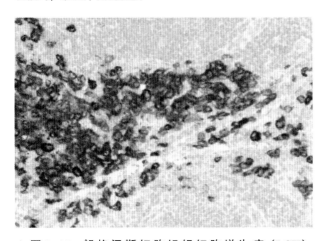

▲ 图 3-16 朗格汉斯细胞组织细胞增生症（LCH），Langerin（CD207）免疫染色：Langerin（CD207）是一种可诱导 Birbeck 颗粒产生的 C 型凝集素受体，LCH 细胞表达 Langerin（CD207）

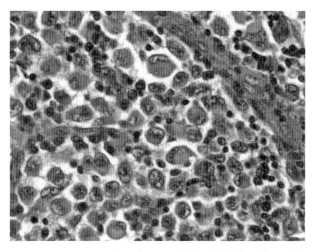

▲ 图 3-17 组织细胞肉瘤，HE 染色，高倍镜：淋巴结内充满了奇异的多形性组织细胞簇。组织细胞肉瘤有时易与髓系肉瘤混淆，因此需要对外周血和骨髓进行检查，以排除髓系肉瘤。因髓系肉瘤通常有 **NPM1** 突变，所以 **NPM1** 免疫组织化学染色对于髓系肉瘤的诊断非常有帮助

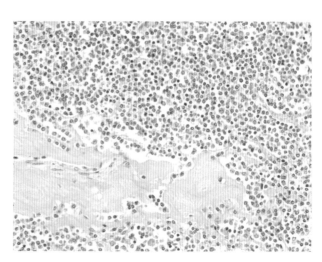

▲ 图 3-18 淋巴浆细胞性淋巴瘤，HE 染色，低倍镜：淋巴浆细胞性淋巴瘤可见斑块状硬化，周围有一致的小淋巴细胞浸润

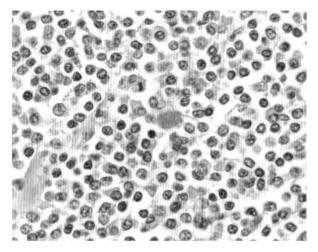

▲ 图 3-19 淋巴浆细胞性淋巴瘤，HE 染色，高倍镜：高倍镜下，典型的表现为淋巴样细胞和浆细胞混合存在。视野中央可以看到一个充满免疫球蛋白的浆细胞（"**Mott 细胞**"）

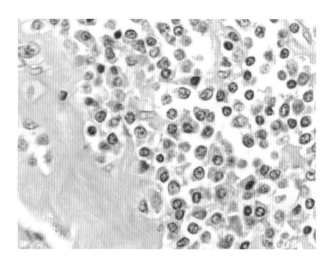

▲ 图 3-20 淋巴浆细胞性淋巴瘤，HE 染色，高倍镜：淋巴浆细胞性淋巴瘤右下方淋巴窦内显示具有浆样分化的细胞

不累及淋巴窦（相反地，滤泡性淋巴瘤常常累及淋巴窦）。慢性淋巴细胞性白血病和边缘区淋巴瘤累及淋巴结时则通常不累犯淋巴窦，尽管后者经常累及髓窦（多数是脾脏源性）[5]。

（五）化脓区域淋巴结引流

引流脓肿的淋巴结其淋巴窦内通常含有大量的中性粒细胞和化脓性碎片，这些淋巴结通常不做活检。

（六）脂质相关性淋巴病（淋巴管造影、假体或脂质贮积病）

患者行乳腺假体植入（图 3-24 和图 3-25）和淋巴管造影（图 3-26 至图 3-28）时，淋巴窦内均会出

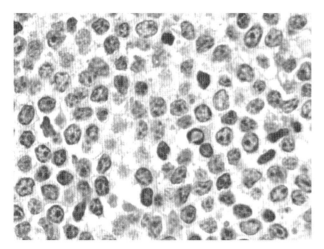

▲ 图 3–21　淋巴浆细胞性淋巴瘤，HE 染色，高倍镜：除肥大细胞外，淋巴浆细胞性淋巴瘤中也经常可见源自细胞质免疫球蛋白的核内包涵体（Dutcher 小体）

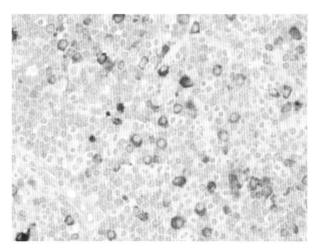

▲ 图 3–22　淋巴浆细胞性淋巴瘤，Kappa 免疫组织化学染色：免疫组织化学显示淋巴浆细胞 κ 轻链限制性表达。另见图 3–23 中对应的 Lambda

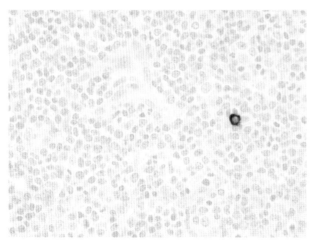

▲ 图 3–23　淋巴浆细胞性淋巴瘤，Lambda 免疫球蛋白：此病例中仅有个别 Lambda 阳性浆细胞

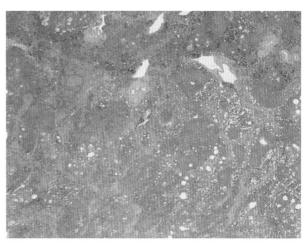

▲ 图 3–24　脂质相关性淋巴结病，HE 染色，低倍镜：患者近期行淋巴管造影，显示明显的淋巴窦扩张

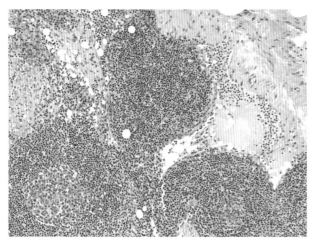

▲ 图 3–25　脂质相关性淋巴结病，HE 染色，低倍镜：患者近期行淋巴管造影，表现为明显的淋巴窦扩张

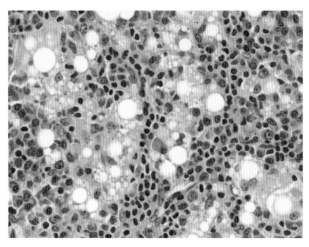

▲ 图 3–26　脂质相关性淋巴病变，HE 染色，高倍镜：常可见典型的含有泡沫细胞的脂质肉芽肿

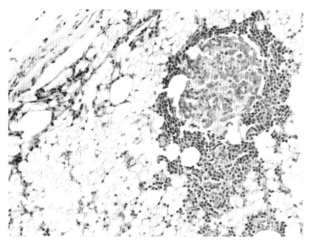
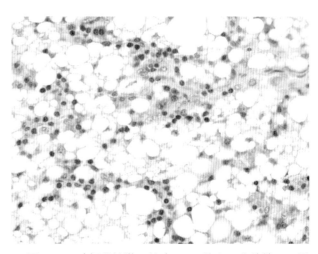

▲ 图 3-27　硅相关性淋巴结病，HE 染色，低倍镜：吞噬大量硅的巨噬细胞广泛取代副皮质区。可见一个反应性滤泡

▲ 图 3-28　硅相关性淋巴结病，HE 染色，高倍镜：示图 3-27 巨噬细胞的高倍镜观

现含有大脂质空泡的泡沫细胞。周围副皮质区也可见到多核巨细胞围绕。

此外，Whipple 病患者的淋巴窦明显扩张，充满泡沫细胞，后者胞质内含有淡染而细空泡状的、抗淀粉酶阳性、PAS 染色阳性的物质（图 3-29 至图 3-31）。当临床出现可能的关节痛、胃肠道受累和淋巴结肿大的症状时，应高度怀疑 Whipple 病。

（七）淋巴窦血管转化

淋巴窦血管转化（VTS）常在手术切除的淋巴结中被偶然发现，一般认为这是由于血管或淋巴管阻塞所导致 [2]。在组织学检查中，髓质区、皮质区和被膜下窦（较少见）可见内皮衬覆的薄壁血道样结构，这些血道经常呈分叉状，并充满红细胞（图 3-32 至图 3-34）。

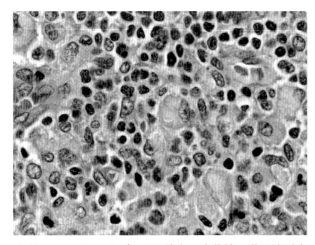
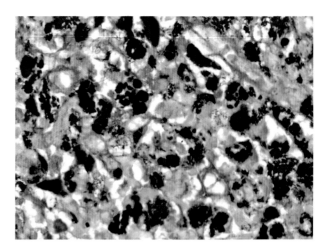

▲ 图 3-29　Whipple 病，HE 染色，高倍镜：淋巴结副皮质区内可见多个组织细胞，其细胞质呈嗜双色性颗粒状

▲ 图 3-30　Whipple 病，PAS 染色，高倍镜：组织细胞内的所有胞质内结构都表现为 PAS 强阳性

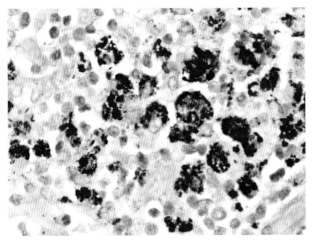

▲ 图 3-31 Whipple 病，PAS- 淀粉酶染色，高倍镜：同一病例的胞质内结构表现为抗淀粉酶，这也是 Tropheryma whipplei 生物体的典型特征

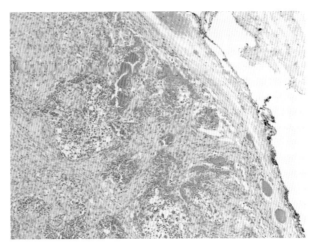

▲ 图 3-32 淋巴窦血管转化（VTS），HE 染色，低倍镜：低倍镜显示广泛的 VTS 取代了整个淋巴结。注意病变并没有延伸到被膜下窦外

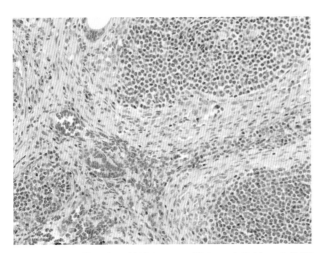

▲ 图 3-33 淋巴窦血管转化，HE 染色，中倍镜：中倍镜下，血管内皮化的淋巴窦内充满了红细胞

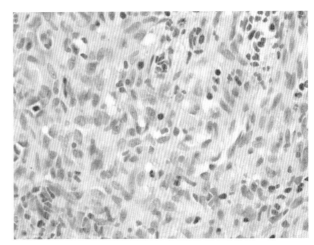

▲ 图 3-34 淋巴窦血管转化，HE 染色，高倍镜：高倍镜下，病变可能类似卡波西肉瘤，但缺少玻璃样变小球

三、易误诊病变之一

（一）卡波西肉瘤累及淋巴窦易误诊为淋巴窦血管转化

有时，淋巴窦血管转化（vascular transformation of sinuse，VTS）和卡波西肉瘤在形态学上很难区分。但是，卡波西肉瘤的病灶往往集中在被膜下窦，并且常常突破淋巴结被膜，而 VTS 很少累及被膜下窦，并且不会扩散到淋巴结被膜。在鉴别较为复杂的病例时，HHV-8 染色可以帮助确诊卡波西肉瘤（图 3-35 至图 3-38）。

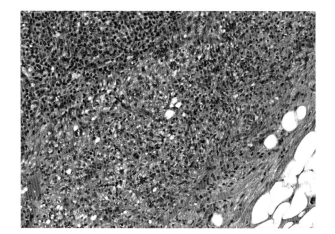

▲ 图 3-35　卡波西肉瘤，HE 染色，低倍镜：35 岁男性，淋巴结结构大部分存在，被膜下窦闭塞，血管增多，酷似淋巴窦血管转化。后续图片中的染色证实了是卡波西肉瘤

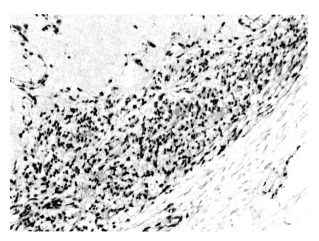

▲ 图 3-36　卡波西肉瘤，ERG 免疫组织化学染色：ERG 免疫组织化学染色显示病变内有大量内皮细胞，证实了是血管源性

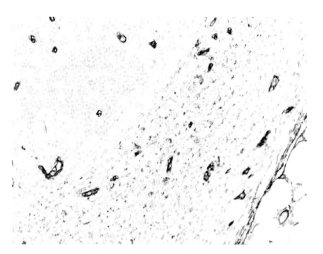

▲ 图 3-37　卡波西肉瘤，CD34 免疫组织化染色：CD34 免疫组织化学染色显示大部分血管为阴性，这与新生血管特点一致

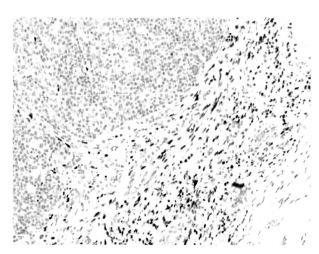

▲ 图 3-38　卡波西肉瘤，HHV-8 免疫组织化学染色：HHV-8 免疫组织化学染色显示梭形细胞成分有 HHV-8 的感染，证实是卡波西肉瘤

（二）淋巴瘤窦性浸润

间变性大细胞淋巴瘤

在 T 细胞淋巴瘤中，间变性大细胞淋巴瘤常累及被膜下窦、皮质窦和髓窦。通常，淋巴受累轻微或由于一些少细胞亚型（如富于组织细胞的间变性大细胞淋巴瘤中仅有少量细胞累犯淋巴窦）难以通过免疫组织化学染色进行识别。恰当的免疫组织化学染色（包括 CD30、细胞毒标志物和其他 T 细胞标志物）有助于做出正确的诊断。

四、易误诊病变之二

( ) 酷似转移癌的间变性大细胞淋巴瘤

本病例为 45 岁女性，双侧腋窝淋巴结肿大，初步诊断为转移性乳腺癌。冰冻切片检查显示淋巴窦内有不典型的大细胞巢团，与癌相符。然而，石蜡切片显示不典型细胞为淋巴细胞样形态，并且免疫表型支持间变性大细胞淋巴瘤的诊断。间变性大细胞淋巴瘤累及淋巴窦常被误认为是转移癌（图 3-39 至图 3-41）[6]。

1. HHV-8+/EBV+ 浆膜腔外原发性渗出性淋巴瘤

实性浆膜腔外原发性渗出性淋巴瘤累及淋巴结时，瘤细胞通常表现为弥漫片状、实性融合，但有报道称少数病例仅表现为孤立性淋巴窦受累[7]。此外，在被膜下窦和皮质窦内可见大量多形性、浆母细胞样肿瘤性淋巴细胞融合成片，并局灶性侵犯到副皮质区的邻近区域。免疫组织化学显示，肿瘤细胞对于多种 B 细胞标记，包括 CD20和 Pax-5 均为阴性[8]；然而，进一步使用组合标记包括 CD79a、Kappa、Lambda、IgG、IgA 和 IgM，以及 HHV-8 和 EBER 都有助于做出正确的诊断（图 3-42 至图 3-47）。

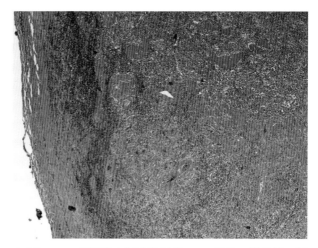

▲ 图 3-39 间变性大细胞淋巴瘤，HE 染色，低倍镜：间变性大细胞淋巴瘤伴有被膜和皮质硬化

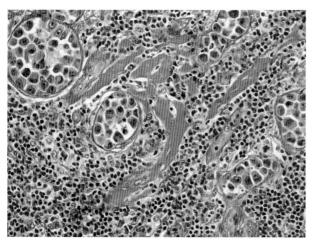

▲ 图 3-40 间变性大细胞淋巴瘤，HE 染色，高倍镜：在高倍镜下，仅在淋巴窦内见类似于浆母细胞的大淋巴细胞浸润

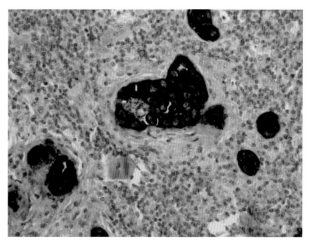

▲ 图 3-41 间变性大细胞淋巴瘤（ALCL），CD30 免疫组织化学染色：在淋巴窦内 / 血管内浸润的 ALCL 强阳性表达 CD30。肿瘤细胞 CD2 阳性，但 CD3 及其他几种 T 细胞抗原阴性

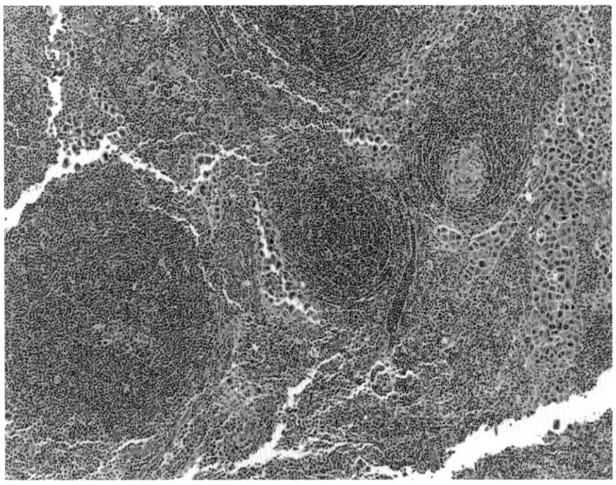

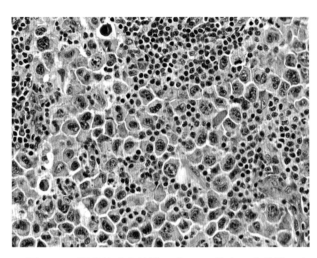

▲ 图 3-42 原发性渗出性淋巴瘤，低倍镜：低倍镜下，淋巴结结构存在，有散在的反应性淋巴滤泡

▲ 图 3-43 原发性渗出性淋巴瘤，HE 染色，高倍镜：高倍镜下可见多形性的肿瘤细胞窦内浸润

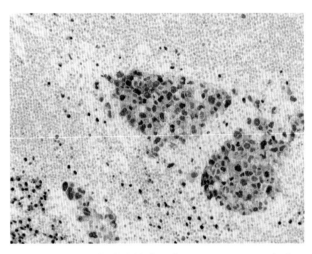

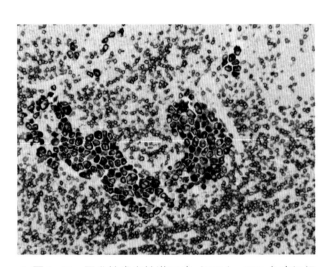

▲ 图 3-44 原发性渗出性淋巴瘤（PEL），MUM1 免疫组织化学染色：大淋巴细胞 MUM1 阳性，证明是浆细胞源性。CD138 有时也呈阳性

▲ 图 3-45 原发性渗出性淋巴瘤（PEL），CD3 免疫组织化学染色：大淋巴细胞 CD3 阳性，背景 T 细胞也为阳性。当 CD3 和 EBER 同时为阳性时，CD3 的异常表达常导致误诊成 T 细胞淋巴瘤或结外 NK/T 细胞淋巴瘤

要点与误区

HHV-8+ 浆膜腔外原发性渗出性淋巴瘤经常异常表达 CD3，如果不进行 HHV-8 染色，有可能与 T 细胞淋巴瘤相混淆。

2. 血管内大 B 细胞淋巴瘤

血管内大 B 细胞淋巴瘤形态学类似于大 B 细胞淋巴瘤累及淋巴窦，在许多病例中可能不明显，很容易被忽略[8]。当临床高度怀疑血管内大 B 细胞淋巴瘤时，CD20 免疫组织化学染色有助于确诊（图 3-48 和图 3-49）。

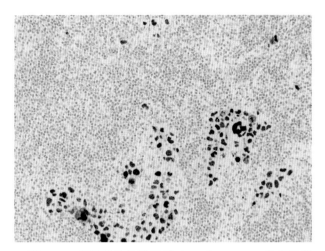

▲ 图 3-46　原发渗出性淋巴瘤（PEL），HHV-8 免疫组织化学染色：大淋巴细胞 HHV-8 阳性，证明为原发性渗出性淋巴瘤。在这些病例中，还需仔细寻找有无 HHV-8 阳性的梭形细胞，以排除伴发卡波西肉瘤

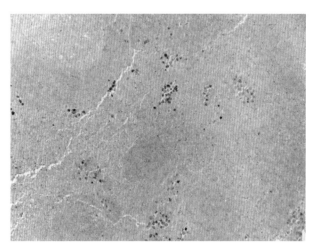

▲ 图 3-47　原发性渗出性淋巴瘤（PEL），EBER 原位杂交，低倍镜：大淋巴细胞 EBER 阳性，证实为原发渗出性淋巴瘤

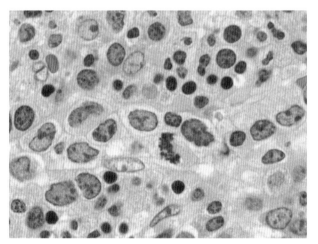

▲ 图 3-48　血管内大 B 细胞淋巴瘤，HE 染色，高倍镜：血管内大 B 细胞淋巴瘤，淋巴窦内有大的淋巴瘤细胞浸润

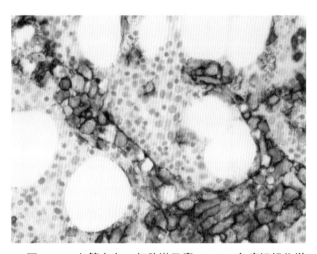

▲ 图 3-49　血管内大 B 细胞淋巴瘤，CD20 免疫组织化学染色：临床高度怀疑时，进行 CD20 免疫组织化学染色可以帮助诊断

（二）转移癌

在转移性肿瘤中，黑色素瘤、乳腺癌、肾细胞癌和间皮瘤常累及淋巴窦。必须仔细检查被膜下窦，这通常是首要唯一的受累部位。通过上皮、间皮或黑色素瘤相关标志物（包括 CK、calretinin 或 SOX10）的染色，能够证明是转移性恶性肿瘤（图 3-50 至图 3-53）。

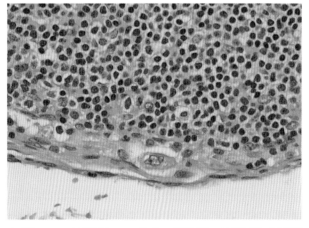

▲ 图 3-50　转移癌，HE 染色，高倍镜：被膜下和皮质窦内单个癌细胞的微转移

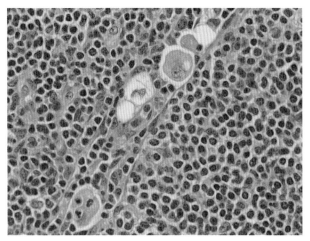

▲ 图 3-51 转移癌，HE 染色，高倍镜：被膜下和皮质窦内单个癌细胞的微转移

五、易误诊病变之三

（一）良性间皮细胞

35 岁女性乳腺癌患者，切除了腋窝淋巴结，被膜下窦可见散在的单个细胞，考虑为转移性乳腺癌。然而，通过仔细观察和恰当的染色，排除了转移癌，确定为良性间皮细胞（图 3-54 至图 3-56）。

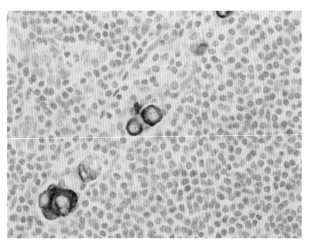

▲ 图 3-52 转移癌，AE1/AE3 免疫组织化学染色：细胞角蛋白染色标记出图 3-51 中的癌细胞

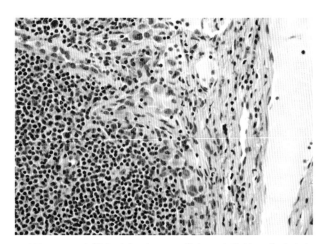

▲ 图 3-54 良性间皮细胞，HE 染色，高倍镜：乳腺癌患者的纵隔淋巴结显示窦内单个散在的非典型上皮样细胞，并且具有丰富的胞质

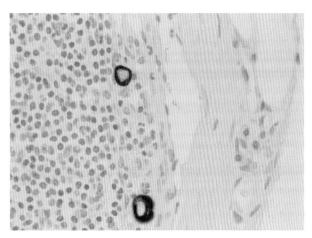

▲ 图 3-53 转移癌，AE1/AE3 免疫组织化学染色：细胞角蛋白染色标记出图 3-51 中的癌细胞

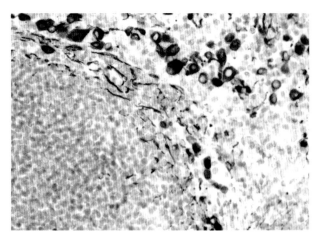

▲ 图 3-55 良性间皮细胞，Calretinin 免疫组织化学染色：Calretinin（间皮细胞标志物）在这些细胞中呈强阳性表达，证实了其为良性间皮来源

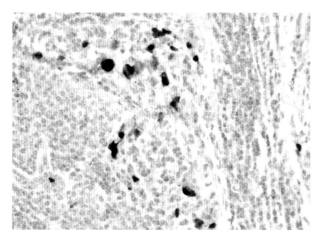

▲ 图 3-56　良性间皮细胞，**AE1/AE3** 免疫组织化学染色：广谱角蛋白（**AE1/AE3**）免疫组织化学染色阳性，提示转移癌

（二）白血病样浸润

虽然大多数未成熟的白血病样浸润（如淋巴母细胞性淋巴瘤）主要累及副皮质区和淋巴窦，单独累及淋巴窦并不常见，但必须牢记的是，当淋巴母细胞性淋巴瘤以髓外表现为首发时，可以表现为淋巴结片状受累。进行 TdT 和 CD34 免疫组织化学染色可标记出未成熟 / 母细胞性淋巴细胞，而进行 MPO、CD117 和（或）CD33 染色则有助于证实髓系来源（图 3-57 至图 3-63）。

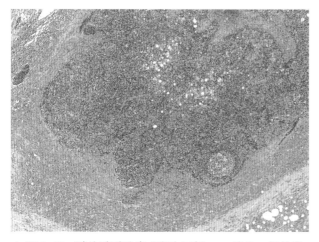

▲ 图 3-57　髓外髓系肿瘤（髓系肉瘤），**HE** 染色，低倍镜：髓外髓系肿瘤广泛累及被膜下窦、皮质窦和髓窦

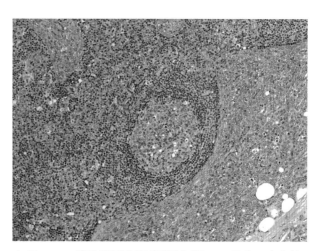

▲ 图 3-58　髓外髓系肿瘤（髓系肉瘤），**HE** 染色，中倍镜：髓外髓系肿瘤广泛累及被膜下窦、皮质窦和髓窦

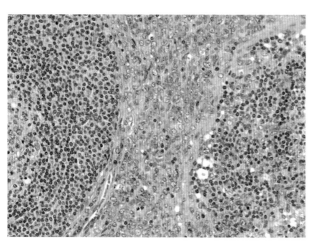

▲ 图 3-59　髓外髓系肿瘤（髓系肉瘤），**HE** 染色，高倍镜：示图 3-47 高倍镜像显示典型的母细胞在滤泡之间浸润

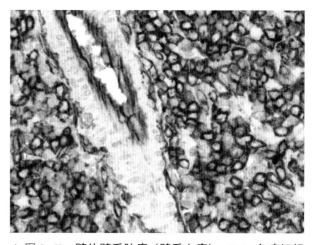

▲ 图 3-60　髓外髓系肿瘤（髓系肉瘤），**CD34** 免疫组织化学染色：髓系肉瘤中的原始细胞 **CD34** 染色阳性，注意大血管的内皮细胞 **CD34** 染色作为内对照

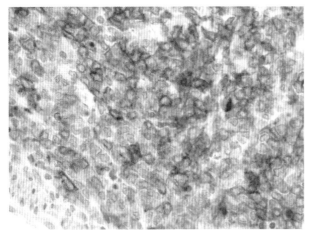

▲ 图 3-61 髓外髓系肿瘤（髓系肉瘤），CD117 免疫组织化学染色：髓系肉瘤中的原始细胞 CD117 免疫组织化学染色阳性。肿瘤内散在的 CD117 阳性的肥大细胞作为内对照（此图未展示）

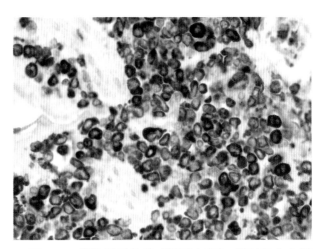

▲ 图 3-62 髓外髓系肿瘤（髓系肉瘤），髓过氧化物酶（MPO）免疫组织化学染色：髓系肉瘤中的原始细胞 MPO 染色阳性

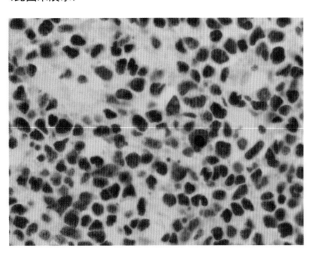

◀ 图 3-63 髓外髓系肿瘤（髓系肉瘤），NPM1 免疫组织化学染色：髓系肉瘤中的原始细胞 NPM1（克隆号 376，DAKO）染色阳性，表现为野生型的模式（细胞核着色）。如在中央的单个凋亡细胞中，有丝分裂活跃细胞和凋亡细胞呈细胞质染色

一览表：异型的大细胞窦性浸润时的免疫组织化学染色套餐

包含 CD45、CD20、CD3、CD30、角蛋白和 HHV-8/LANA 的套餐。

❑ 血管内大 B 细胞淋巴瘤（CD20 阳性）。

❑ 间变性大细胞淋巴瘤（CD30 阳性）。

❑ 浆膜腔外原发性渗出性淋巴瘤（HHV-8 阳性）。

扩展套餐可包括 CD45、CD19、CD34、NPM1 和 CD117，以覆盖髓系肉瘤。

❑ CD19 阳性 / CD34 阳性（B 淋巴母细胞性白血病）。

❑ CD34 阳性 / CD117 阳性（髓系肉瘤）。

要点与误区

因为突变型 NPM1 在急性髓系白血病（AML）中过度表达，所以与野生型 NPM1 相比，髓系肉瘤常伴有异常定位于细胞质的 NPM1 阳性表达。在这些病例中，CD34 通常是阴性的，此时 CD117 和 NPM1 更有助于诊断[5]。

（三）其他淋巴窦周围的细胞簇

1. 单核样 B 细胞（病毒感染）

通常在自身免疫性疾病和病毒感染的患者中，淋巴窦内可以观察到多灶反应性单核样 B 淋巴细胞，这些细胞有中等量的透明胞质和卷曲的细胞核（图 3-64 至图 3-66）。大多数情况下，单核样 B 细胞群中可见单个散在的中性粒细胞。对于这些病例，建议检测巨细胞病毒、EB 病毒（免疫组织化学染色法）和人类免疫缺陷病毒。

2. 反应性浆样树突细胞簇（病毒、自身免疫和淋巴瘤）

在病毒感染和自身免疫性疾病患者中，淋巴窦周可能存在浆样树突细胞（PDC）簇。同样，在患有某些淋巴瘤（如霍奇金淋巴瘤）的患者中，这种细胞簇出现的可能性会增加。在淋巴结切片中，PDC 在低倍镜下常表现出一定程度的母细胞样形态学特点，常被误认为是次级淋巴滤泡的反应性生发中心。大多数情况下，PDC 簇中常可见凋亡小体。这些细胞 CD123 染色强阳性，是其免疫表型特点（图 3-67 至图 3-69）。

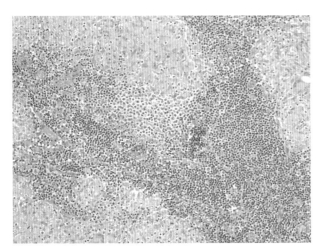

▲ 图 3-64　单核样 B 细胞，HE 染色，低倍镜：对于感染弓形虫的患者，淋巴窦旁见斑片状的单核样 B 细胞簇（位于视野中央），伴广泛的肉芽肿性炎。单核样 B 细胞有中等量的透明胞质，在低倍镜下很容易被识别

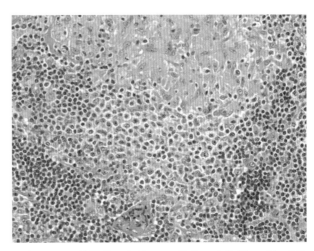

▲ 图 3-65　单核样 B 细胞，HE 染色，中倍镜：对与感染弓形虫的患者，淋巴窦旁见斑片状的单核样 B 细胞簇，伴广泛的肉芽肿性炎

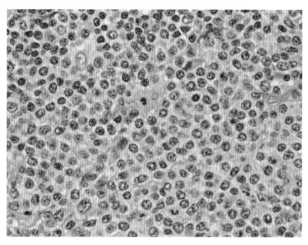

▲ 图 3-66　单核样 B 细胞，HE 染色，高倍镜：对于感染弓形虫的患者，淋巴窦旁见斑片状的单核样 B 细胞簇，伴广泛的肉芽肿性炎，其内偶见中性粒细胞

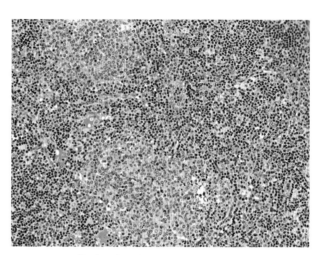

▲ 图 3-67　浆样树突细胞（PDC），HE 染色，低倍镜：经典型霍奇金淋巴瘤病例的 PDC 簇。一些反应性 / 自身免疫性疾病及淋巴瘤常伴发反应性 PDC 增生。在淋巴结内，大的细胞簇可能会被误认为是生发中心

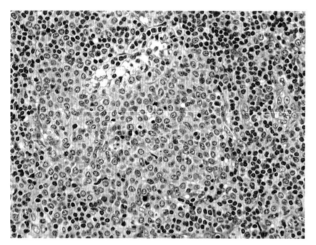

▲ 图 3-68　浆样树突细胞（PDC），HE 染色，高倍镜：经典型霍奇金淋巴瘤病例的 PDC 簇。一些反应性 / 自身免疫性疾病及淋巴瘤常伴发反应性 PDC 增生。在淋巴结内，大的细胞簇可能会被误认为是生发中心。但是，缺乏极向和套区，同时，具有独特的母细胞核特点，核折叠和散在的凋亡小体，可以帮助识别 PDC

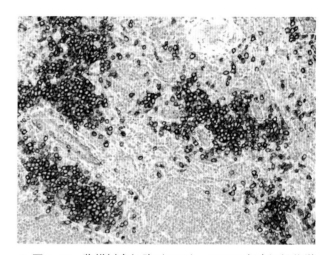

▲ 图 3-69　浆样树突细胞（PDC），CD123 免疫组织化学染色：PDC 细胞簇 CD123（IL-3Ra）染色呈强阳性

一览表：淋巴窦 / 窦旁区反应性细胞浸润

❑ 反应性窦组织细胞增生症（局限于淋巴窦和窦旁区域）。

❑ 皮病性病变（通常为结节状和斑驳状）。

❑ 单核样 B 细胞（透亮细胞，伴有散在中性粒细胞）。

❑ PDC（类似于反应性生发中心的母细胞样细胞，伴有散在凋亡）。

❑ 旺炽性免疫母细胞反应（通常 CD30 阳性）。

要 点

当 HE 染色很难判断细胞簇是单核样 B 细胞还是 PDC 时，可参考背景。如果混有凋亡细胞，则倾向于 PDC（图 3-70 和图 3-71）；如果细胞簇中间有散在的中性粒细胞，则倾向于单核样 B 细胞（图 3-72）。

六、淋巴窦不明显或闭塞病变

（一）滤泡性淋巴瘤

滤泡性淋巴瘤是一种低级别淋巴瘤，不仅累及滤泡区，而且广泛侵犯副皮质区和淋巴窦，导致后者闭塞（图 3-73 至图 3-75）[8]。

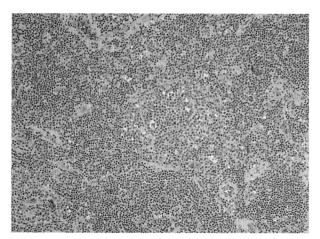

▲ 图 3-70 浆样树突细胞（PDC），HE 染色，低倍镜：透明血管型 Castleman 病的 PDC 细胞簇（位于视野中央）

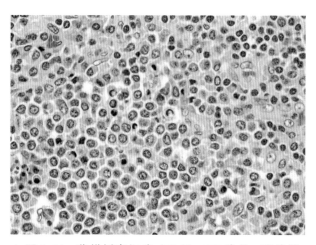

▲ 图 3-71 浆样树突细胞（PDC），HE 染色，高倍镜：透明血管型 Castleman 病的 PDC 细胞簇。在高倍镜下，可以看到凋亡细胞混在 PDC 中

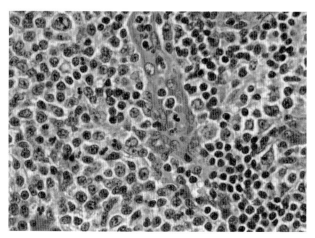

▲ 图 3-72 单核样 B 细胞，HE 染色，高倍镜：视野左侧见单核样 B 细胞簇中有中性粒细胞

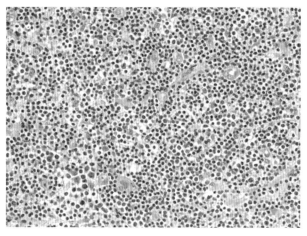

▲ 图 3-73 滤泡性淋巴瘤，HE 染色，中倍镜：弥漫性生长模式的滤泡性淋巴瘤（腹股沟区），淋巴窦闭塞，窦内有淋巴瘤细胞浸润

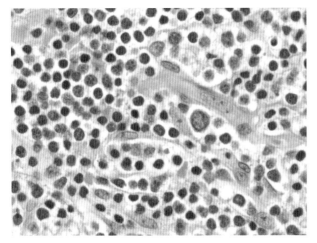

▲ 图 3-74　滤泡性淋巴瘤，HE 染色，高倍镜：弥漫性生长模式的滤泡性淋巴瘤（腹股沟区），淋巴窦闭塞，窦内有淋巴瘤细胞浸润

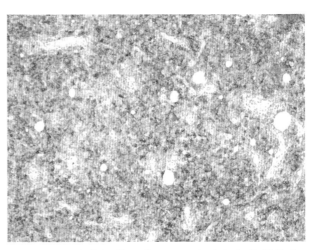

▲ 图 3-75　滤泡性淋巴瘤，CD10 免疫组织化学染色：CD10 在滤泡性淋巴瘤细胞中呈强阳性

（二）Castleman 病

透明血管型 Castleman 病（HV-CD）在滤泡内表现出典型的形态。然而值得注意的是，在 HV-CD 晚期，滤泡间区高内皮血管明显增生，并伴有相关的硬化，同时淋巴窦明显消失（图 3-76 和图 3-77）。浆细胞型 Castleman 病（PC-CD）（包括 HHV-8 阴性和 HHV-8 阳性的病例）则相反，虽然滤泡间区血管增生且淋巴细胞减少，但淋巴窦通常不消失[2]。

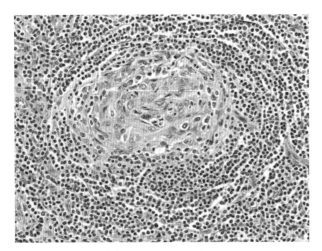

▲ 图 3-76　透明血管型 Castleman 病（HV-CD），HE 染色，中倍镜：HV-CD 表现为明显的淋巴滤泡萎缩和套区呈洋葱皮样增宽。该病淋巴窦闭塞，副皮质区毛细血管后微静脉增生明显

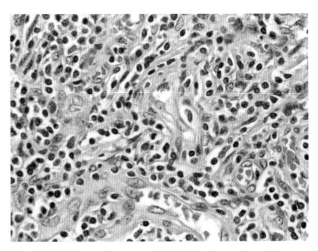

▲ 图 3-77　透明血管型 Castleman 病（HV-CD），HE 染色，高倍镜：HV-CD 表现为明显的淋巴滤泡萎缩和套区呈洋葱皮样增厚。淋巴窦闭塞，副皮质区毛细血管后微静脉增生明显

（三）血管免疫母细胞性 T 细胞淋巴瘤

在血管免疫母细胞性 T 细胞淋巴瘤（angioimmunoblastic T-cell lymphoma，AITL）中，常可见到皮质周围的淋巴窦闭塞和（或）收缩，被膜下小 B 细胞呈线性聚集。在 AITL，关注被膜下窦非常重要（图 3-78 和图 3-79）。

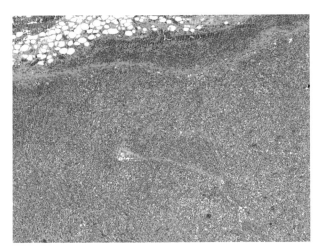

▲ 图 3-78 血管免疫母细胞性 T 细胞淋巴瘤（AITL），HE 染色，低倍镜：在 AITL 中，可见皮质外周的淋巴窦闭塞

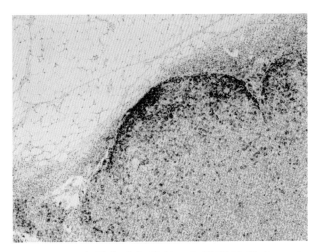

▲ 图 3-79 血管免疫细胞性 T 细胞淋巴瘤（AITL），CD20 免疫组织化学染色：在 AITL 中，CD20 染色显示出被膜下窦内小 B 细胞聚集

报告签发示例

腋窝淋巴结切除

● 反应性副皮质区增生伴明显皮病性改变。见注释。

注释：观察淋巴结引流部位的皮肤病变，良性和恶性皮肤病变均可能与皮病性改变有关，包括皮肤 T 细胞淋巴瘤。

腋窝淋巴结切除

● 髓外髓系肿瘤，即"髓系肉瘤"。见注释。

注释：可见细胞质异常表达 NPM1，符合伴有 NPM1 突变的急性髓系白血病。在急性髓系白血病治疗之前，需结合骨髓活检和外周血检查。

腋窝淋巴结切除

● 窦组织细胞增生症伴巨大淋巴结病，即"Rosai-Dorfman 病"。见注释。

注释：在组织细胞内见明显的淋巴细胞伸入现象，这些组织细胞体积大，多边形，细胞核圆形，有小而明显的单个核仁，并伴有淋巴细胞和浆细胞背景，免疫组织化学显示多态性。Rosai-Dorfman 病的组织细胞 S100 阳性，CD1a 阴性。

常见问题

(1) 如何在淋巴结、脾脏和骨髓中正确使用"窦""窦间隙"这些术语？

回答：窦主要用于淋巴结，表示被膜下窦/周围皮质窦及副皮质区内的小梁旁窦。尽管如此，"窦内""窦周"也可用于淋巴结。脾脏和骨髓均含有窦间隙。脾脏中的窦间隙是静脉通道。

(2) 鉴别淋巴结和副脾的最佳方法是什么？

回答：增厚的被膜以及内皮细胞 CD8 阳性，支持脾脏来源。

(3) 鉴别淋巴结内朗格汉斯细胞和交指状树突细胞的最佳方法是什么？

回答：S100 和 CD1a 双表达是朗格汉斯细胞的典型特征，而更成熟的树突细胞（即副皮质区的交指状树突细胞），只表达 S100 而不表达 CD1a。

（贾丛伟 **译** 蒋翔男 吴建锋 **校**）

参考文献

[1] Delves PJ, Martin SJ, Burton DR, Roitt IM. *Roitt's Essential Immunology*. Chichester, West Sussex: John Wiley & Sons, Ltd; 2017.

[2] Ioachim HL. *Lymph Node Biopsy*. Philadelphia, PA: Lippincott; 1982.

[3] Foucar E, Rosai J, Dorfman R. Sinus histiocytosis with massive lymphadenopathy (Rosai-Dorfman disease): review of the entity. *Semin Diagn Pathol*. 1990;7:19-73.

[4] Zhang X, Hyjek E, Vardiman J. A subset of Rosai-Dorfman disease exhibits features of IgG4-related disease. *Am J Clin Pathol*. 2013;139:622-632.

[5] Swerdlow SH, Campo E, Harris NL, et al, eds. *WHO Classification of Tumours of Haematopoietic and Lymphoid Tissues*. Revised 4th ed. Lyons: IARC; 2017.

[6] Vassallo J, Lamant L, Brugieres L, et al. ALK-positive anaplastic large cell lymphoma mimicking nodular sclerosis Hodgkin's lymphoma: report of 10 cases. *Am J Surg Pathol*. 2006;30:223-229.

[7] Kim Y, Leventaki V, Bhaijee F, Jackson CC, Medeiros LJ, Vega F. Extracavitary/solid variant of primary effusion lymphoma. *Ann Diagn Pathol*. 2012;16:441-446.

[8] Jaffe ES. *Hematopathology*. Philadelphia, PA: Saunders/ Elsevier; 2011.

第 4 章　皮　质
Cortex

一、概述

在解剖学中，淋巴结皮质主要由清晰结节状的初级滤泡组成，初级滤泡内主要由未受抗原刺激的童贞 B 细胞组成。初级滤泡有显著而丰富的滤泡树突细胞网。在 T 细胞依赖的抗原刺激下，初级滤泡转变成具有生发中心和套区的次级淋巴滤泡。生发中心分为明区和暗区两部分。暗区可见增生活跃的大 B 细胞，称之为中心母细胞，它们缺乏套区 / 初级滤泡细胞所特有的表面 IgM 和 IgD 表达。中心母细胞由暗区移至明区的底部时，会形成体积较小的静止细胞，称之为中心细胞，不进入体循环。大部分中心细胞会发生凋亡，剩余的中心细胞则具有对抗原的高度亲和力，会转变成循环 / 静止记忆细胞，或者在滤泡旁转化为免疫母细胞。然后，这些细胞会转化成浆细胞，在远离滤泡的任一侧髓窦聚集。值得注意的是，正常浆细胞在淋巴结内是远离生发中心的；然而，有些自身免疫性疾病可以导致浆细胞的异常分布，详见下文。

掌握区分初级滤泡和次级滤泡的基础知识，有助于识别异常免疫表型和滤泡生发中心来源的淋巴瘤。正常初级滤泡表达 B 细胞标记，包括 CD19、CD20 和 Pax-5，同时还表达 IgM 和 IgD（这与未受抗原刺激的童贞 /naïve B 细胞免疫表型一致），这些 B 细胞不表达生发中心标记 CD10 和 Bcl-6，但表达 Bcl-2（表达水平与静息 T 细胞相近）；然而，次级淋巴滤泡也表达 B 细胞标记，包括 CD19、CD20 和 Pax-5，但不表达 IgD 和 Bcl-2，弱至中等程度表达 CD10。

二、相关临床信息

当淋巴结活检表现为淋巴滤泡增生时，需要关注几个重要的临床指标，包括患者的年龄、部位、淋巴结大小，以及是否有全身系统性症状。一般情况下，反应性增生的肿大淋巴结部位较局限，常累及年轻群体（< 40 岁），患者通常无明显症状，一般是在常规体检中发现。这些患者很多不需要进行病理活检，但是如果出现持续性或进行性淋巴结肿大，则需要对肿大的淋巴结进行活检。同时，血细胞的分类计数，以及一些与免疫和（或）病毒相关的实验室检查，有助于对以滤泡增生为主的淋巴组织反应性增生病变进行病因评估。

三、部位特异性滤泡变异

盆腔淋巴结明显缺乏正常淋巴结皮质和髓质的组织学结构，常显示有不同程度的硬化和散在的初级淋巴滤泡，不易见到次级淋巴滤泡（图 4-1 至图 4-3）。在行腹膜后淋巴结穿刺活检时，由于淋巴滤泡显示 Bcl-2 表达，会使部分病理科医生误认为是滤泡性淋巴瘤；然而，颈部淋巴结因为有较多的次级滤泡，因此更容易诊断为反应性改变。

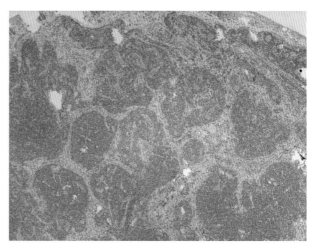

▲ 图 4-1　初级滤泡，HE 染色：腹股沟淋巴结皮质区可见多个初级滤泡

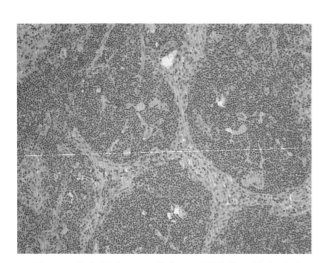

▲ 图 4-2　初级滤泡，HE 染色：腹股沟淋巴结皮质区可见多个初级滤泡

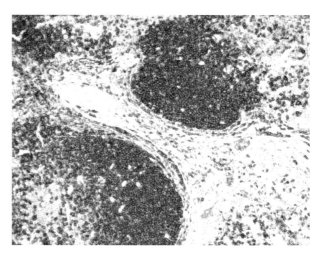

▲ 图 4-3　初级滤泡，CD20 免疫组织化学染色：CD20 免疫组织化学染色显示滤泡结构。由于在低倍镜下形态相对单一，这种背靠背的滤泡结构易误诊为滤泡性淋巴瘤。但是，基本的免疫组织化学染色很容易区分正常初级滤泡与滤泡性淋巴瘤

四、异常滤泡

（一）淋巴滤泡反应性增生

反应性增生的淋巴滤泡最重要的特征是次级淋巴滤泡的数量增多，并从皮质延伸进入髓质。这些次级滤泡的大小不一，偶尔可见到滤泡呈匍匐扭曲形态，但仍可明显见到生发中心和套区的界限（图 4-4 和图 4-5）。生发中心表现出明显的极向，暗区和明区分别包含有中心母细胞和中心细胞，并伴有散在分布的可染小体巨噬细胞，也可见散在的数量不等的滤泡树突细胞（图 4-6）。从免疫表型上分析，反应性滤泡（生发中心和套区）表达 B 细胞抗原，包括 CD20、CD79a 和 Pax-5，其中套区呈 CD10 阴性 /IgD 阳性 /Bcl-2 阳性的表型特征，而生发中心则呈现 CD10 阳性 /IgD 阴性 /Bcl-2 阴性的免疫表型。尽管大多数淋巴

滤泡反应性增生是局限于淋巴结内的，这些滤泡增生偶尔可延伸进入淋巴结周围的脂肪组织中，这在唾液腺区较为常见。然而在其他部位，当 B 细胞簇延伸进入软组织中时则需要引起警惕，因为这可能是一种异常表现。

（二）巨滤泡增生

在少数情况下，如果儿童出现非常显著的滤泡增生，并且见到多量背靠背、地图样增生的反应性淋巴滤泡（图 4-7），则称为"巨滤泡增生"。尽管这种形态令人担忧，但增生可以消退，并且无须治疗。

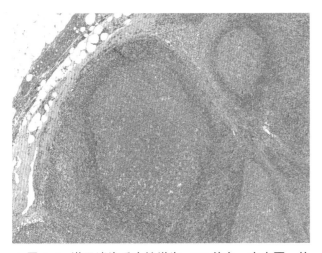

▲ 图 4-4 淋巴滤泡反应性增生，HE 染色：大小不一的反应性次级淋巴滤泡。注意右上方为正常大小的反应性次级淋巴滤泡，左下方为增大的反应性次级滤泡

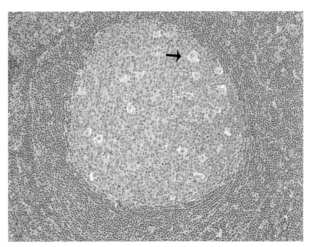

▲ 图 4-5 淋巴滤泡反应性增生，HE 染色：示图 4-4 高倍视图，展示了反应性次级淋巴滤泡的极向，其生发中心分为亮区和暗区（请注意图右侧为暗区），有散在的可染小体巨噬细胞（箭）

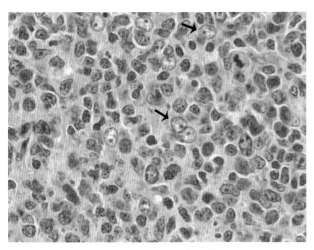

▲ 图 4-6 滤泡树突细胞，HE 染色：滤泡树突细胞位于反应性生发中心的中心位置（箭）。滤泡树突细胞的特征为散在分布，淡染的核膜及明显的双核结构，中位小核仁，胞质不清晰。这类细胞易与中心母细胞混淆，当其大量存在时，可导致错误地将滤泡性淋巴瘤的级别判高

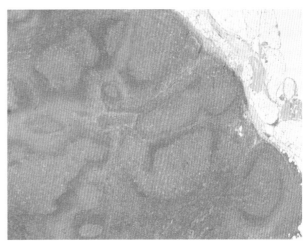

▲ 图 4-7 巨滤泡增生，HE 染色：地图样的淋巴滤泡反应性增生。注意存在多个反应性的次级淋巴滤泡，大小各异，并有蛇形边界。所有滤泡边缘都有各自的套区

部分患者可以表现出与 3b 级滤泡性淋巴瘤相似的形态（成片分布的中心母细胞，缺乏生发中心亮区 / 暗区的极向），免疫表型 Bcl-2 阴性，则提示有克隆性增生的滤泡，因此诊断为儿童型滤泡性淋巴瘤（图 4-8 至图 4-11）。最近的基因组学研究表明，此类淋巴瘤具有 *TNFRSF14* 和 *MAP2K1* 基因突变[1]。

在罕见情况下，流式细胞术和（或）分子生物学可在儿童扁桃体区域淋巴结的滤泡增生中检测到克隆性增生；然而，此类增生不应认为是淋巴瘤，因为这种克隆是由于生发中心 B 细胞异常过度扩张所致。

初级和次级淋巴滤泡鉴别的关键特征

(1) 初级淋巴滤泡由球形分布的套区细胞构成。

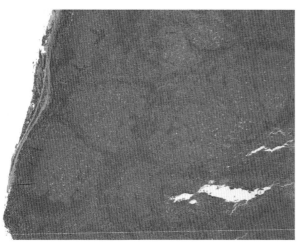

▲ 图 4-8　成人的儿童型滤泡性淋巴瘤，HE 染色：有多个形态单一、背靠背的大滤泡结构，套区不明显

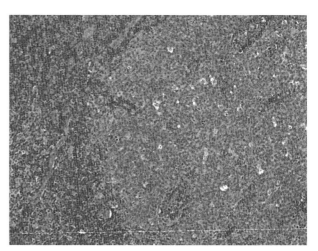

▲ 图 4-9　成人的儿童型滤泡性淋巴瘤，HE 染色：在高倍镜下，滤泡中大量的中心母细胞，具有高增殖活性

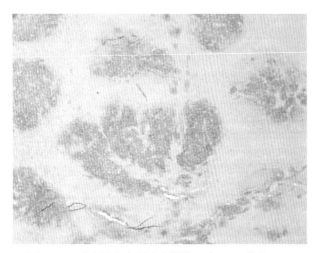

▲ 图 4-10　成人的儿童型滤泡性淋巴瘤，HE 染色，CD10 免疫组织化学染色：滤泡结构内 CD10 呈强阳性表达，提示生发中心来源

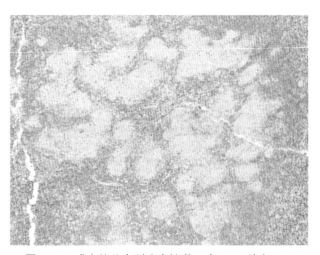

▲ 图 4-11　成人的儿童型滤泡性淋巴瘤，HE 染色，Bcl-2 免疫组织化学染色：滤泡 Bcl-2 呈阴性表达，而 T 细胞区呈阳性

(2) 初级淋巴滤泡具有套区的免疫表型，即 Bcl-2 和 IgD 阳性，CD10 阴性。

(3) 次级淋巴滤泡包含生发中心和外周"帽状"分布的套区细胞。

(4) 次级淋巴滤泡的生发中心不表达 Bcl-2 和 IgD，但表达 CD10。

反应性增生的淋巴结免疫组织化学染色套餐关键特征

(1) 基本的免疫组织化学染色套餐 *

- CD20、CD3、IgD / Bcl-2（观察免疫结构）。

(2) 其他免疫组织化学染色

- CD30 和 EBER（用于潜在 EBV 阳性的反应性病变或霍奇金淋巴瘤鉴别）。
- IgG4（IgG4 相关性淋巴结病）。

*. 不建议在首次无明显症状或局限性淋巴结肿大时，常规进行广泛的免疫组织化学染色或行流式
细胞术检测。

易误诊病变 1：伴有旺炽性滤泡增生的传染性单核细胞增多症样移植后淋巴组织异常增生

患者男，7 岁，5 年前有肝移植病史，目前发现双侧扁桃体肿大，故行活检。病理形态显示旺炽性滤泡增生，无其他特殊改变。增加 EBV 原位杂交检测（EBER）显示副皮质有较多大小不等的 EBV 阳性细胞，以及 CD20 阳性的免疫母细胞，因此诊断为旺炽性滤泡增生的传染性单核细胞增多症样移植后淋巴组织异常增生（图 4-12 至图 4-17）。因此，该病例强调了在所有移植后病例中检测 EBER 的必要性。在非移植的患者中，这种形态学表现与传染性单核细胞增多症无法区别。

（三）免疫状态异常下的淋巴滤泡反应性增生

多种免疫性疾病的表现是淋巴结增生，包括类风湿性关节炎、人类免疫缺陷病毒（HIV）早期感染和其他自身免疫性疾病（图 4-18）。在类风湿性关节炎的早期表现中，滤泡增生是一个比较显著的特征，晚期则表现为滤泡间区扩大，血管增生伴大量浆细胞增生，被膜下窦扩张伴有中性粒细胞浸润（图 4-19）。

同样，HIV 早期感染者表现为全身淋巴结肿大，淋巴滤泡明显增生。随着疾病的进展，生发中心萎缩，代之以套细胞植入，即滤泡溶解；HIV 晚期则出现滤泡内大量淋巴细胞耗竭，伴小血管显著增生。

除类风湿性关节炎外，其他许多自身免疫性疾病也会表现出明显的旺炽性滤泡增生。例如，系统性红斑狼疮，也可以表现出不同程度的淋巴滤泡增生、滤泡间区扩张和血管增生。

如果不仔细询问临床病史，系统性红斑狼疮可能因滤泡增生伴滤泡间血管增生，而被误诊为具有类似特征的血管免疫母细胞性 T 细胞淋巴瘤。

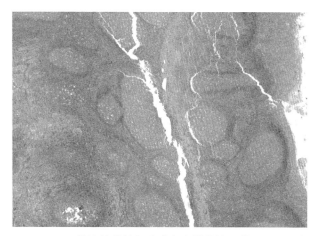

▲ 图 4–12　传染性单核细胞增多症样移植后淋巴组织异常增生，HE 染色：低倍镜可见多个散在的反应性淋巴滤泡

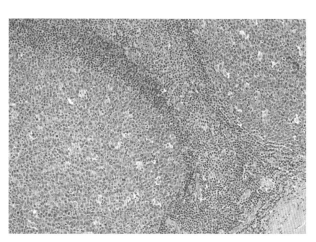

▲ 图 4–13　传染性单核细胞增多症样移植后淋巴组织异常增生，HE 染色：高倍镜可见大的次级淋巴滤泡伴有可染小体巨噬细胞

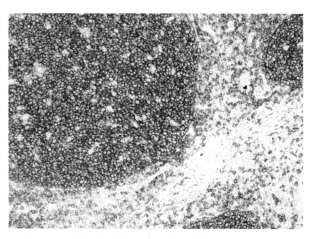

▲ 图 4–14　传染性单核细胞增多症样移植后淋巴组织异常增生，CD20 免疫组织化学染色：淋巴滤泡及部分滤泡间 B 细胞显示 CD20 阳性表达

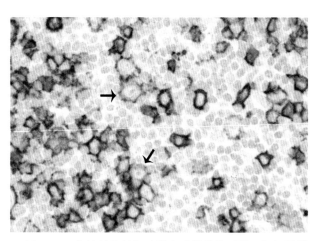

▲ 图 4–15　传染性单核细胞增多症样移植后淋巴组织异常增生，CD20 免疫组织化学染色：高倍镜下可见滤泡间区免疫母细胞弱表达 CD20（箭）

▲ 图 4–16　传染性单核细胞增多症样移植后淋巴组织异常增生，EBER 原位杂交：EBER，低倍镜下可见滤泡间大量 EBV 阳性的小淋巴细胞

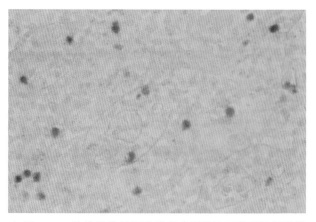

▲ 图 4–17　传染性单核细胞增多症样移植后淋巴组织异常增生，EBER 原位杂交：EBER，高倍镜下 EBER 阳性细胞大小不一

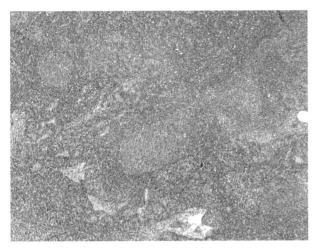

▲ 图 4-18　进展期类风湿关节炎的淋巴结形态，HE 染色：散在的次级淋巴滤泡轻度反应性增生，滤泡间区扩张，血管增生明显

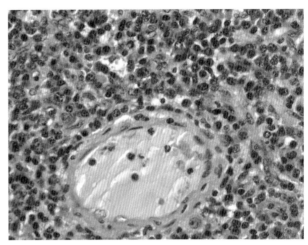

▲ 图 4-19　进展期类风湿关节炎的淋巴结形态，HE 染色：中倍镜示副皮质窦显著扩张，伴有明显的浆细胞增生及中性粒细胞散在分布

常见问题：患者在形态学上呈现出反应性增生的淋巴结，伴有 **IgH** 重排。下一步应该如何处理？

回答：在看似反应性增生的淋巴结中可出现假阳性克隆重排，特别是常见于自身免疫性疾病的患者。因此，除非有明确的形态学支持 B 细胞淋巴瘤的诊断，否则必须后退一步，不能将这些淋巴结诊断为淋巴瘤。同样，除非高度怀疑淋巴瘤，否则无须进行聚合酶链反应（PCR）检查。

（四）滤泡内浆细胞增多症——IgG4 相关病变

全身系统性淋巴结反复肿大的另一个原因是 IgG4 相关性淋巴结病，该病有几种表现，其共同特征是在反应性增生的淋巴滤泡内、滤泡周围和滤泡间区存在大量 IgG4 阳性的浆细胞（图 4-20 至图 4-22）。在这些疾病中，通常伴有滤泡性肉芽肿、斑片状硬化和滤泡间血管增生与嗜酸性粒细胞浸润。在某些情况下，由于部分滤泡出现萎缩，该病常与透明血管型 Castleman 病（HV-CD）混淆。此外，明显的滤泡间浆细胞增多可能被误认为是浆细胞型 Castleman 病。

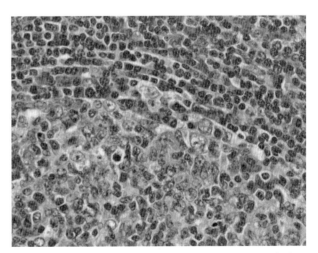

▲ 图 4-20　**IgG4 相关性淋巴结病**，HE 染色：高倍镜示生发中心和套区出现成熟浆细胞浸润

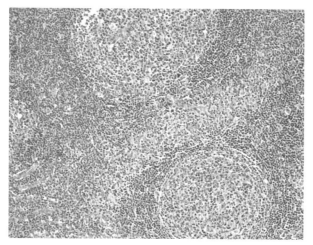

▲ 图 4-21　IgG4 相关性淋巴结病，HE 染色：低倍镜示滤泡旁线性分布的肉芽肿，此形态学特征常见于 IgG4 相关性淋巴结病。这些肉芽肿通常呈环周分布

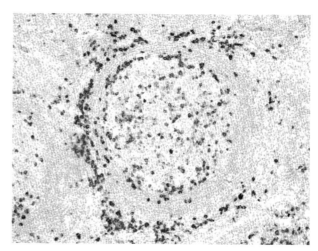

▲ 图 4-22　IgG4 相关性淋巴结病，IgG4 免疫组织化学染色：IgG4 的免疫组织化学染色突显了滤泡内和滤泡周围 IgG4 阳性多形性浆细胞浸润

报告签发示例

淋巴结伴 IgG4 阳性浆细胞增多

右腋下淋巴结切除

● 淋巴滤泡反应性增生伴 IgG4 阳性浆细胞增多。见注释。

注释：IgG4 阳性浆细胞在滤泡间区中度增加（每高倍镜视野可达 40 个），可见于自身免疫性疾病患者和 IgG4 相关性淋巴结病。可检测血清 IgG 亚类并进一步行自身免疫检查（如 ANA）以更好地评估。

右腋下淋巴结切除

● 淋巴结反应性增生伴滤泡内 IgG4 阳性多形性浆细胞显著增多，符合 IgG4 相关性淋巴结病的特征。见注释。

注释：淋巴结结构存在，可见多个次级淋巴滤泡和局灶性滤泡旁肉芽肿。高倍镜显示部分滤泡中成熟的浆细胞数量增加。免疫组织化学染色（CD20、CD3、Kappa、Lambda 和 IgG4）显示淋巴滤泡 CD20 阳性，副皮质区 CD3 阳性，表达 Kappa/Lambda 的多形性浆细胞数量增加，滤泡内和滤泡间区 IgG4 阳性浆细胞增多。总体表现（特别是滤泡旁肉芽肿和滤泡内 IgG4 阳性浆细胞增多）与 IgG4 相关性淋巴结病一致。

易误诊病变 2：IgG4 相关性淋巴结病

　　患者男性，75 岁，颈部淋巴结肿大，活检显示淋巴旺炽性滤泡增生，部分滤泡表现出生发中心进行性转化（图 4-23 至图 4-26）。若滤泡内存在大量浆细胞，则提示行 IgG4 免疫组织化学染色检测，滤泡内大量 IgG4 阳性浆细胞与滤泡旁肉芽肿都是 IgG4 相关性淋巴结病的特征。对于因反复出现滤泡反应性增生而进行活检的患者，必须行免疫组织化学染色以排除 IgG4 相关性淋巴结病的可能。

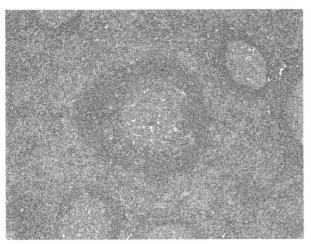

▲ 图 4-23　**IgG4** 相关性淋巴结病，**HE** 染色：低倍镜中央区可见滤泡生发中心 - 套区界限模糊，套区扩张，与生发中心进行性转化一致。右上方可见正常反应性次级淋巴滤泡

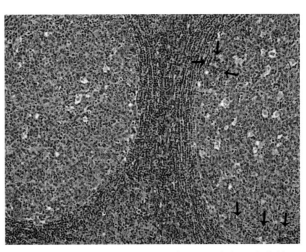

▲ 图 4-24　**IgG4** 相关性淋巴结病，**HE** 染色：高倍镜显示反应性增生的次级淋巴滤泡。在整个生发中心都能看到成片分布的浆细胞（箭）

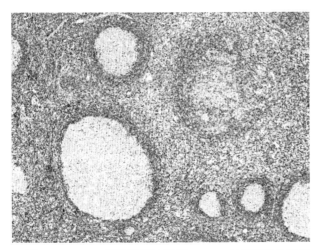

▲ 图 4-25　**IgG4** 相关性淋巴结病，**Bcl-2** 免疫组织化学染色：**Bcl-2** 免疫组织化学染色显示大部分反应性增生的次级淋巴滤泡 **Bcl-2** 阴性，阳性染色仅限于套区和 **T** 细胞区。右上方的单个滤泡显示生发中心进行性转化，生发中心内存在 **Bcl-2** 阳性的套区细胞

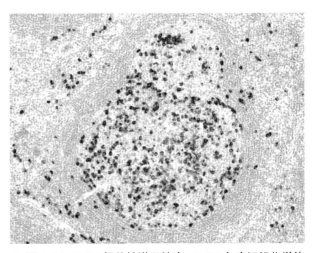

▲ 图 4-26　**IgG4** 相关性淋巴结病，**IgG4** 免疫组织化学染色：**IgG4** 免疫组织化学染色显示滤泡内和副皮质区存在大量 **IgG4** 阳性浆细胞

（五）伴反应性增生的其他克隆性病变

1. 淋巴滤泡反应性增生伴有生发中心轻链限制性表达

某些免疫缺陷患者表现为反应性淋巴结肿大，形态上表现为淋巴滤泡增生，生发中心内可见浆细胞或淋巴细胞呈轻链限制性表达，分子生物学检测支持免疫球蛋白基因的克隆性重排[2]。这些滤泡内轻链限制性细胞通常 Bcl-2 阳性，但报道的病例中没有 IGH/BCL2 易位证据，由此可排除原位滤泡内瘤变（ISFN）[3]。此外，这些病例缺乏 EBV 或 HHV-8 感染，由此可排除嗜生发中心性淋巴组织增殖性疾病。

2. 原位滤泡内瘤变

综上所述，原位滤泡内瘤变的病例表现为滤泡反应性增生，散在的生发中心内淋巴细胞 CD10 强阳性 / Bcl-2 强阳性（图 4-27 至图 4-29）[4]；然而，并不推荐对所有滤泡反应性增生的患者行 Kappa/Lambda、CD10 和 Bcl-2 检查。某些疾病可能属于 IgG4 相关性淋巴结病的范畴[5]。

五、套区异常扩大

（一）Castleman 病样增生

1. 透明血管型 Castleman 病，单中心型，HHV-8 阴性

临床中，此类型的 Castleman 病表现为颈部、纵隔或腹部等浅表或深部的孤立性肿块。组织学上，淋巴结结构变形，表现为淋巴滤泡萎缩，套区明显扩张，套区细胞呈同心圆样改变（洋葱皮样），生发中心变小且血管化，缺乏极向。此外，经常有多个生发中心共用一个套区，形成"孪生"现象，旁边可见到"棒棒糖"样病理改变，即由一条垂直的血管穿过生发中心，生发中心内常出现透明变性（图 4-30 和图 4-31）。偶尔可在淋巴结被膜下同时见到滤泡树突细胞增生，这些区域需要引起警惕。

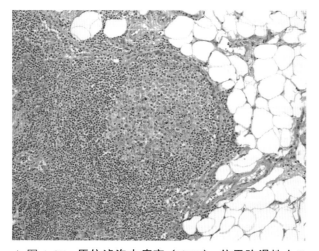

▲ 图 4-27 原位滤泡内瘤变（ISFN），位于弥漫性大 B 细胞淋巴瘤旁的另一个淋巴结的反应性淋巴结，HE 染色：形态上（类似）反应性增生的次级淋巴滤泡，但生发中心和套区边界不清

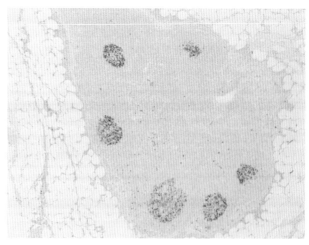

▲ 图 4-28 原位滤泡内瘤变（ISFN），CD10 免疫组织化学染色：低倍镜显示在小的反应性滤泡中 CD10 强表达

2. 浆细胞型 Castleman 病，单中心型，HHV-8 阴性

这种滤泡间富含浆细胞的 Castleman 病可观察到不同程度的 HV-CD 样滤泡改变。偶尔可见伴有滤泡萎缩和滤泡间浆细胞增多的混合形态学特征（图 4-32 和图 4-33）。在这些病例中检测 KSHV/HH8 尤为重要，可以进一步排除 Castleman 病的多中心型和卡波西肉瘤局灶侵犯，而这两种病变在 HIV 感染的情况下都可以见到。

3. 浆细胞型 Castleman 病，多中心型，HHV-8 阳性，HIV 相关

虽然该疾病是一种克隆性恶性肿瘤，可见感染 HHV-8 病毒的浆母细胞，但形态学上受累的淋巴结呈反应性增生，结构较为完整。在这些病例中，关注临床信息是非常必要的，以避免误诊。该病患者通常有 HIV 感染晚期的淋巴结肿大、脾肿大和全血细胞减少等表现。形态学上受累的淋巴结表现为滤泡反应性萎缩、滤泡间浆细胞增多、淋巴细胞耗竭和显著血管化等特点（图 4-34 至图 4-38）。

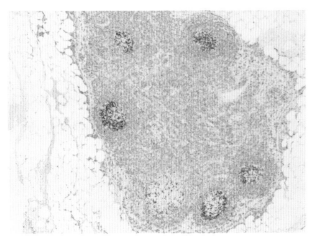

▲ 图 4-29 原位滤泡内瘤变，Bcl-2 免疫组织化学染色：这些滤泡强表达 Bcl-2。套区淋巴细胞和 T 区细胞 Bcl-2 中等强度染色

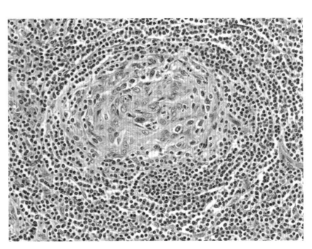

▲ 图 4-30 透明血管型 Castleman 病：显示萎缩的、血管化的淋巴滤泡。套区淋巴细胞有明显的洋葱皮样改变

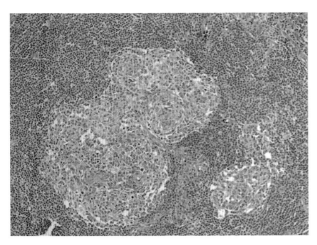

▲ 图 4-31 透明血管型 Castleman 病，HE 染色：HV-CD 伴有明显的孪生现象，即两个生发中心共存于一个套区

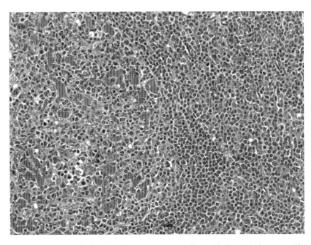

▲ 图 4-32 浆细胞型 Castleman 病，单中心型，HE 染色：左侧为生发中心内散在的玻璃样变，右侧为滤泡间浆细胞增多

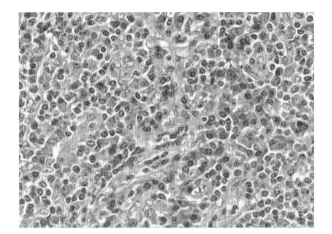

▲ 图 4-33　浆细胞型 Castleman 病，单中心型，HE 染色：高倍镜下显示滤泡间区浆细胞增多

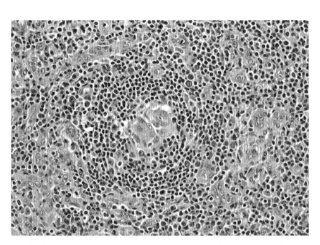

▲ 图 4-34　浆细胞型 Castleman 病累及淋巴结，多中心型，HE 染色：可见散在萎缩的淋巴滤泡，套区细胞呈同心圆改变，见于透明血管型 Castleman 病

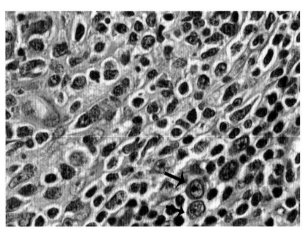

▲ 图 4-35　浆细胞型 Castleman 病累及淋巴结，多中心型，HE 染色：高倍镜视野下套区单个散在体积大的浆母细胞（箭）

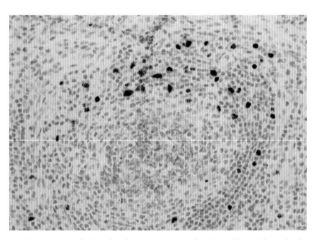

▲ 图 4-36　浆细胞型 Castleman 病累及淋巴结，多中心型，HHV-8 免疫组织化学染色：卡波西肉瘤疱疹病毒（KSHV）免疫组织化学染色阳性的为套区的浆母细胞

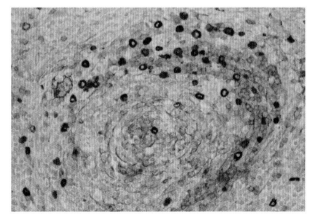

▲ 图 4-37　浆细胞型 Castleman 病累及淋巴结，多中心型，Lambda 免疫组织化学染色：染色结果显示肿瘤性浆细胞 Lambda 限制性表达

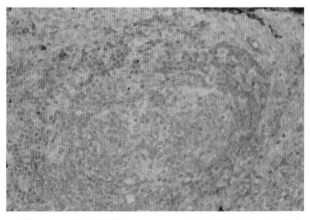

▲ 图 4-38　浆细胞型 Castleman 病累及淋巴结，多中心型，Kappa 免疫组织化学染色：染色结果显示肿瘤性浆细胞 Kappa 阴性表达

报告签发示例

淋巴结滤泡萎缩

颈部淋巴结（切除）

● 淋巴滤泡反应性增生伴局灶萎缩性改变。见注释。

注释：淋巴结结构存在，有明显的反应性次级淋巴滤泡。偶见滤泡萎缩性改变似透明血管型 Castleman 病。其他免疫组织化学染色（pankeratin、EBER 和 HHV-8）结果显示在套区无转移癌、EBV 阳性细胞或任何 HHV-8 阳性细胞。这些变化是非特异性的。无须进一步行流式细胞术和分子生物学检测。

颈部淋巴结（切除）

● HHV-8 阳性浆细胞型 Castleman 病，多中心型，患者有 HIV 感染。见注释。

注释：淋巴结结构破坏，可见有多个退变的淋巴滤泡，伴明显的套区和萎缩的生发中心。滤泡间浆细胞明显增多。在某些滤泡的套区内可见散在单个体积大的浆母细胞。经免疫染色（CD20、CD79a、CD3、IgG、IgD、IgM、CD30、Kappa、Lambda、HHV-8）和 EBV 原位杂交显示，套区内的浆母细胞 IgM 和 Lambda 阳性，并且 HHV-8 阳性。这些大细胞不表达 CD20、IgG、IgD、CD30 和 Kappa。滤泡间区可见明显多形的浆细胞，以及散在的 CD30 和 CD79a 阳性的免疫母细胞和散在的 EBV 阳性小细胞。整体病理改变特征支持上述诊断。

一览表：淋巴结显示滤泡退行性变的诊断[*]

(1) 对于非艾滋病患者，是否可出现单一的大肿块，且所有滤泡均有退行性变？

回答：透明血管型 Castleman 病可出现上述症状。

(2) 是否可在癌的引流部位出现小淋巴结局灶滤泡退行性变？

回答：反应性改变可出现上述症状，透明血管型 Castleman 病不会出现相关改变。

(3) 患者是否会有多个肿大的淋巴结，且伴有艾滋病病史？

回答：HIV 相关淋巴结病或多中心型 Castleman 病会出现上述改变（可行 HHV-8 检测）。

(4) 患者是否有淋巴结反复肿大的病史，且无全身症状和局灶滤泡退行性变？

回答：IgG4 相关性淋巴结病的患者可出现上述改变，需行 IgG4 免疫组织化学染色检测。

[*]. 著者通常不会同时进行 IgG4 和 IgG 染色。只有当 IgG4 阳性浆细胞显著增加时，才进行 IgG 染色。

（二）生发中心进行性转化

生发中心进行性转化（progressive transformation of germinal centers，PTGC）常见于中、青年患者，表现为反复发生的孤立性淋巴结肿大，且常发生在浅表部位。受累淋巴结内可见数目不等的反应性次级滤泡，此外，滤泡的体积通常为周围正常次级滤泡的 2～3 倍，且套区存在明显扩张（图 4-39 至图 4-43）。扩张通常延伸至生发中心，在 IgD 免疫组织化学染色上形成明显的齿状突起。

在 PTGC 病进展期，多数生发中心被扩张的套区淋巴细胞破坏，而且生发中心/套区分界也完全破坏。在进展期的病例中，受累的滤泡内可见滤泡辅助 T 细胞显著增加。尽管目前尚不明确 PTGC 的存在是否

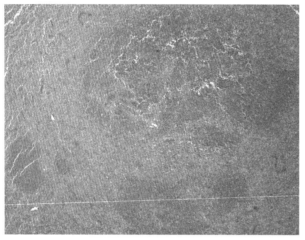

▲ 图 4-39　生发中心进行性转化，HE 染色：低倍镜视野下方可见正常的小滤泡，视野上方是进行性转化伴有明显扩张的滤泡

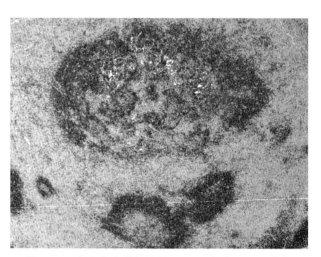

▲ 图 4-40　生发中心进行性转化，IgD 免疫组织化学染色：不同于视野下方的滤泡，IgD 阳性细胞主要局限于套区内，生发中心进行性转化的 IgD 免疫组织化学染色显示整个滤泡均可见大量阳性细胞

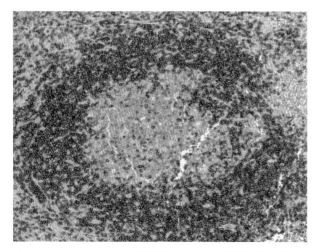

▲ 图 4-41　生发中心进行性转化，IgD 免疫组织化学染色：早期 PTGC 在 IgD 免疫组织化学染色中显示套区细胞轻微嵌入生发中心内

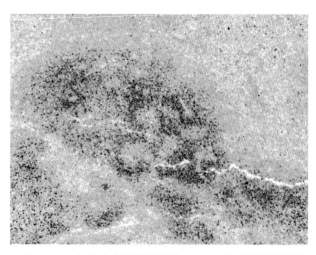

▲ 图 4-42　生发中心进行性转化，CD10 免疫组织化学染色：由于生发中心破坏，低倍镜下显示 CD10 免疫组织化学染色形成虫蚀样外观

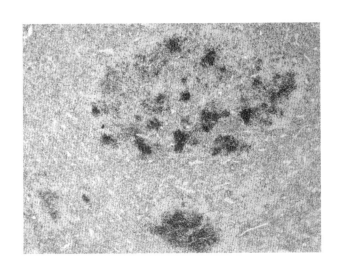

◀ 图 4–43 生发中心进行性转化，PD-1 免疫组织化学染色：进行性转化的滤泡内常见到大量 PD-1 阳性的淋巴细胞，如 CD10 免疫组织化学染色显示虫蚀样外观

意味着随后发展为结节性淋巴细胞为主型的霍奇金淋巴瘤的风险会增加，但一些病例显示生发中心进行性转化与结节性淋巴细胞为主型的霍奇金淋巴瘤的发生发展相关[6]。

常见问题：如果结节性滤泡样结构内见到较多 Bcl-2 阳性并与 B 细胞分布一致，能否诊断为滤泡性淋巴瘤？

回答：Bcl-2 在正常 T 细胞和套区 B 细胞中呈阳性表达。多量的滤泡间 T 细胞和套区 B 细胞嵌入反应性生发中心内，导致镜下观察 CD10、Bcl-2 和 CD20 免疫组织化学染色时，似乎表达在同一细胞上。因此，在诊断滤泡性淋巴瘤前，必须仔细观察 CD3 免疫组织化学染色（明确 Bcl-2 阳性相对应的是否为 T 细胞），以避免误诊。

（三）木村病（Kimura 病）

木村病和血管淋巴组织增生伴嗜酸性粒细胞增多症（angiolymphoid hyperplasia with eosinophilia，ALHE）均与显著增多的嗜酸性粒细胞有关。木村病在亚洲患者中更常见，常累及淋巴结。ALHE 更常见于白种人，常累及皮肤，较少累及淋巴结。木村病的淋巴结表现为不同程度的滤泡增生，伴皮质旁和滤泡内明显的嗜酸性粒细胞浸润，常形成嗜酸性微脓肿，并形成夏科 – 雷登（Charcot-Leyden）结晶及周围巨细胞反应（图 4–44）。另外在受累的反应性次级淋巴滤泡生发中心内还可见嗜酸性物质沉积（图 4–45）。免疫组织化学 IgE 染色显示在受累滤泡内沉积物明显增多（图 4–46）。因为在伴有硬化的滤泡间区内可以见到 IgG4 阳性浆细胞数量增多，其中一些疾病可能与 IgG4 相关性淋巴结病有重叠。所有患者在考虑木村病之前，都需要排除经典型霍奇金淋巴瘤的可能。

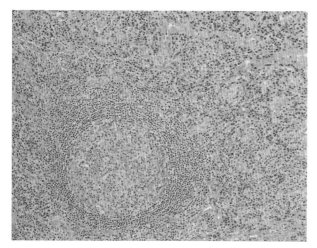

▲ 图 4-44　淋巴结木村病，HE 染色：以滤泡反应性增生的形式累及淋巴结，伴明显的皮质旁嗜酸性粒细胞浸润

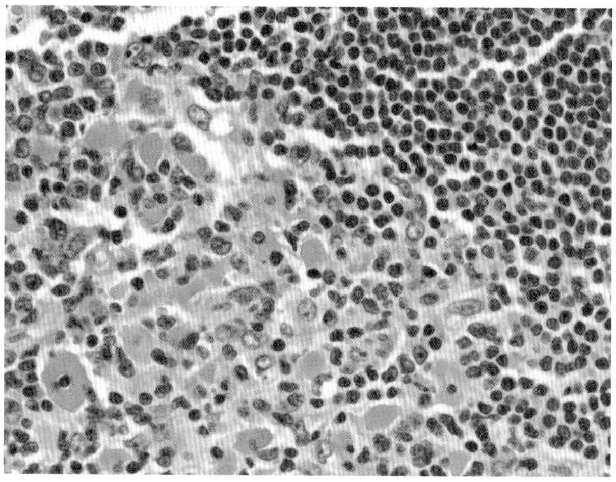

▲ 图 4-45　淋巴结木村病，HE 染色：高倍镜下显示常出现不同程度的滤泡萎缩和透明变性

六、套区变薄

（一）HIV

随着 HIV 的进展，受感染的淋巴结在经过滤泡增生阶段后出现滤泡溶解，生发中心出现退行性变，套区溶解。在某些病例中，可见到残存的生发中心，周围没有套区细胞。

（二）普通变异型免疫缺陷病

普通变异型免疫缺陷病（common variable immunodeficiency，CVID）患者常表现为滤泡增生伴套区变薄（图 4-47）。髓索内浆细胞常较少。在免疫缺陷情况下可见散在且体积较小的 EBV 阳性细胞，与 EBV 重新激活有关。

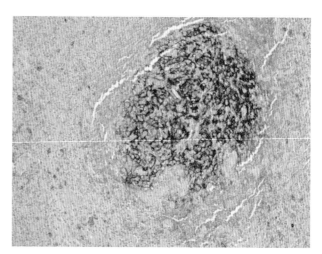

▲ 图 4-46　淋巴结木村病，IgE 免疫组织化学染色：本病累及的滤泡内 IgE 为阳性

七、其他感染性病变

弓形虫病

弓形虫累及的淋巴结常表现为显著的滤泡增生、副皮质区 / 窦旁单核样 B 细胞增生、反应性滤泡周围的套区扩张，以及特征性上皮样组织细胞簇（图 4-48）。虽然有免疫组织化学染色，但也很难检测到该病原体；然而，在某些情况下，可能会检测到巨噬细胞内的滋养体。

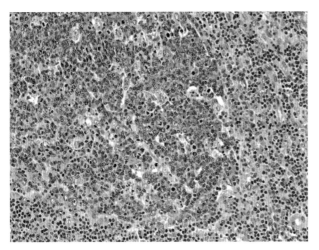

▲ 图 4-47 普通变异型免疫缺陷病，HE 染色：如图所示，受累淋巴结显示滤泡增生，伴有不同程度的生发中心明区 / 暗区结构的破坏，以及不同程度的套区变薄

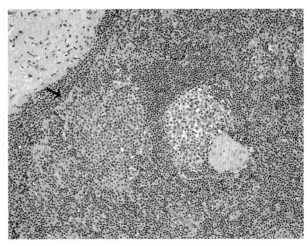

▲ 图 4-48 弓形虫病，HE 染色：低倍镜下显示，在反应性次级淋巴滤泡套区内有一个小的非干酪性上皮样肉芽肿。注意在左侧滤泡外可见多量簇状分布的单核样 B 细胞（箭）

对于淋巴结重要结构特异性病变及实用诊断性特征，可见表 4-1。

表 4-1 淋巴结重要结构特异性病变及实用诊断性特征

淋巴结内结构	形态学特点	染 色	考虑的病变类型
滤泡	滤泡消减	HHV-8、IgG4	透明血管型 Castleman 病；多中心型 Castleman 病
	背靠背的巨大反应性滤泡	CD10、Bcl-2	巨滤泡增生或儿童型滤泡性淋巴瘤
	生发中心嗜酸性物质沉积	IgE	木村病
	反应性滤泡，伴滤泡内浆细胞增多，以及滤泡周围肉芽肿形成	IgG4	IgG4 相关性淋巴结病
套区	套区内组织细胞增多	弓形虫	弓形虫病
	套区变薄	IgD	CVID
	滤泡体积大而不规则，伴套区扩张	IgD	PTGC、HIV（滤泡溶解）
滤泡周围	一些免疫母细胞	CD30 和 EBER	EBV 介导的免疫母细胞反应性增生

CVID. 普通变异型免疫缺陷病；HIV. 人类免疫缺陷病毒；PTGC. 生发中心进行性转化

常见问题：单核样 B 细胞增生是弓形虫病的典型表现吗？

回答：窦周单核样 B 细胞反应性增生可在多种疾病中见到，包括弓形虫病和病毒感染（巨细胞病毒和 EBV），以及自身免疫性疾病。因此，这种病理表现并非弓形虫病所特有。

易误诊病变 3：巨细胞病毒性淋巴结炎

　　患者，男性，43 岁，局部淋巴结肿大，故行切除活检。组织学上可见到旺炽性反应性增生的淋巴滤泡，伴多灶窦周单核样 B 细胞增生。在诊断初期，该病例需要鉴别滤泡间经典型霍奇金淋巴瘤、弓形虫感染、EBV 相关病变和 IgG 4 相关性淋巴病。随后，该患者的病理报告诊断为旺炽性淋巴滤泡增生；然而，在报告签发后，再次复查单核样 B 细胞增生区域的病理改变，发现该区域内有一些体积大的细胞，伴有明显的嗜酸性核仁 / 包涵体。随后加做巨细胞病毒免疫组织化学染色，显示为阳性，故最终诊断报告修正为巨细胞病毒性淋巴结炎。巨细胞病毒性淋巴结炎的病理改变可表现为反应性滤泡增生，并且不一定只发生在免疫功能低下的患者。本病例主要是强调识别窦周单核样 B 细胞增生的重要性，并仔细观察这些区域内可能存在巨细胞病毒包涵体（图 4-49 至图 4-52）。

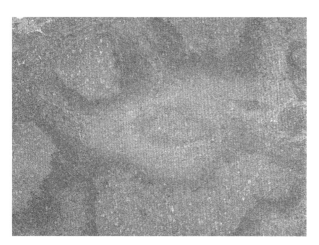

▲ 图 4-49 巨细胞病毒性淋巴结炎，HE 染色：巨细胞病毒性淋巴结炎表现出显著的滤泡反应性增生

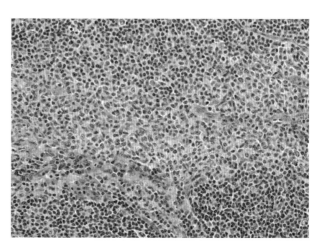

▲ 图 4-50 巨细胞病毒性淋巴结炎，HE 染色：巨细胞病毒性淋巴结炎表现出显著的滤泡反应性增生

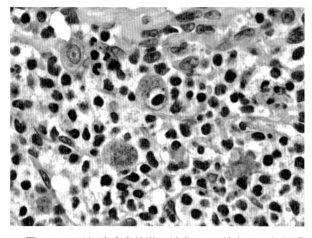

▲ 图 4-51 巨细胞病毒性淋巴结炎，HE 染色：经仔细观察，可见到窦周单核样 B 细胞增生，并且在该区域内可见典型的巨细胞病毒包涵体

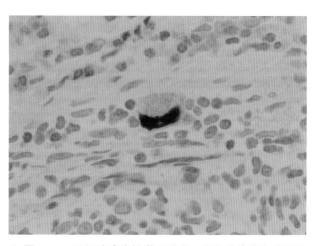

▲ 图 4-52 巨细胞病毒性淋巴结炎，巨细胞病毒免疫组织化学染色：在窦周单核样 B 细胞增生区，可见到巨细胞病毒免疫组织化学阳性的细胞

结构保存尚可的淋巴结内隐匿性肿瘤和瘤前病变一览表

1. B 细胞病变

    (1) 滤泡间经典型霍奇金淋巴瘤。

    (2) 边缘区淋巴瘤（无滤泡植入）。

    (3) 原位滤泡内瘤变（ISFN）。

    (4) 原位套细胞肿瘤（ISMCN）。

      a. 呈套区生长模式的套细胞淋巴瘤（图 4-53 和图 4-54）。

2. T 细胞病变

    (1) 早期血管免疫母细胞性 T 细胞淋巴瘤（滤泡周围型）。

    (2) 窦内生长的间变性大细胞淋巴瘤（如果只侵犯被膜下窦，常常具有迷惑性）（图 4-55）。

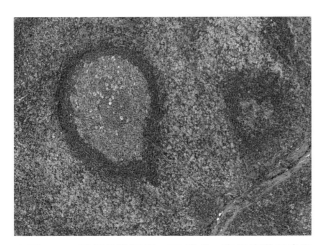

▲ 图 4-53 套细胞淋巴瘤，HE 染色：套细胞淋巴瘤累及的淋巴结表现为套区生长模式为主伴有反应性增生滤泡增生

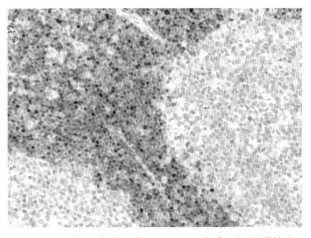

▲ 图 4-54 套细胞淋巴瘤，CyclinD1 免疫组织化学染色：染色结果突出显示套区内的淋巴瘤细胞

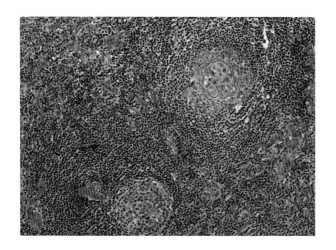

◀ 图 4-55 间变性大细胞淋巴瘤，HE 染色：当间变性大细胞淋巴瘤主要累及淋巴窦时，淋巴结整体形态改变较轻微，看似次级淋巴滤泡反应性增生。偶尔在滤泡间区可见间变性大细胞淋巴瘤细胞聚集

（李新霞 译 时云飞 薛学敏 校）

参考文献

[1] Louissaint A Jr, Schafernak KT, Geyer JT, et al. Pediatric-type nodal follicular lymphoma: a biologically distinct lymphoma with frequent MAPK pathway mutations. *Blood.* 2016;128(8):1093-1100.

[2] Nam-Cha SH, San-Millán B, Mollejo M, et al. Light-chain-restricted germinal centres in reactive lymphadenitis: report of eight cases. *Histopathology.* 2008;52:436-444.

[3] Cong P, Raffeld M, Teruya-Feldstein J, Sorbara L, Pittaluga S, Jaffe ES. In situ localization of follicular lymphoma: description and analysis by laser capture microdissection. *Blood.* 2002;99(9):3376-3382.

[4] Swerdlow SH, Campo E, Harris NL, Jaffe ES, Pileri SA, Stein H. *WHO Classification of Tumours of Haematopoietic and Lymphoid Tissues, Revised.* 4th ed.. Lyon, France: IARC; 2017.

[5] Sato Y, Notohara K, Kojima M, Takata K, Masaki Y, Yoshino T. IgG4-related disease: historical overview and pathology of hematological disorders. *Pathol Int.* 2010;60:247-258.

[6] Hartmann S, Winkelmann R, Metcalf RA, et al. Immunoarchitectural patterns of progressive transformation of germinal centers with and without nodular lymphocyte-predominant Hodgkin lymphoma. *Hum Pathol.* 2015; 46(11):1655-1661.

第 5 章　副皮质区
Paracortex

淋巴结副皮质区是滤泡和髓索之间的区域（图 5-1 至图 5-3）。正常的静息淋巴结，副皮质区主要含有小淋巴细胞，还混有组织细胞、交指状树突细胞，以及小血管（图 5-4）。副皮质区淋巴细胞主要为 T 细胞，由 CD4 阳性 T 细胞和 CD8 阳性 T 细胞组成，且以 CD4 阳性 T 细胞为主（见第 1 章）。散在分布的交指状树突细胞可表达 S100，因此在排查淋巴结转移性黑色素瘤时，S100 不作为首选的鉴别诊断抗体。

异常副皮质区的典型改变包括扩张、异常血管化和出现非典型细胞。副皮质区明显萎缩通常见于旺炽性滤泡增生的淋巴结。

一、副皮质区增生

在临床实践中，副皮质区扩大最常见的原因是副皮质区反应性增生（图 5-5）。副皮质区增生是非肿瘤性的，常伴有滤泡增生。多见于皮病性淋巴结炎和感染，也可与使用抗惊厥药物和自身免疫状态相关。此外还应注意，转移癌累及或肿瘤引流区域的淋巴结也可出现反应性改变，包括副皮质区、滤泡增生和窦组织细胞增生[1]。

副皮质区增生时，扩大的副皮质区含有与正常静息淋巴结副皮质区相同的小 T 淋巴细胞、组织细胞和交指状树突细胞（图 5-6），此外，反应性免疫母细胞也可常见于副皮质区增生中（图 5-7）。免疫母细胞是大的 B 淋巴细胞或 T 淋巴细胞，有明显核仁，不同程度表达 CD30（图 5-8）和 MUM1（图 5-9）。B 免疫母细胞部分表达 CD20（图 5-10），T 免疫母细胞弱表达或部分表达 CD3。

要点与误区

免疫母细胞与霍奇金 / 里 – 施（Hodgkin/Reed-Sternberg，HRS）细胞的鉴别有时非常困难，但通常可以通过仔细的形态学观察及免疫表型分析进行区分（图 5-11）。

典型免疫母细胞的核仁较 HRS 细胞小，HRS 细胞的核仁常有轻度的嗜酸性特征（图 5-12，或见第 1 章）。此外，免疫母细胞几乎无双核。

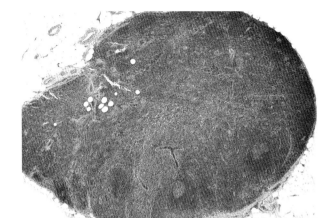

▲ 图 5–1　小淋巴结（直径 3mm）中伴有散在反应性滤泡

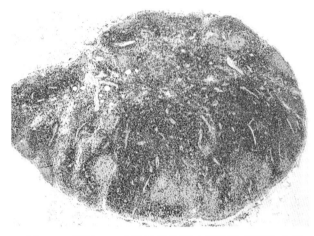

▲ 图 5–2　示图 5–1 中淋巴结的副皮质区位于滤泡之间，富于 T 淋巴细胞（CD3 免疫组织化学染色）

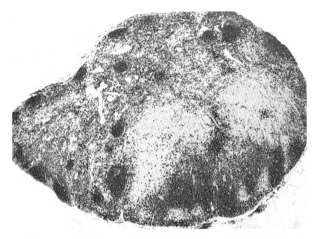

▲ 图 5–3　示图 5–1 中淋巴结 B 细胞集中在滤泡区（CD20 免疫组织化学染色）

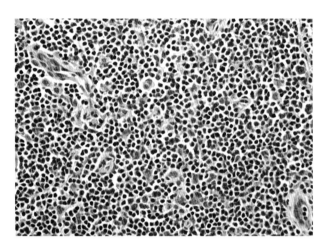

▲ 图 5–4　副皮质区由淋巴细胞、少量组织细胞、交指状树突细胞，以及小血管组成

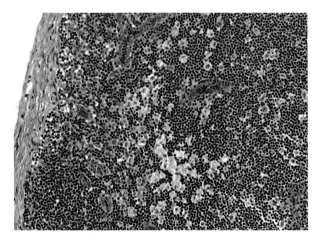

▲ 图 5–5　副皮质区显著增生的组织细胞，呈"虫蚀"样外观

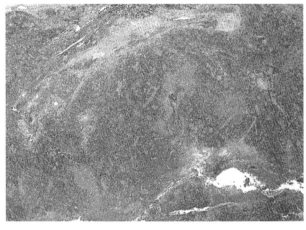

▲ 图 5–6　病因不明的反应性淋巴结的副皮质区增生，可见簇状浸润的单核样淋巴细胞

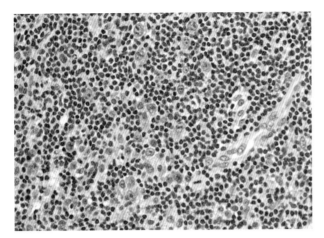

▲ 图 5-7　反应性副皮质区增生，常见于免疫母细胞。免疫母细胞是具有 1 个或多个明显核仁的大淋巴细胞。反应性副皮质区增生偶尔可见核分裂象

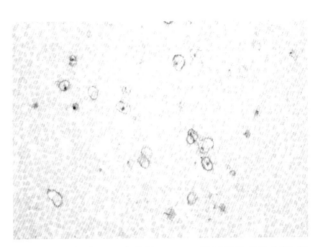

▲ 图 5-8　免疫母细胞表达 CD30，常是膜和高尔基体阳性模式。免疫母细胞异质性表达 CD30，而 HRS 细胞一致性表达 CD30

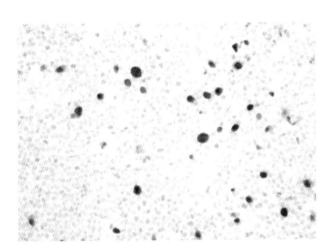

▲ 图 5-9　免疫母细胞可表达 MUM1

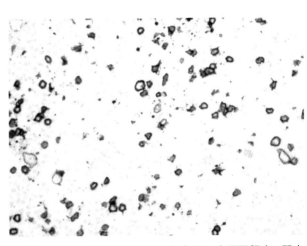

▲ 图 5-10　B 免疫母细胞或 T 免疫母细胞不同程度 / 弱表达 CD20（如图所示）或 CD3

▲ 图 5-11　与 HRS 细胞不同，免疫母细胞 CD15 阴性。图中散在 CD15 阳性细胞是粒细胞

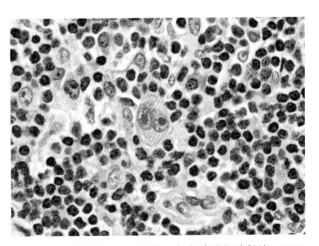

▲ 图 5-12　图示为 HRS 细胞，与免疫母细胞相比，HRS 细胞的核仁通常更大、更嗜酸性

免疫母细胞异质性表达 CD30，从弱阳性至强阳性。此外，恒定不表达 CD15。反之，HRS 细胞一致强表达 CD30，并可表达 CD15。

值得注意的是，CD20 和 Pax-5 不能鉴别免疫母细胞和 HRS 细胞，两者 Pax-5 表达强度均弱于背景小 B 细胞，CD20 均可异质性表达 [2]。

（一）皮病性淋巴结炎

皮病性淋巴结炎是淋巴结肿大最常见的病因，见于皮肤引流区域的外周淋巴结，而中央区域淋巴结不应作此诊断。增大淋巴结对应引流部位的皮肤常有皮疹或其他瘙痒性皮肤疾病，尽管皮病性淋巴结炎不限于有皮肤病的患者 [3]。由于该病与皮疹相关，进而常见于儿童。此外，有乳腺转移癌病史的患者出现轻度肿大的腋窝淋巴结时，常有轻度皮肤改变。仔细检查淋巴结是否有转移性病变较为关键；然而，如果淋巴结为阴性，那么对患者和治疗团队而言将倍感欣慰，病史记录有皮病改变可以解释让临床担忧的淋巴结肿大 [4]。

皮病性淋巴结炎的组织学改变最初表现为滤泡增生。随后，滤泡消退，副皮质区显著增生（图 5-13 和图 5-14）。典型皮病性淋巴结炎的特征为交指状树突细胞和朗格汉斯细胞增生，疏松簇状分布（图 5-15） [3]。副皮质区常混有嗜酸性粒细胞，CD4 与 CD8 的比值常增大（大于 4 : 1）。还可见散在泡沫样或含色素的组织细胞（图 5-16）。富含色素的组织细胞常含黑色素和（或）含铁血黄素；必要时可通过黑色素（Fontana-Masson）染色或铁染色证实。

免疫组织化学染色不是诊断皮病性淋巴结炎的必要检查。如果病变中有大量富含色素的组织细胞，应谨慎解读免疫组织化学染色，因为黑色素和含铁血黄素色素均呈棕色，可能被误认为是阳性信号。交指状树突细胞和朗格汉斯细胞可表达 S100，朗格汉斯细胞还可表达 CD1a 和 Langerin（图 5-17 和图 5-18）。皮病性淋巴结炎中朗格汉斯细胞明显增多，但 S100 阳性和 CD1a 阳性的细胞增多不应误诊为朗格汉斯细胞组织细胞增生症（Langerhans cell histiocytosis，LCH） [5]。典型的朗格汉斯细胞组织细胞增生症表现为窦内而非副皮质区的朗格汉斯细胞显著增多，并且富于嗜酸性粒细胞。此外，肿瘤性朗格汉斯细胞可表达 CyclinD1 和（或）出现 *BRAF V600*E 突变 [6]。

需要注意的是，蕈样霉菌病（MF；皮肤 T 细胞淋巴瘤）累及淋巴结时在形态学上与皮病性淋巴结炎难以区分 [7]。免疫组织化学染色可以发现 MF 中的 T 细胞表型异常，如 CD7 缺失；然而，确诊 MF 累犯淋巴结最可靠的方法，是在皮肤和淋巴结组织中同时检出相同的单克隆性 T 细胞受体基因的重排套峰。如果淋巴结组织进行流式细胞术分析，也可以通过上述方法找到异常 T 细胞群。

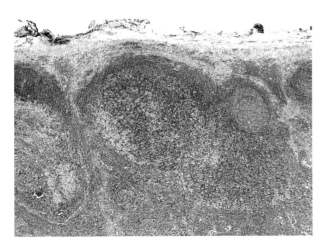

▲ 图 5–13　长期患皮疹者的腋窝淋巴结。混合性滤泡区 / 副皮质区增生。增生的副皮质区淡染，部分包绕滤泡，由朗格汉斯细胞和交指状树突细胞组成

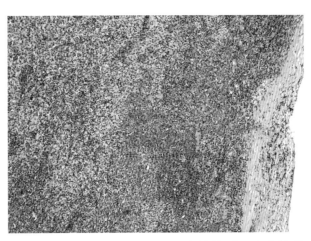

▲ 图 5–14　示图 5–13 淋巴结的高倍镜观，皮病性淋巴结炎

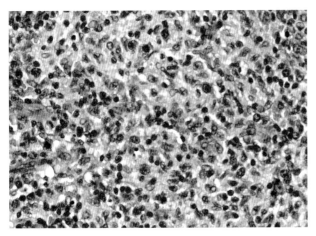

▲ 图 5–15　示图 5–13 和图 5–14 淋巴结内簇状聚集的朗格汉斯细胞和交指状树突细胞，HE 染色无法鉴别两者。图中有少数富含色素的组织细胞

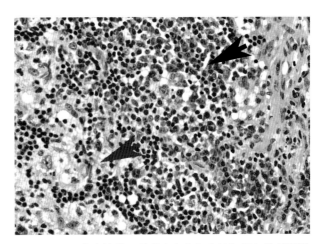

▲ 图 5–16　皮病性淋巴结炎中富含色素的组织细胞（黑箭）和泡沫样组织细胞（蓝箭）。富含色素的组织细胞常见于淋巴结周边

▲ 图 5–17　皮病性淋巴结炎，S100 免疫组织化学染色显示朗格汉斯细胞和交指状树突细胞

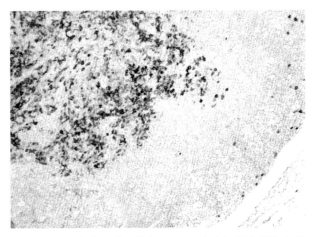

▲ 图 5–18　皮病性淋巴结炎，CD1a 免疫组织化学染色显示朗格汉斯细胞

报告签发示例

皮病性淋巴结炎

淋巴结（切除活检）

- 反应性淋巴结伴副皮质区增生，表现为朗格汉斯细胞增多、散在含色素的组织细胞，符合皮病性淋巴结炎。见注释。

注释： 无淋巴瘤或转移癌证据。皮病性淋巴结炎与皮疹和其他皮肤病相关，请结合临床。

（二）感染

1. 病毒感染

病毒感染常与滤泡增生和副皮质区增生相关。滤泡增生和副皮质区增生的相对组成可随着感染的病程而变化。

(1) Epstein-Barr 病毒

急性 EB 病毒感染可以表现为淋巴结肿大，还可累及其他淋巴组织，包括扁桃体和脾脏。急性 EB 病毒感染的淋巴结活检相对罕见，因为有典型的临床症状（传染性单核细胞增多症），并且可通过实验室检查确诊。传染性单核细胞增多症最常见于儿童和青少年，在老年人中非常罕见。

淋巴结典型改变表现为滤泡区和副皮质区混合增生（图 5-19）。副皮质区显著增生，可延伸至淋巴结被膜外。常出现灶性坏死，并伴大量细胞凋亡。受累淋巴结含较多免疫母细胞，部分为双核，类似经典型霍奇金淋巴瘤的 HRS 细胞[8]。然而，EB 病毒淋巴结炎的背景细胞较为单一，没有经典型霍奇金淋巴瘤中特征性的混杂表现。

EB 病毒淋巴结炎的免疫组织化学染色模式具有提示意义，反应性滤泡区以 CD20 阳性的 B 细胞为主（图 5-20），副皮质区以 CD3 阳性的 T 细胞为主（图 5-21），并伴有较多 CD30 阳性的免疫母细胞（图 5-22）。EB 病毒淋巴结炎中 CD4 与 CD8 的比值常降低或倒置[9]。反应性滤泡 Ki-67 增殖指数高，副

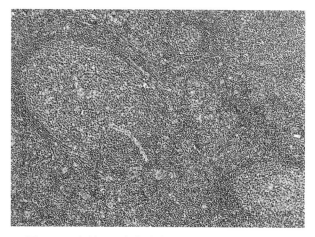

▲ 图 5-19 急性 EB 病毒感染（传染性单核细胞增多症）显示滤泡和副皮质区增生

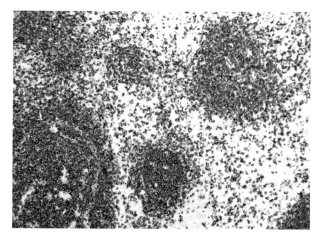

▲ 图 5-20 传染性单核细胞增多症，CD20 免疫组织化学染色标记反应性滤泡的 B 细胞

皮质区也增生（图 5–23）。

　　急性 EB 病毒感染的淋巴结改变缺乏特异性，单凭形态学无法鉴别传染性单核细胞增多症和其他病毒感染引起的淋巴结炎，可通过 EB 病毒编码小 RNA（EBER）原位杂交（ISH）来确诊（图 5–24）。EB 病毒潜伏膜蛋白 –1（EBV-LMP）的免疫组织化学染色目前也广泛应用于许多实验室。虽然 EBV-LMP 可标记感染细胞，但更推荐使用 EBER-ISH，因其较 EBV-LMP1 免疫组织化学染色更敏感[10]。

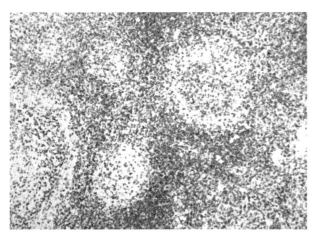

▲ 图 5–21　传染性单核细胞增多症，副皮质区主要由 **CD3** 阳性 **T** 细胞组成

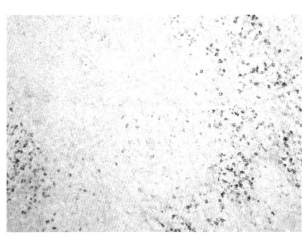

▲ 图 5–22　传染性单核细胞增多症，增多的免疫母细胞主要分布于副皮质区，且 **CD30** 表达强弱不等

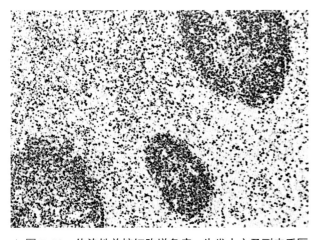

▲ 图 5–23　传染性单核细胞增多症，生发中心及副皮质区 **Ki-67** 增殖指数高

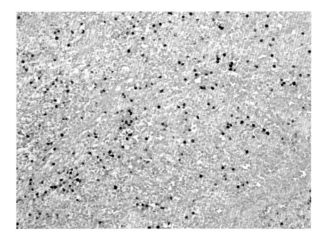

▲ 图 5–24　**EB** 病毒淋巴结炎，**EBER** 原位杂交示较多细胞阳性

要点与误区

　　老年患者或有免疫抑制药物治疗史的患者需谨慎诊断急性 EB 病毒感染，因为这些患者发展为 EB 病毒阳性淋巴瘤的风险较高。分子检测有助于鉴别急性 EB 病毒感染和 EB 病毒阳性的淋巴组织增殖性疾病。与 EB 病毒阳性的 B 细胞淋巴瘤不同，传染性单核细胞增多症不出现单克隆性 IgH 重排，可以出现 T 细胞单克隆性增生的重排模式[11]。

移植后患者不宜诊断传染性单核细胞增多症，而是诊断为"移植后淋巴组织增殖性疾病（PTLD），传染性单核细胞增多症样亚型"更合适。PTLD 的非组织破坏型和组织破坏型反应性淋巴组织增生均可见 EB 病毒阳性的细胞。值得注意的是，非组织破坏型 PTLD 更常表现为旺炽性滤泡增生和浆细胞增生，而非副皮质区增生（表 5-1）。

表 5-1　移植后淋巴组织增殖性疾病（PTLD）关键特征

分　类	亚　型	描　述	EB 病毒（?）	克隆性（?）	备　注
非破坏性（儿童常见）	传染性单核细胞增多症浆细胞增生	典型患者既往无EBV感染，接受了EBV阳性供者的器官移植（儿童>成人）	（+）	无	移植患者的淋巴组织增生，不造成组织破坏
	滤泡增生	可自发消退	（+）/（-）		
破坏性	多形性	肿块由不同成熟阶段的淋巴细胞组成（小淋巴细胞、免疫母细胞、浆细胞）	（+）/（-），多数（+）	常见（克隆性B细胞）	肿块造成组织破坏，但不符合特定的淋巴瘤诊断标准
	单形性	满足已知侵袭性淋巴瘤的诊断标准（弥漫性大B细胞淋巴瘤、伯基特淋巴瘤、浆细胞肿瘤）、EBV阳性结外边缘区淋巴瘤、T细胞淋巴瘤或NK/T细胞淋巴瘤	（+）/（-）	有*（B细胞淋巴瘤和T细胞淋巴瘤）	移植后不久发病的患者EBV常阳，而移植多年后发病者EBV阳性率减低
	经典型霍奇金淋巴瘤	满足经典型霍奇金淋巴瘤诊断标准	（+）	可能有克隆性B细胞	与普通的CHL不同，PTLD-CHL的HRS细胞必须CD15阳性

*. NK/T 细胞淋巴瘤中无克隆性

(2) 巨细胞病毒

急性巨细胞病毒（CMV）感染的临床症状类似急性 EB 病毒感染。淋巴结组织学改变也相似，表现为混合性皮质区/副皮质区增生，还可伴有单核样细胞增生（图 5-25 和图 5-26）。CMV 淋巴结炎中可见大的 HRS 样细胞，还可见散在的免疫母细胞，后者有大的嗜酸性核内包涵体，周围有空晕围绕（图 5-27 和图 5-28）。免疫组织化学染色对诊断帮助很大，因为 HE 染色中不总是容易识别包涵体，并且被感染的细胞也可以为正常形态。

(3) 单纯疱疹病毒

单纯疱疹病毒（HSV）感染性淋巴结炎形态改变类似 EB 病毒和 CMV 淋巴结炎，没有特异性，有更明显的副皮质区增生和小灶急性炎及坏死。HSV 淋巴结炎罕见，典型病例为免疫功能低下患者，也见于低级别 B 细胞淋巴瘤（如慢性淋巴细胞白血病/小淋巴细胞淋巴瘤）（图 5-29）[12]。HSV 感染细胞核有特征性改变，包括核毛玻璃样和染色质边集（图 5-30）。上述核改变通常在坏死和正常组织交界处最容易见到。值得注意的是，HSV 不仅感染淋巴细胞，还可以感染内皮细胞和上皮细胞[13]。与 EB 病毒和 CM 病毒淋巴结炎相同，HSV 免疫组织化学染色有助于识别病原体和（或）明确病因（图 5-31）。

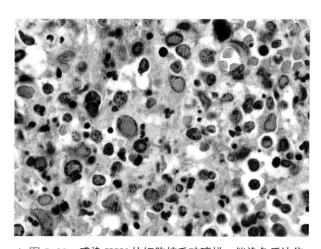

▲ 图 5-25 CMV 淋巴结炎，滤泡区和副皮质区增生

▲ 图 5-26 CMV 淋巴结炎，见散在的异型大细胞

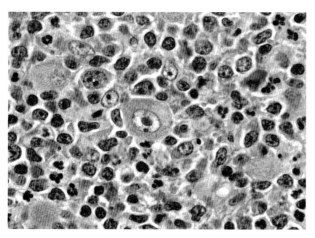

▲ 图 5-27 CMV 病毒包涵体很大、嗜酸性，包涵体并非总是明显的，免疫组织化学染色有助于诊断 CMV 淋巴结炎

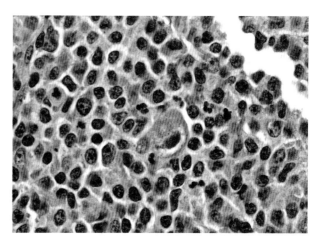

▲ 图 5-28 有 CMV 病毒包涵体的细胞可以类似 HRS 细胞，但包涵体比 HRS 细胞的核仁更大、更明显

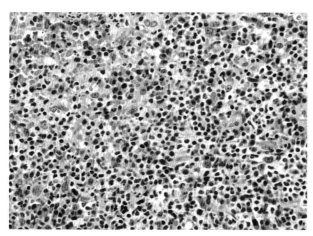

▲ 图 5-29 淋巴结边缘区淋巴瘤合并单纯疱疹病毒淋巴结炎。图示灶状急性炎（左上角）

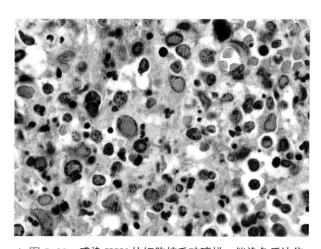

▲ 图 5-30 感染 HSV 的细胞核毛玻璃样，伴染色质边集

(4) 人类免疫缺陷病毒

在高效联合抗反转录病毒治疗（HAART）时代，与人类免疫缺陷病毒（HIV）淋巴结炎有关的淋巴结标本在常规的临床实践中并不常见；然而，它们偶尔也会出现。

初期 HIV 感染的淋巴结呈急性 HIV 淋巴结炎改变，表现为非特异性旺炽性滤泡增生和片状单核样细胞增生，急性 HIV 淋巴结炎可以见到 Warthin-Finkeldey 型多核巨细胞，但是 Warthin-Finkeldey 细胞并非特异性，在其他感染性疾病（如麻疹淋巴结炎）或临床病变中（如木村病、系统性狼疮性淋巴结病）也可以见到。Warthin-Finkeldey 细胞被认为是一种多核滤泡树突细胞（图 5-32）[14]。

HIV 淋巴结病可持续多年。随时间延长，反应性生发中心内收，形成闭锁的、纤维性滤泡（图 5-33）。滤泡和副皮质区淋巴细胞消减，但副皮质区仍然扩大，代之以多量浆细胞和血管（图 5-34 至图 5-38）[16]。

要点与误区

诊断 HIV 淋巴结病的关键是临床病史，多数病理科实验室不能做 HIV 的免疫组织化学染色。尽管诊断 HIV 淋巴结病已不再常见，但是 HIV 患者发生淋巴组织异常增殖的风险增加。因此，建议仔细评估 HIV 阳性患者的淋巴结，包括检查淋巴结被膜是否伴发卡波西肉瘤。

2. 细菌感染

非特异性细菌性淋巴结炎典型的表现为微脓肿形成或中性粒细胞弥漫浸润实质，而副皮质区增生不显著。少数亚型具有副皮质区受累的特征性形态改变。

(1) 梅毒性淋巴结炎

梅毒性淋巴结炎在第 2 章有更详细的描述，表现为旺炽性滤泡增生、浆细胞增多和被膜明显增厚，也常表现为副皮质区增生伴有较多免疫母细胞（图见第 2 章）。

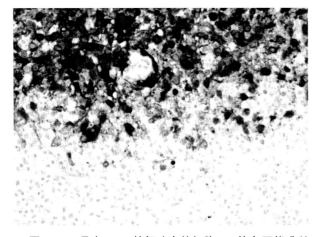

▲ 图 5-31　具有 HSV 特征改变的细胞 HE 染色可能难以辨认，免疫组织化学染色有助于明确诊断

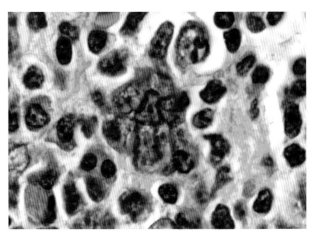

▲ 图 5-32　急性 HIV 淋巴结炎常见 Warthin-Finkeldey 型细胞（图中央），显示簇状核，但并非 HIV 淋巴结病特有

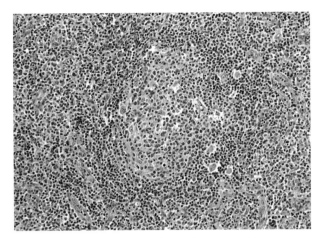

▲ 图 5–33　长期慢性 HIV 淋巴结病，滤泡闭锁

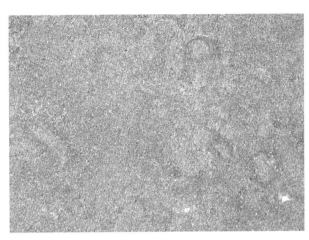

▲ 图 5–34　慢性 HIV 淋巴结病，副皮质区扩张

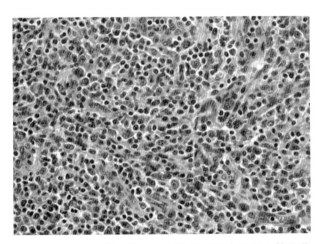

▲ 图 5–35　HIV 淋巴结病，高倍镜示副皮质区血管和浆细胞显著增生

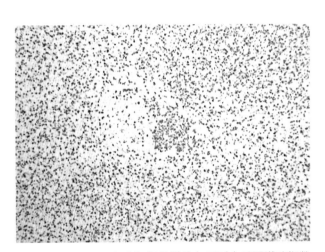

▲ 图 5–36　Ki-67 免疫组织化学染色示副皮质区增殖指数升高。图中央生发中心指数明显高，套区相对低，周围副皮质区增殖指数又突然升高

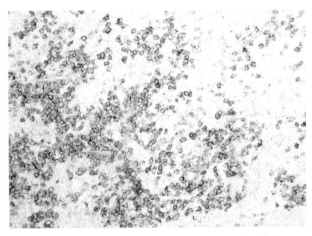

▲ 图 5–37　长期 HIV 淋巴结病，可见多量浆细胞并显示 CD138 染色阳性

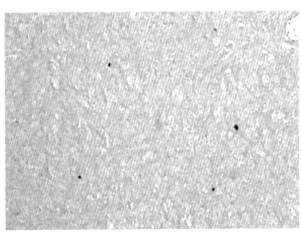

▲ 图 5–38　HIV 淋巴结病，淋巴结 EBER 原位杂交染色常见到少数散在的 EBV 阳性细胞 [15]

(2) 猫抓病性淋巴结炎和淋病性淋巴肉芽肿

猫抓病性淋巴结炎（CSD）和淋病性淋巴结肉芽肿（LGV），为两种星状微脓肿伴坏死的细菌性淋巴结炎。CSD 是汉赛尔巴尔通体感染引起的，LGV 是由沙眼衣原体引起。临床病史有助于两者鉴别诊断。典型 CSD 有猫抓的病史和引流部位淋巴结肿大，而 LGV 主要表现为腹股沟、大腿和盆腔淋巴结肿大。两者均可引起淋巴结破溃和窦道形成[17, 18]。

CSD（见第 9 章）和 LGV 的病变淋巴结显示星状微脓肿和中央坏死（图 5-39），坏死区伴中性粒细胞浸润（图 5-40）。周围淋巴组织表现为滤泡区和副皮质区增生（图 5-41 和图 5-42）。有时 Warthin-Starry 特殊染色能识别病原体，但也许需要分子和（或）血清学检查来明确诊断[19-21]。

3. 寄生虫感染

日常生活中见到的寄生虫淋巴结炎通常为弓形虫感染所致。类似 CSD，弓形虫淋巴结炎表现为副皮

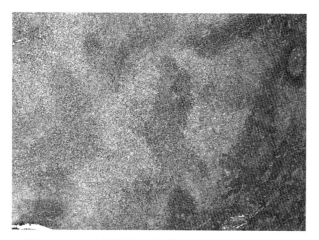

▲ 图 5-39　22 岁男性腹股沟淋巴结肿大（**4.3cm**）。淋巴结内见 LGV 特征性的星状微脓肿改变

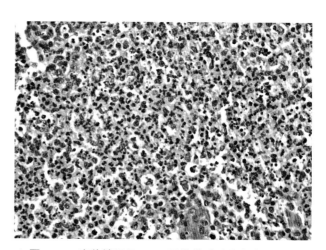

▲ 图 5-40　高倍镜显示 LGV 星状微脓肿的中央

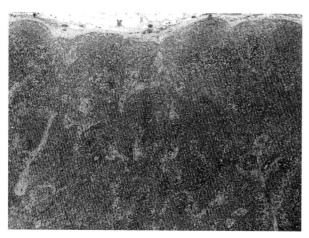

▲ 图 5-41　LGV 淋巴结，未被微脓肿累及的区域呈副皮质区增生

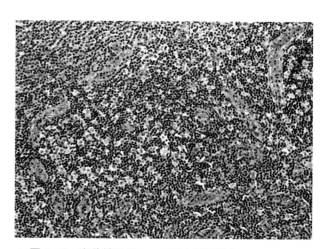

▲ 图 5-42　高倍镜显示 LGV 副皮质区增生

质区增生，且被认为通过猫进行传播。然而这些猫科宠物也很无辜，因为很多弓形虫感染是由于食用了不熟的肉类或意外食用未清洗的农产品中的土壤[22]。对于原因不明的颈部淋巴结肿大，弓形虫感染的占比较大，临床常表现为颈后部淋巴结肿大[23]。

弓形虫淋巴结病特征性的组织学三联征为滤泡增生、单核样 B 细胞增生、簇状上皮样组织细胞侵蚀生发中心（图 5-43）。具体表现为滤泡增生常是旺炽性的，生发中心呈匍行状。簇状增生的单核样 B 细胞通常为中等大小，胞质透亮或淡染（图 5-44 至图 5-46），而上皮样组织细胞簇（图 5-47）可以侵蚀生发中心（图 5-48 和图 5-49）。很多实验室有弓形虫染色，但是该染色在弓形虫淋巴结病的诊断中作用有限，因此需要血清学检查来明确诊断。

常见问题：常见非肿瘤性淋巴结病典型的肿大淋巴结的解剖部位

临床情况	肿大淋巴结部位
猫抓病	上肢 > 颈部 > 腹股沟（既往猫抓部位的引流淋巴结，而非经常红肿的皮肤）
巨细胞病毒	无特殊解剖部位
EB 病毒	扁桃体、颈部淋巴结、脾（也可表现为全身淋巴结肿大）
皮病性淋巴结炎	皮肤引流区的外周淋巴结，包括颈部、腋下、腹股沟淋巴结（深在部位淋巴结不出现，如肠系膜和主动脉周围）
Kikuchi 病	通常是颈部淋巴结
木村病	头颈，常邻近耳（如果病变只累及皮肤而未累及淋巴结，最好归类为血管淋巴组织增生伴嗜酸性粒细胞浸润）
淋病淋巴肉芽肿	男性：腹股沟和大腿淋巴结；女性：盆腔和肛周淋巴结
结节病	纵隔和肺门，也可见于全身
窦组织细胞增生症伴巨大淋巴结病（Rosai-Dorfman 病）	颈部淋巴结（结外也比较常见，包括软组织和中枢神经系统）
梅毒	腹股沟淋巴结（颈部淋巴结也可累及）
弓形虫	颈部淋巴结（特征性地为颈后部淋巴结）

（三）药物相关性淋巴结病

多种药物可引起淋巴结肿大，最常见的是抗惊厥药物，如苯妥英和苯巴比妥[24]。淋巴结改变是非特异性的滤泡和副皮质区增生，因此临床信息对诊断十分关键。药物相关性淋巴结病可出现嗜酸性粒细胞增多（"伴嗜酸性粒细胞增多症和系统性症状的药疹"或 DRESS 综合征）[25]。

患者经抗惊厥治疗后出现淋巴结肿大，淋巴结表现为非特异性的滤泡和副皮质区增生（图 5-50 至图 5-52），副皮质区常见组织细胞，偶有免疫母细胞（图 5-53）。

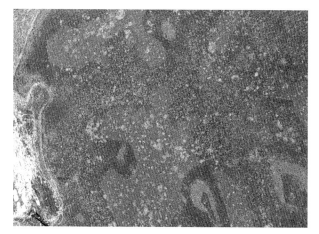

▲ 图 5-43 弓形虫淋巴结病肿大淋巴结的典型组织学特征，包括滤泡增生、单核样细胞区、散在簇状上皮样组织细胞侵蚀生发中心

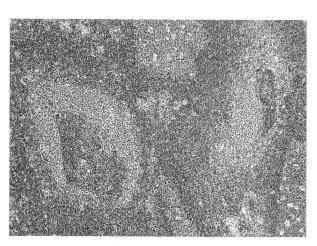

▲ 图 5-44 弓形虫淋巴结病，高倍镜可见簇状分布的单核样细胞

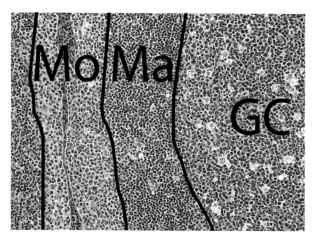

▲ 图 5-45 弓形虫淋巴结病，图中标注生发中心（GC）、环绕的套区（Ma）和单核细胞丰富区（Mo）

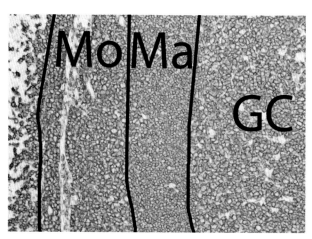

▲ 图 5-46 示图 5-45 对应的 CD20 染色生发中心、套区和单核样 B 细胞

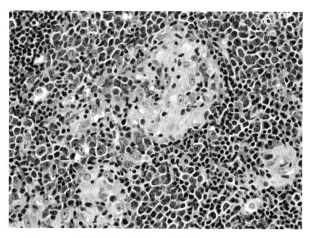

▲ 图 5-47 弓形虫淋巴结病，高倍镜显示上皮样组织细胞簇，并不形成良好的肉芽肿

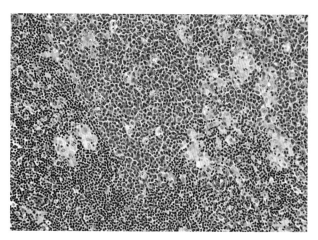

▲ 图 5-48 弓形虫淋巴结病，上皮样组织细胞簇侵蚀生发中心

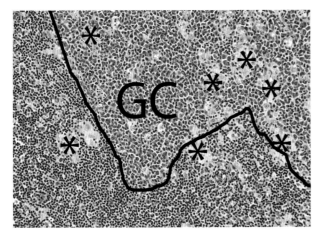

▲ 图 5-49　注释标注图 5-48 中生发中心（GC）和套区的模糊边界，星号标示上皮样组织细胞簇

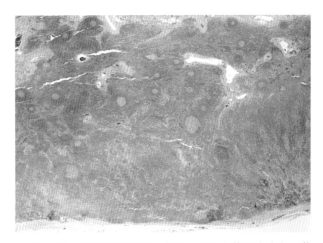

▲ 图 5-50　使用苯巴比妥治疗的 7 岁男孩淋巴结肿大。淋巴结滤泡和副皮质区增生，图右下方显示明显的副皮质区增生

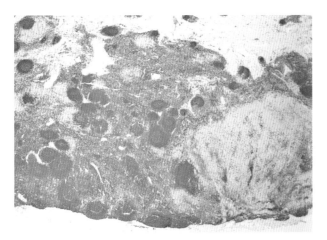

▲ 图 5-51　CD20 标记了在图 5-50 中滤泡区集中的 B 细胞

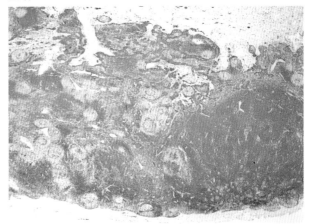

▲ 图 5-52　示图 5-50 中的副皮质区 CD3 染色阳性，包括右下方的副皮质区增生

（四）自身免疫性疾病

存在自身免疫性疾病的患者可出现淋巴结肿大呈副皮质区增生，这些自身免疫性疾病包括系统性红斑狼疮（SLE）、成人 Still 病、自身免疫性淋巴细胞增生综合征 [25, 26]。

（五）系统性红斑狼疮性淋巴结病

系统性红斑狼疮（SLE）患者可出现淋巴结肿大，但淋巴结的组织学改变多样。经典型患者表现为广泛的非中性粒细胞性坏死，类似 Kikuchi 病（图 5-153 至图 5-155），但是，也可见到无坏死的系统性红斑狼疮性淋巴结病 [27]。在影像研究中，系统性红斑狼

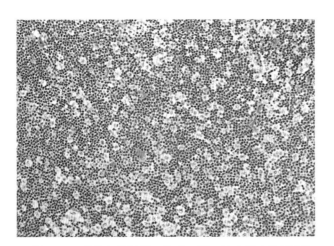

▲ 图 5-53　药物相关性淋巴结病，淋巴结内散在的组织细胞使副皮质区呈现虫蚀样改变。药物相关性淋巴结病中可出现嗜酸性粒细胞增多，但本例未见

疮性淋巴结病显示弥漫性分布和代谢活性增高，临床可疑淋巴瘤。此外，SLE 患者会出现快速血浆反应素试验（RPR）或性病研究所试验（VDRL）❶检查假阳性，导致误诊为梅毒性淋巴结炎。

非坏死性系统性红斑狼疮性淋巴结病表现为滤泡和副皮质区增生，并伴有血管增生和免疫母细胞增多（图 5-54 至图 5-58），还可见到 Warthin-Finkeldey 细胞（图 5-59）[28]。尽管淋巴结增生的副皮质区显示一定程度的非典型性，但并不是淋巴瘤，也没有类似梅毒性淋巴结炎那样明显增厚的被膜。

（六）副皮质区非典型增生

部分情况下，淋巴结结构基本完整，但副皮质扩张，表现出令人担忧的细胞形态异型性，Ki-67 增殖指数较高。这些病例的诊断很困难，需要相当广泛的工作来辅助诊断。表现为非典型副皮质区增生的淋巴瘤包括血管免疫母细胞性 T 细胞淋巴瘤（图 5-60 至图 5-68）和滤泡间经典型霍奇金淋巴瘤（见第 1 章"易误诊病变"）。如果没有明确的证据诊断淋巴瘤，那么适合诊断"副皮质区非典型增生"，并且在注释中建议临床密切随诊。

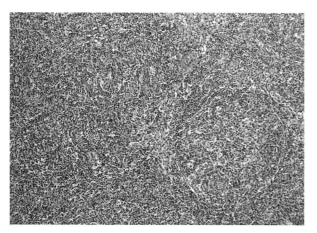

▲ 图 5-54　26 岁男性红斑狼疮患者的肿大淋巴结，滤泡和副皮质区增生

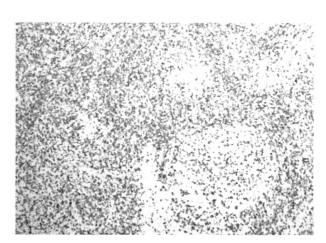

▲ 图 5-55　CD3 标记示 T 细胞在图 5-54 中扩张的副皮质区集中

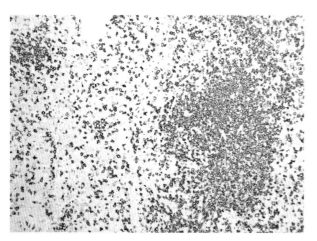

▲ 图 5-56　CD20 标记示图 5-54 淋巴结中的 B 细胞

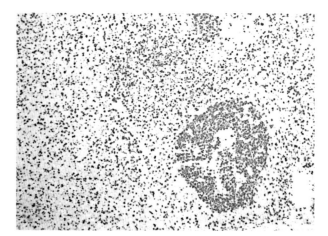

▲ 图 5-57　Ki-67 免疫组织化学示图 5-54 淋巴结中滤泡和副皮质区增殖指数均升高

❶ 为检测梅毒的规范化非梅毒螺旋体抗原的血清学试验

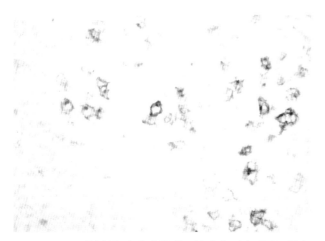

▲ 图 5–58　系统性红斑狼疮性淋巴结病中副皮质区见散在 **CD30** 阳性免疫母细胞

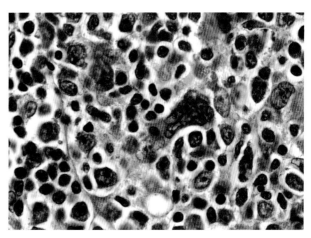

▲ 图 5–59　**Warthin-Finkeldey** 型巨细胞不仅见于病毒性淋巴结炎，也可见于系统性红斑狼疮性淋巴结病

▲ 图 5–60　血管免疫母细胞性 **T** 细胞淋巴瘤，副皮质区常呈非典型增生模式

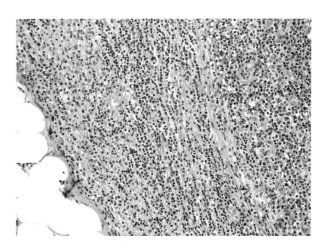

▲ 图 5–61　血管免疫母细胞性 **T** 细胞淋巴瘤，异型淋巴细胞浸润突破被膜至周围脂肪组织

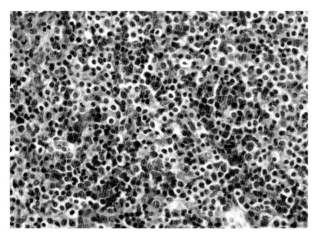

▲ 图 5–62　血管免疫母细胞性 **T** 细胞淋巴瘤，淋巴细胞小至中等大小，胞质常透亮，有时混有嗜酸性粒细胞、浆细胞和免疫母细胞

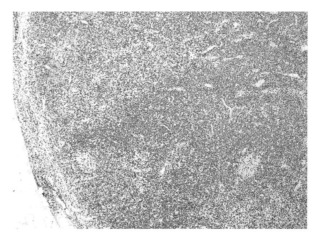

▲ 图 5–63　血管免疫母细胞性 **T** 细胞淋巴瘤，图 **5–60** 中 **CD3** 染色标记副皮质区扩张伴非典型增生

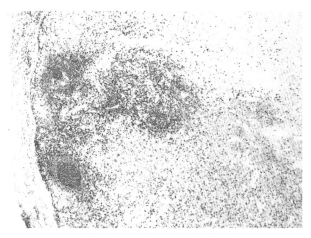

▲ 图 5-64　血管免疫母细胞性 T 细胞淋巴瘤，图 5-60 中 CD20 染色显示残存滤泡

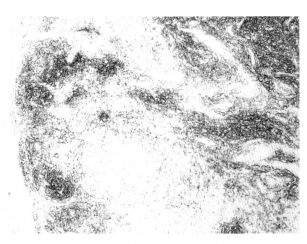

▲ 图 5-65　图 5-60 中血管免疫母细胞性 T 细胞淋巴瘤，CD23 染色标记示滤泡树突细胞网增生。血管免疫母细胞性 T 细胞淋巴瘤中，FDC 网不局限于滤泡，还见于血管周围缺乏 B 细胞的区域，图右上方更明显（对照 CD3 和 CD20 免疫组织化学染色图）

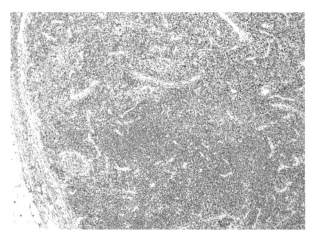

▲ 图 5-66　血管免疫母细胞性 T 细胞淋巴瘤，肿瘤性 T 细胞表达 CD4（图 5-60 淋巴瘤）

▲ 图 5-67　血管免疫母细胞性 T 细胞淋巴瘤，肿瘤性 T 细胞 CD7 染色失表达，副皮质区反应性 T 细胞表达 CD7（图 5-60 淋巴瘤）

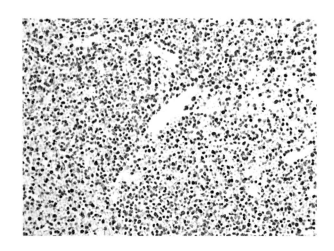

◀ 图 5-68　血管免疫母细胞性 T 细胞淋巴瘤，Ki-67 增殖指数高

常见问题：应对副皮质区非典型增生的进一步工作

(1) 染色

- B 细胞和 T 细胞的分布：CD20 和 CD3。
- 副皮质区增殖指数：Ki-67。
- 有或无 HRS 细胞：CD30 和 CD15（MUM1 有帮助）。
- T 细胞的特征：CD4、CD8、CD7，CD10/PD-1。
- 滤泡树突细胞网的结构：CD21 和（或）CD23。
- 有或无 EBV 阳性细胞：EBV 原位杂交（EBER）。

(2) 流式细胞术

- CD4 与 CD8 的比值异常。
- 成熟 T 细胞抗原缺失［CD2、CD5 和（或）CD7］。
- CD4/CD10 阳性 T 细胞，CD7 丢失。
- CD4 阳性 T 细胞胞膜 CD3 抗原表达丢失。

(3) 分子检测

- T 细胞受体（TCR）基因重排检测。

(4) 其他信息（如果可行）

- 临床病史、影像检查、用药史。

二、组织细胞增生

正常淋巴结副皮质区存在组织细胞，多种情况可导致组织细胞增生。这些增生的组织细胞可以呈现多种模式，即单个或小簇状、肉芽肿、弥漫并广泛取代淋巴结。

（一）单个 / 小簇状

1. 脂质性淋巴结病

门静脉系统的引流淋巴结内可以有散在的不同大小的脂滴。这些脂滴存在于滤泡间，它们实际上位于髓窦而非副皮质区（图 5-69）。组织细胞吞噬脂滴，常常见到多核巨细胞（图 5-70）。

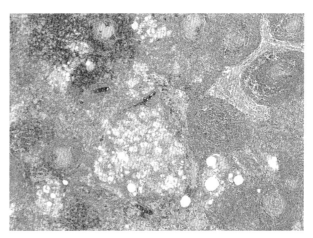

▲ 图 5-69 女性胆石症患者的门静脉淋巴结，滤泡间区见到较多脂滴

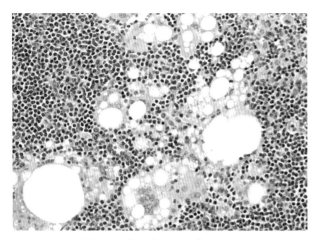

▲ 图 5-70　多核巨细胞吞噬大量脂滴

2. 文身颗粒

组织细胞内可以见到文身颗粒。与含铁血黄素和黑色素相比，文身颗粒纹理更厚实，无折光（图5-71 至图 5-73）。通常见于皮肤引流区域的周围淋巴结中，也可见于经内窥镜注入文身颗粒以标记肿瘤发病部位后的结肠切除术取样的淋巴结中。

3. 弓形虫淋巴结病

如同前一部分提及，弓形虫淋巴结病显示特征性的上皮样组织细胞簇，散在于副皮质区各处，并且侵蚀生发中心（图 5-74 和 5-75，图 5-43 至图 5-49）。

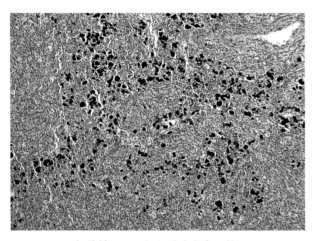

▲ 图 5-71　低倍镜显示组织细胞内文身颗粒

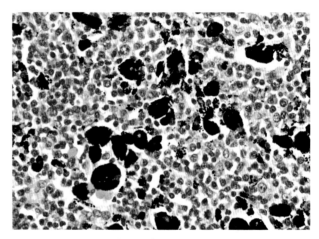

▲ 图 5-72　组织细胞内文身颗粒，高倍镜显示块状、颗粒状外观

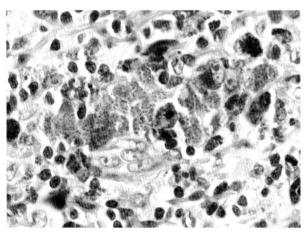

▲ 图 5-73　皮病性淋巴结炎，组织细胞内有含铁血黄素和黑色素。两者均颗粒状，但含铁血黄素可呈现金棕色的块状。含铁血黄素有折光，而黑色素无折光

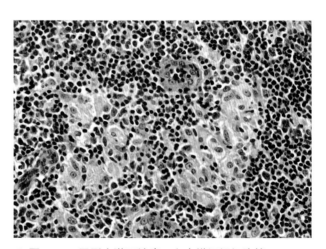

▲ 图 5-74　弓形虫淋巴结病，上皮样组织细胞簇

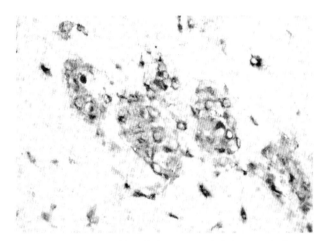

▲ 图 5-75　弓形虫淋巴结病，**CD68** 染色标记上皮样组织细胞簇

（二）肉芽肿

1. 结节病性淋巴结病

结节病是以淋巴结非干酪样肉芽肿性炎为特征，可发生在淋巴结或其他结外组织，常表现为淋巴结肿大（图 5-76）。典型的肉芽肿通常边界清晰，结构致密（图 5-77）。肉芽肿内可见多核巨细胞（图 5-78），组织细胞内偶见胞质内包涵体，被称作星状小体（asteroid bodies）（图 5-79）。星状小体虽然多见于结节病，但并非特异性，也可见于其他疾病[29]。结节病性淋巴结病肉芽肿的中央可见到退行性变和灶状坏死（非干酪样坏死）（图 5-80）。随病程进展，肉芽肿周围可出现纤维化。

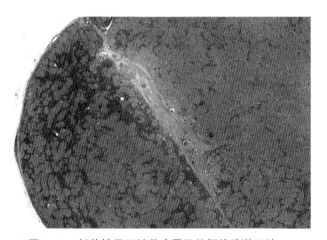

▲ 图 5-76　低倍镜显示结节病累及的门静脉淋巴结

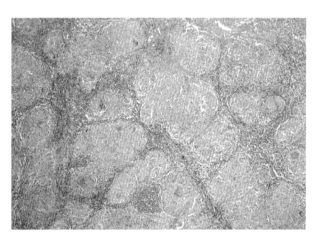

▲ 图 5-77　结节病，典型的肉芽肿，通常致密，可以被硬化纤维包绕

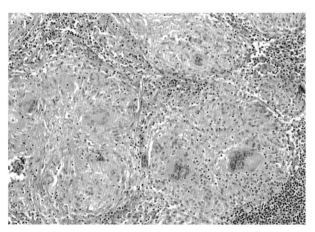

▲ 图 5-78　结节病性淋巴结病的肉芽肿常见多核巨细胞

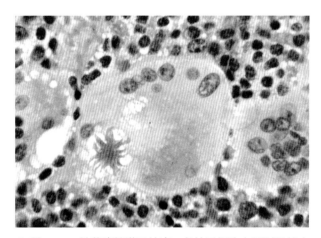

▲ 图 5-79　结节病性淋巴结病，多核巨细胞内见到星状小体，但并非特异性

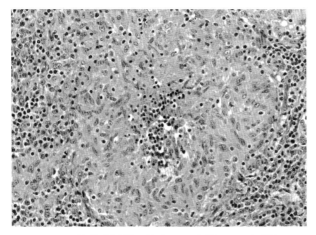

▲ 图 5-80 结节病性淋巴结病无干酪样坏死，但偶尔可见小灶坏死

免疫组织化学染色和特殊染色对诊断结节病性淋巴结病帮助较小，但是，在发现肉芽肿时，推荐使用特殊染色查找微生物（真菌和抗酸杆菌）。典型的结节病性淋巴结病背景 T 细胞 CD4 与 CD8 的比值常增高[30]。

报告签发示例

结节病性淋巴结病

淋巴结（切除活检）

● 淋巴结非干酪样肉芽肿性炎。见注释。

注释：特殊染色未查见微生物（抗酸染色和银染色阴性）。如临床支持，可符合结节病性淋巴结病。

2. 结核分枝杆菌

结核患者的肺门淋巴结可出现肉芽肿性炎。肉芽肿性常伴有干酪样坏死，并且被纤维组织包绕（见第 9 章）。多种特殊染色可以检测抗酸性的结核杆菌。金胺 – 罗丹明荧光染色较特殊染色更敏感，但需要使用免疫荧光显微镜观察结果[31]。

3. IgG4 相关性淋巴结病

如第 2 章中所提及，IgG4 相关性淋巴结病可以见到明显的肉芽肿，呈半环状围绕生发中心（图 5-81，或见第 1 章）。肉芽肿常混有嗜酸性粒细胞。

（三）广泛 / 弥漫

1. 关节置换相关组织细胞性淋巴结病（"颗粒病"）

金属关节置换术后的患者，会因假体磨损产生的颗粒出现炎症反应[32]。典型的患者会出现假体引流区域的淋巴结肿大。淋巴结内见片状或索状分布的泡沫样组织细胞，这些组织细胞内含碎屑，包括金属碎片和可极化物质（图 5-82 至图 5-85）。

2. 噬血细胞性淋巴组织细胞增生症

噬血细胞性淋巴组织细胞增生症（hemophagocytic lymphohistiocytosis，HLH）/ 嗜血细胞综合征

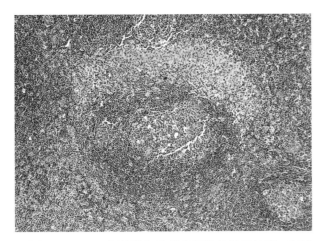

▲ 图 5-81　IgG4 阳性浆细胞增多相关的淋巴结病，在反应性滤泡周围常可见半环状肉芽肿，肉芽肿常混有嗜酸性粒细胞

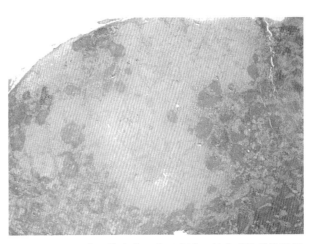

▲ 图 5-82　关节置换患者可表现为淋巴结内成片的泡沫样组织细胞聚集

▲ 图 5-83　高倍镜下，关节置换患者淋巴结内组织细胞环绕滤泡并取代副皮质区

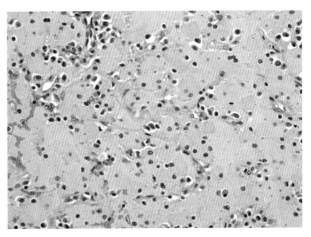

▲ 图 5-84　"颗粒病"（particle disease）的组织细胞有丰富的淡染胞质

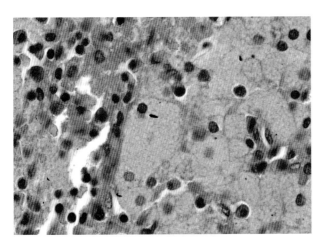

▲ 图 5-85　颗粒病中有时可见小金属碎片（中心），这些碎片通常可极化

（hemophagocytic syndrome）患者的淋巴结内组织细胞明显增多（图 5-86 和图 5-87）。这些组织细胞可有或者没有噬血现象（图 5-88 和图 5-89）[33]。窦组织细胞增生症伴巨大淋巴结病（SHML 或 Rosai-Dorfman 病）中的组织细胞内细胞是完好的，与之不同的是，HLH 中的组织细胞内为完整的细胞和细胞碎片的混合物（图 5-90）。此外，HLH 中组织细胞的增多并不局限于窦周隙。值得注意的是，HLH 诊断是基于临床标准的，虽然淋巴结（和骨髓）检查结果对诊断有提示作用，但明确诊断需要结合临床和化验检查的相关标准。

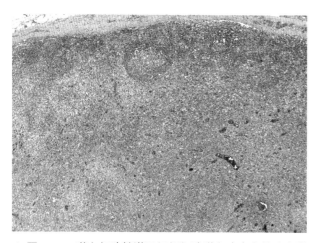

▲ 图 5-86　噬血细胞性淋巴组织细胞增多症患者的肿大淋巴结显示组织细胞增生，副皮质区扩张

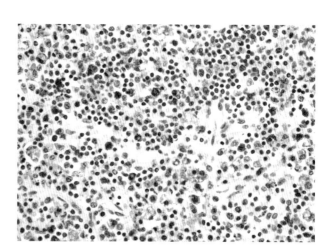

▲ 图 5-87　**CD68** 免疫组织化学染色显示组织细胞

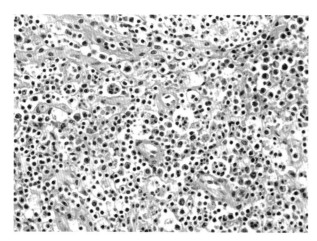

▲ 图 5-88　噬血细胞性淋巴组织细胞增多症患者淋巴结内的组织细胞常表现出噬血现象

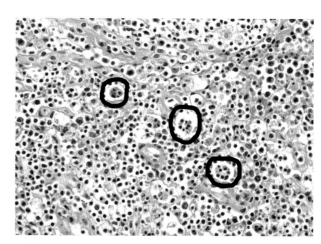

▲ 图 5-89　示图 5-88 部分噬血组织细胞

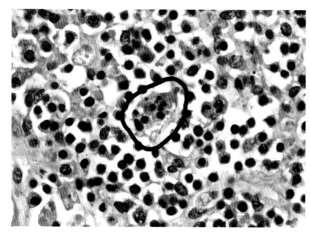

▲ 图 5-90　噬血组织细胞的高倍镜。与 **Rosai-Dorfman** 病相反，在噬血细胞性淋巴组织细胞增多症中，组织细胞吞噬的物质被降解，在组织细胞中可见细胞碎片

3. 非典型分枝杆菌感染

免疫缺陷患者的非典型分枝杆菌感染可形成梭形细胞假瘤，该病淋巴结部分或完全被富含分枝杆菌的梭形组织细胞所取代。这种病变类似于软组织肿瘤，但 AFB 特殊染色可以诊断（图 5-91 至图 5-96）[34]。

三、血管改变

淋巴结内的小血管常位于副皮质区。副皮质区增生时血管常增多，但在特殊情况下也可出现

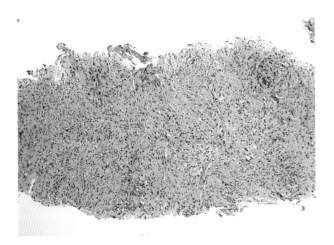

▲ 图 5-91　**60 岁男性 HIV** 阳性患者，表现为腹膜后淋巴结病，粗针穿刺活检显示淋巴结大部分被梭形细胞所取代

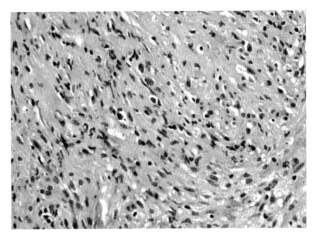

▲ 图 5-92　示图 **5-91** 病变中梭形细胞高倍镜观

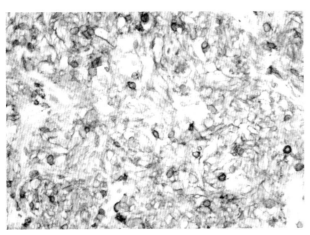

▲ 图 5-93　图 **5-91** 病变中的梭形细胞弱表达 **CD45**，表明非典型细胞为淋巴造血来源

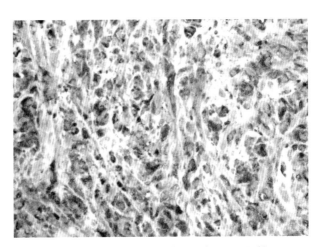

▲ 图 5-94　图 **5-91** 病灶中的梭形细胞 **CD68** 阳性

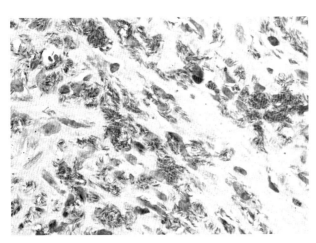

▲ 图 5-95　抗酸（**AFB**）染色显示组织细胞中充满 **AFB** 阳性的非典型分枝杆菌

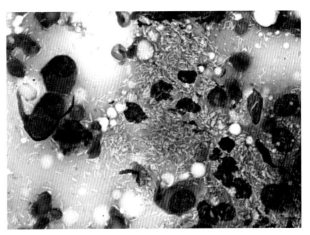

▲ 图 5-96　梭形细胞假瘤的印片有助于识别未被 **Wright-Giemsa** 染色的微生物

血管显著增生或其他异常。

（一）血管增生

1. 透明血管型 Castleman 病

典型的透明血管型 Castleman 病（The hyaline vascular variant of Castleman disease，HV-CD）表现为累及单个淋巴结或一组淋巴结的大肿块。HV-CD 常累及纵隔，但也可发生在其他部位[35]。HV-CD 通常局限于局部，称之为"单中心病变"。患者病变可能是在无意中发现的，也可能出现与肿块本身相关的症状，但该亚型罕见出现全身系统症状。有趣的是，HV-CD 曾被认为是滤泡树突细胞肉瘤的前驱病变（表 5-2）[36]。

HV-CD 滤泡间区改变包括明显的血管增生（图 5-97 和图 5-98），部分血管可能出现硬化（图 5-99）。滤泡间区背景细胞为小淋巴细胞混有嗜酸性粒细胞、浆细胞、免疫母细胞；然而，通常没有成片的浆细胞（图 5-100 和图 5-101）。滤泡间区也可见浆细胞样树突细胞结节（图 5-102 至图 5-105）。这些结节内

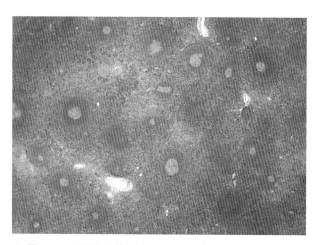

▲ 图 5-97　透明血管型 Castleman 病累及的肿大淋巴结显示滤泡间区扩张并有明显的血管增生

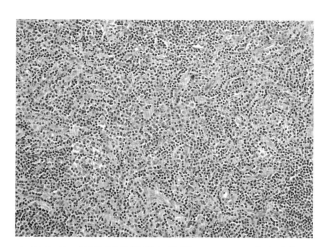

▲ 图 5-98　高倍镜示透明血管型 Castleman 病滤泡间血管增生

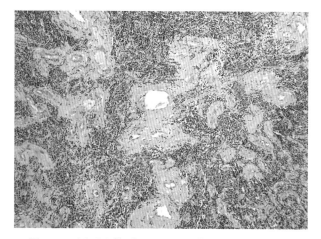

▲ 图 5-99　透明血管型 Castleman 病的血管可出现硬化

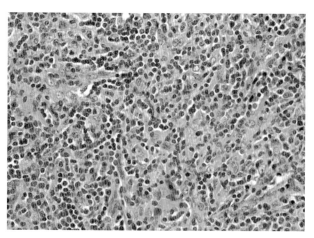

▲ 图 5-100　透明血管型 Castleman 病滤泡间区可见混合性炎细胞浸润，包括小淋巴细胞、浆细胞、免疫母细胞和嗜酸性粒细胞

▲ 图 5-101　透明血管型 Castleman 病的滤泡间区可见散在的 TdT 阳性细胞。散在的 TdT 阳性细胞也可见于滤泡树突细胞肉瘤，滤泡树突细胞肉瘤可以与透明血管型 Castleman 病并发，也可以继发于透明血管型 Castleman 病

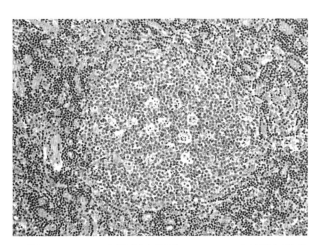

▲ 图 5-102　可见于透明血管型 Castleman 病的浆细胞样树突细胞结节

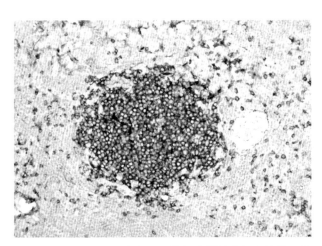

▲ 图 5-103　CD123 染色凸显浆细胞样树突细胞结节。这些细胞也表达 TCL-1（TCL-1 免疫组织化学未显示）

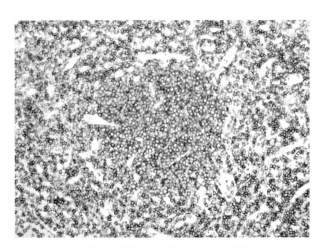

▲ 图 5-104　浆细胞样树突细胞结节 CD4 阳性

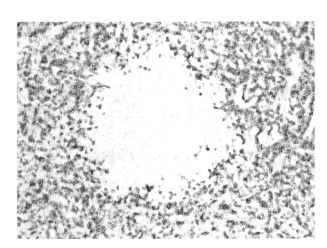

▲ 图 5-105　浆细胞样树突细胞结节 CD3 阴性

可见含有可染小体的巨噬细胞，但 Ki-67 增殖指数较低（图 5-106）。散在的非典型滤泡是 HV-CD 的标志。这些滤泡通常是萎缩的，有时伴有穿通的血管。套区呈典型的同心圆分布，可能包含多个生发中心（图 5-107）。值得注意的是，HHV-8 阳性浆细胞型 Castleman 病（HHV+ PC-CD；见下文）也可显示滤泡间区血管增多。

2. 血管肌瘤性错构瘤

有时淋巴结病是由异常的脉管系统或血管肿瘤引起的[37]。血管肌瘤性错构瘤累及的淋巴结

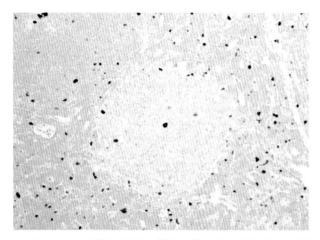

▲ 图 5-106 尽管存在散在的含可染小体巨噬细胞，但透明血管型 Castleman 病的浆细胞样树突细胞结节 Ki-67 增殖指数较低

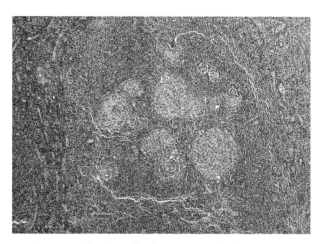

▲ 图 5-107 在透明血管型 Castleman 病中，一个套区可能包含多个生发中心。当一个套区包含两个萎缩的生发中心时，通常被称为"孪生"。而这幅图中的滤泡似有更多的生发中心

显示排列不规则、大小不一、厚壁的血管明显增生，伴有胶原、出血、脂肪组织和良性平滑肌增生的背景（图 5-108）[38]。细胞核的非典型性和核分裂象都不易见。在增生的脉管间可见残存的正常淋巴结组织（图 5-109）。ERG（图 5-110）和 CD34 免疫组织化学染色可以突出显示血管，而 HHV-8 和 HMB45 阴性。

（二）血管壁异常

1. 淀粉样变和轻链沉积

淀粉样物质和轻链蛋白均可广泛沉积；然而，两者都倾向累及血管壁。受累血管因无定形嗜酸性物质的沉积而增厚或破裂。

通过刚果红染色表现为橙红色和偏振光下出现苹果绿双折光，则很容易识别淀粉样物质（图 5-111）。淀粉样蛋白沉积可见于边缘区淋巴瘤的局部，或浆细胞肿瘤的系统性受累。淀粉样变经常但不总是与

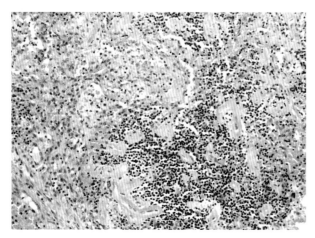

▲ 图 5-108 血管肌瘤性错构瘤的特征，淋巴结内见厚壁血管增生和平滑肌增生

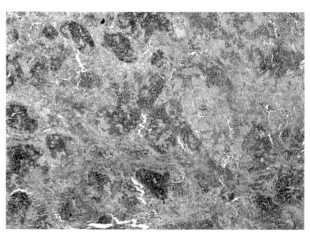

▲ 图 5-109 低倍镜下血管肌瘤性错构瘤累及淋巴结，显示残存的淋巴组织岛状结构。这些岛状结构通常在淋巴结的边缘最突出

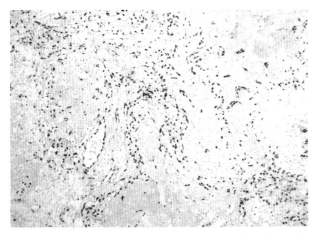

▲ 图 5-110　**ERG 免疫组织化学染色显示血管肌瘤性错构瘤的血管**

Lambda 轻链限制性肿瘤有关。

此外，轻链沉积病在相关肿瘤中与 Kappa 轻链表达的相关性更强。与淀粉样变性一样，轻链沉积可局限于局部或全身 [39, 40]。轻链可在血管内呈嗜酸性条带状沉积（图 5-112），并可引起明显的异物巨细胞反应（图 5-113）。轻链沉积不能通过刚果红染色证实，可能需要行蛋白质质谱分析明确诊断。

2. 套细胞淋巴瘤

套细胞淋巴瘤常显示血管壁玻璃样变性（图 5-114）。

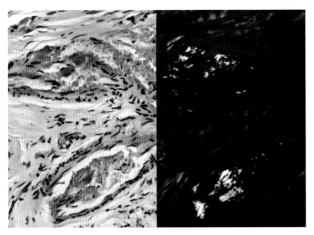

▲ 图 5-111　淀粉样蛋白沉积常累及血管壁。左图显示淀粉样蛋白刚果红染色呈橙红色。右图显示偏振光下的淀粉样蛋白刚果红染色呈苹果绿双折光

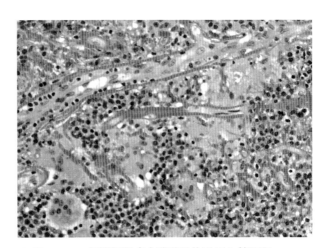

▲ 图 5-112　轻链沉积病中嗜酸性物质沿血管沉积

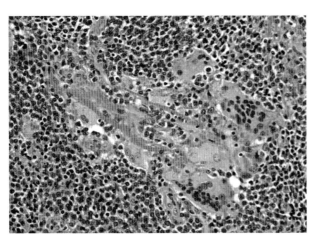

▲ 图 5-113　沉积的轻链常引起异物巨细胞反应

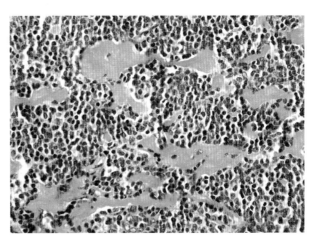

▲ 图 5-114　套细胞淋巴瘤的血管常呈玻璃样变性

四、副皮质区异常细胞浸润及扩张

有些情况下淋巴结存在散在的滤泡，但副皮质区扩大，且不再是由成熟淋巴细胞、免疫母细胞和组织细胞等混合形成，而是被副皮质区的一种细胞或者非副皮质区细胞增生所取代。这些细胞可能包括转移癌和黑色素瘤，但非淋巴造血系统肿瘤累及淋巴结不在本节讨论。

（一）非典型淋巴细胞 / 淋巴瘤

侵袭性淋巴瘤和低级别淋巴瘤均可呈淋巴结滤泡间区浸润而不累及滤泡。这种情况偶见于 CLL/SLL 和套细胞淋巴瘤（图 5-115 至图 5-121）[41]。侵袭性淋巴瘤较少出现这种分布，因为肿瘤细胞快速增殖破坏了淋巴结的结构。然而，侵袭性肿瘤也偶见滤泡间浸润模式，特别是外周 T 细胞淋巴瘤和淋巴母细胞性淋巴瘤（图 5-122 至图 5-128）。

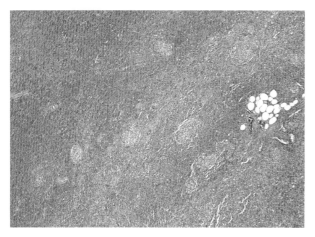

▲ 图 5-115　套细胞淋巴瘤中小淋巴细胞增生使滤泡间区扩张，不累及散在的生发中心

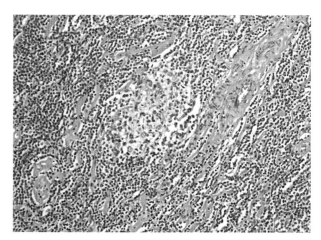

▲ 图 5-116　示图 5-115 高倍镜视野下一个生发中心被单一形态的小淋巴细胞包绕。在这张图中也可以看到套细胞淋巴瘤中常见的玻璃样变血管

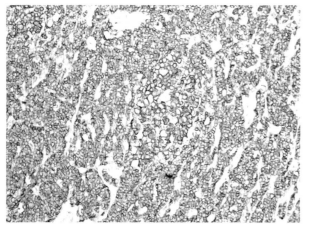

▲ 图 5-117　示图 5-116 中的滤泡 CD20 免疫组织化学染色阳性。生发中心的细胞略大于周围的淋巴细胞

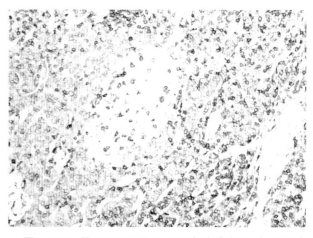

▲ 图 5-118　图 5-116 和图 5-117 中滤泡间区小 B 细胞弱表达 CD5。CD5 表达更强的小淋巴细胞是残留的正常 T 细胞

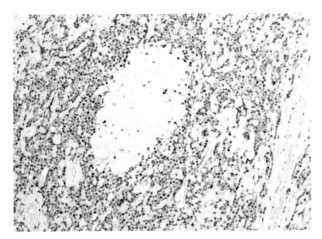

▲ 图 5–119　图 5–116 至图 5–118 中的滤泡间区小 B 细胞 Cyclin D1 阳性，证实套细胞淋巴瘤的诊断

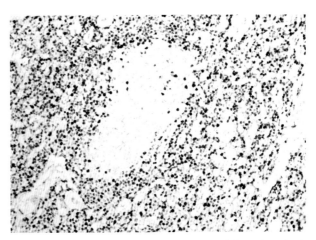

▲ 图 5–120　图 5–116 至图 5–119 中的滤泡间区小 B 细胞 Sox-11 也为阳性，常见于套细胞淋巴瘤

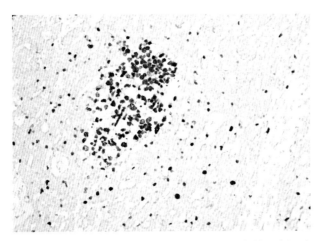

▲ 图 5–121　图 5–116 至图 5–120 中的套细胞淋巴瘤细胞 Ki-67 增殖指数较低，但残留生发中心的增殖指数较高

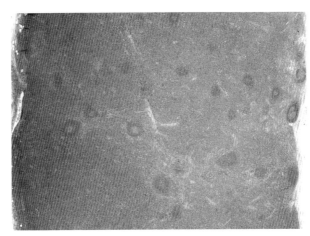

▲ 图 5–122　T 淋巴母细胞性淋巴瘤累及淋巴结时，浸润的淋巴母细胞使得滤泡间区扩张

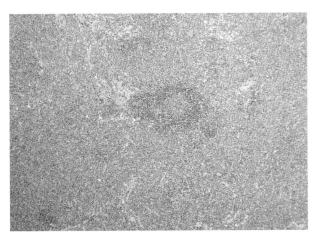

▲ 图 5–123　高倍镜示图 5–122 扩张的副皮质区内见非典型淋巴细胞浸润

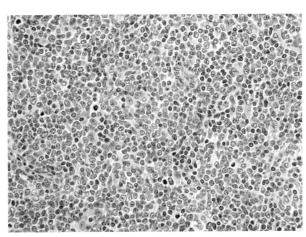

▲ 图 5–124　图 5–122 中滤泡间区的非典型淋巴细胞染色质细腻，偶见核分裂象

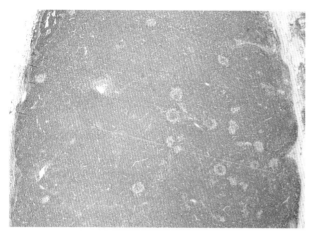

▲ 图 5-125　图 5-122 中扩张的淋巴结滤泡间区的异型细胞 CD3 免疫组织化学染色阳性

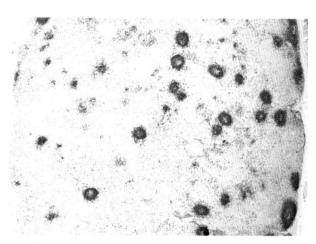

▲ 图 5-126　CD20 显示图 5-122 中残留的滤泡

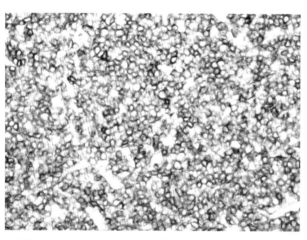

▲ 图 5-127　CD7 免疫组织化学染色显示非典型 T 细胞强表达 CD7，这在成熟 T 细胞淋巴瘤中是不常见的

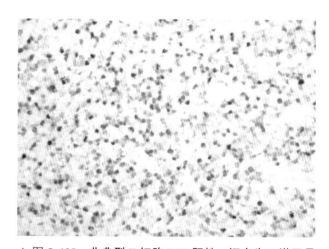

▲ 图 5-128　非典型 T 细胞 TdT 阳性，证实为 T 淋巴母细胞性淋巴瘤累及淋巴结

经典型霍奇金淋巴瘤在少见情况下也可显示滤泡间区分布模式（图 5-129 至图 5-133），详见第 1 章（易误诊病变）。

（二）浆细胞

1. 浆细胞型 Castleman 病

除了前面讨论的 HV-CD，还有浆细胞型 Castleman 病（plasma cell variant of Castleman disease，PC-CD）[35]。PC-CD 有几种模式，分别是单中心型和多中心型，后者可继续分为 HHV-8 阳性和 HHV-8 阴性。PC-CD 的进一步分类可能引起困惑。简而言之，有两种与 PC-CD 相关的临床情况，即单中心型和多中心型疾病。与 HV-CD 一样，单中心型病变是指局部病变，而多中心型病变的患者则有广泛的淋巴结肿大和全身症状。多中心型 PC-CD 常与 HHV-8 阳性疾病相关，但并非一成不变。单中心型和多中心型疾病的鉴别需要结合临床，区分 HHV-8 阳性和 HHV-8 阴性疾病需要 HHV-8 免疫组织化学染色（表 5-2）。

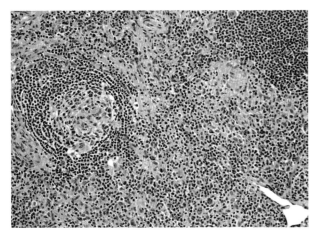

▲ 图 5-129　46 岁女性，颈部淋巴结显示滤泡间区有混合性炎细胞浸润

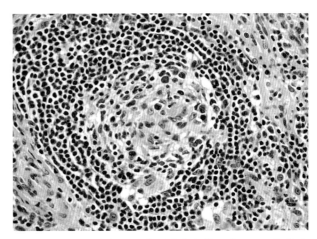

▲ 图 5-130　滤泡间区经典型霍奇金淋巴瘤，可见部分滤泡呈 Castleman 病样改变

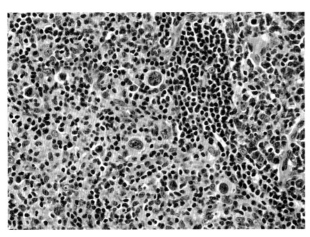

▲ 图 5-131　高倍镜下显示图 5-129 淋巴结滤泡间区可见小淋巴细胞、嗜酸性粒细胞、组织细胞、浆细胞，以及核仁明显、体积较大的非典型细胞混合浸润

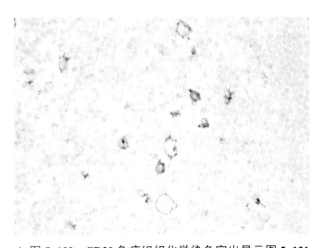

▲ 图 5-132　CD30 免疫组织化学染色突出显示图 5-131 中的非典型细胞

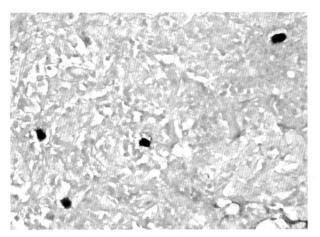

▲ 图 5-133　图 5-131 中大的非典型细胞 EBV 原位杂交（EBER）阳性，证实了经典型霍奇金淋巴瘤的诊断

　　所有类型的 PC-CD 的窦周隙都很明显，滤泡间区和髓索显著扩张，其内见大片浆细胞。PC-CD 中的滤泡也可出现与 HV-CD 相似的一些改变，但较不明显。HHV-8 阳性亚型（图 5-133 至图 5-137）和 HHV-8 阴性亚型（图 5-138 至图 5-140）PC-CD 的组织学表现相似。HHV-8 阳性的 PC-CD 亚型往往表现出一些 HV-CD 的特征，包括滤泡间血管增生和滤泡改变，而这些在 HHV-8 阴性亚型中并不明显。无论如何，有必要通过 HHV-8 免疫组织化学染色区分 HHV-8 阳性和 HHV-8 阴性的 PC-CD。

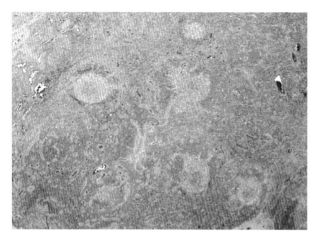

▲ 图 5-134　HHV-8 阳性浆细胞型 Castleman 病显示副皮质区扩张，血管增多

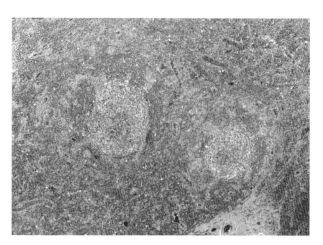

▲ 图 5-135　高倍镜示 HHV-8 阳性 Castleman 病累及淋巴结。滤泡表现出透明血管型 Castleman 病的一些特征，包括洋葱皮样的套区和一些萎缩滤泡并伴有血管穿插其中

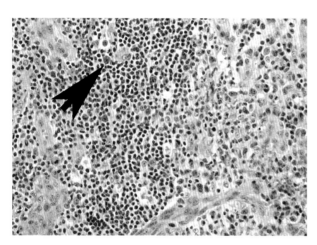

▲ 图 5-136　HHV-8 阳性 Castleman 病滤泡的套区常可见散在大的免疫母细胞或浆母细胞（箭）

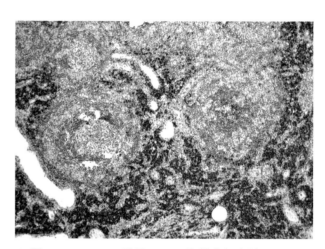

▲ 图 5-137　CD138 显示 HHV-8 阳性浆细胞型 Castleman 病滤泡间区浆细胞增加

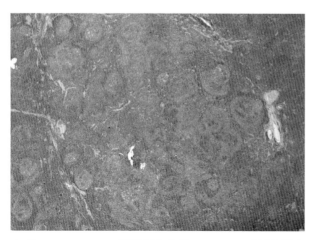

▲ 图 5-138　HHV-8 阴性浆细胞型 Castleman 病显示副皮质区扩张，本例亦有许多滤泡

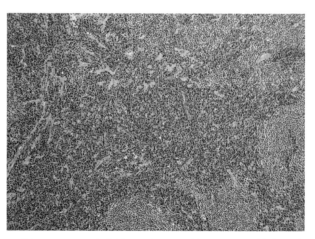

▲ 图 5-139　示高倍镜下图 5-138 的 HHV-8 阴性浆细胞型 Castleman 病的滤泡间区。浆细胞显著增多

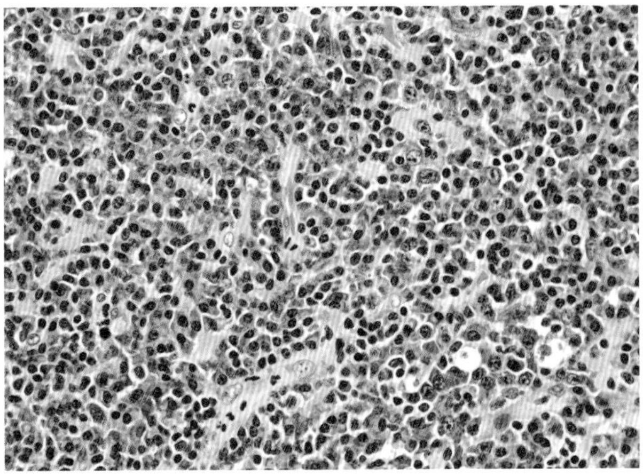

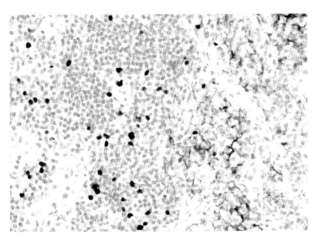

▲ 图 5-140　**HHV-8** 阴性浆细胞型 **Castleman** 病的浆细胞没有非典型性

HHV-8 阳性的 PC-CD 在套区可见散在的 HHV-8 阳性细胞，其中一些是体积较大的浆母细胞（图 5-141）。此外，滤泡内的滤泡树突细胞网有时为 HHV-8 染色阳性（图 5-142）。在 HHV-8 阴性和 HHV-8 阳性的 PC-CD 中，滤泡间区浆细胞可混合表达 Kappa 和 Lambda 轻链（图 5-143）。然而，HHV-8 阳性 PC-CD 中 HHV-8 阳性的浆母细胞通常是 Lambda 阳性，而其内的浆细胞 Lambda 轻链限制性表达不常见[42]。

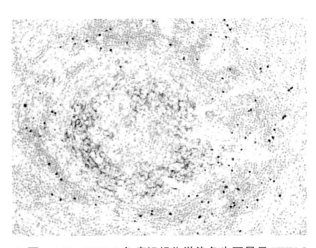

▲ 图 5-142　**HHV-8** 免疫组织化学染色也可显示 **HHV-8** 阳性浆细胞型 **Castleman** 病中的滤泡树突状细胞网

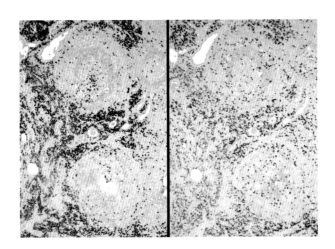

▲ 图 5-141　**HHV-8** 阳性浆细胞型 **Castleman** 病中 **HHV-8** 染色散在阳性。这些细胞集中在套区（图像左侧），也可见于滤泡之间。位于套区的大的浆母细胞常阳性表达 HHV-8

◀ 图 5-143　**HHV-8** 阳性浆细胞型 **Castleman** 病的浆细胞混合表达 **Kappa** 和 **Lambda** 轻链（左为 **Kappa** 轻链，右为 **Lambda** 轻链原位杂交）。套区中的浆母细胞 **Lambda** 轻链呈不成比例表达

表 5-2　Castleman 病的关键特征

亚　型	HHV-8 感染	单中心（局部）	多中心（累及多处淋巴结）	系统性症状	备　注
透明血管型	（－）	通常	很少	很少	Castleman 病最常见的形式；与滤泡树突细胞肉瘤相关
浆细胞型	（－）	有时	有时	常有	可能与 POEMS 综合征（多神经病变、器官肿大、内分泌疾病、单克隆丙种球蛋白病、皮肤改变）有关
	（＋）	很少	常有	常有	可能见于 HIV（－）和 HIV（＋）患者

2. 类风湿性淋巴结病

类风湿关节炎（rheumatoid arthritis，RA）患者通常在病程的某个时间点出现淋巴结病[24]。受累淋巴结肿大，淋巴结结构完整。受累淋巴结的典型病变为滤泡增生，不伴副皮质区增生，但滤泡间浆细胞增多（图 5-144 至图 5-146）。临床信息对正确诊断至关重要。此外，RA 患者通常使用免疫抑制药治疗，建议仔细评估是否有医源性免疫缺陷相关性淋巴组织增生性病变[43]。

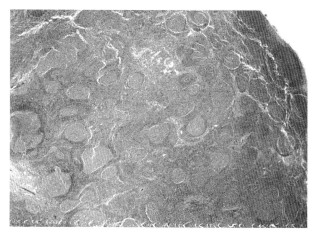

▲ 图 5-144　58 岁女性淋巴结肿大，显示类风湿性淋巴结病的常见特征，即滤泡增生和滤泡间浆细胞增多，但没有明显的副皮质区增生

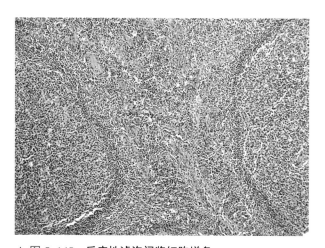

▲ 图 5-145　反应性滤泡间浆细胞增多

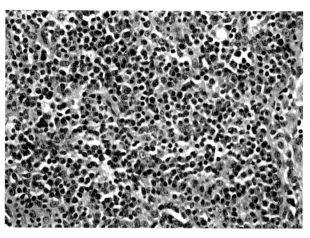

▲ 图 5-146　滤泡间区浆细胞无异型性，呈多克隆表型（Kappa 和 Lambda 免疫组织化学染色未展示）

一览表：淋巴结内浆细胞增多的疾病

HIV 淋巴结病	长期的 HIV 淋巴结病可见浆细胞增多
卡波西肉瘤	HHV-8 阳性血管增生伴滤泡间浆细胞增多
类风湿性淋巴结病	滤泡明显增生伴滤泡间浆细胞增多
浆细胞型 Castleman 病	HHV-8 阳性或 HHV-8 阴性 可见于 POEMS 综合征（多神经病变、器官肿大、内分泌疾病、单克隆丙种球蛋白病、皮肤改变）
浆细胞肿瘤累及淋巴结	CD138 阳性浆细胞通常是单克隆且免疫表型异常（即 CD56、CD117、Cyclin D1、CD20 异常表达）
边缘区淋巴瘤伴广泛浆细胞分化	浆细胞显示少量或不同程度的表达 CD138，通常与单克隆成熟性 B 细胞相关

（三）梭形细胞

肥大细胞增多症

　　系统性肥大细胞增多症（systemic mastocytosis，SM）可累及淋巴结，副皮质区被部分取代[44]。肥大细胞呈梭形，典型病例伴有嗜酸性粒细胞（图 5-147 和图 5-148）。正常的肥大细胞表达 CD117（强阳性）、肥大细胞胰蛋白酶和钙结合蛋白。SM 中肿瘤性的肥大细胞表达这些标志物中的一种到多种（图 5-149 和图 5-150），但也可显示免疫表型异常，包括异常表达 CD2、CD25（图 5-151）和（或）CD30、肥大细胞胰蛋白酶表达缺失，以及 CD117 表达强度的变化（图 5-152）[45]。SM 与 KIT 基因 816 密码子的活化点突变相关，可以通过石蜡标本的分子检测证实。

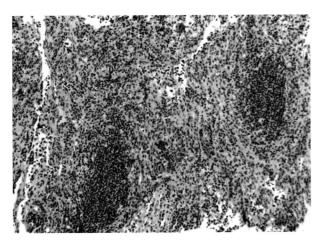

▲ 图 5-147　45 岁男性，有淋巴结肿大、脾肿大、腹泻、恶心、慢性背痛、全身斑丘疹、皮肤色素沉着和盗汗，此图为下腔静脉前淋巴结空心针穿刺标本。滤泡间区见淡染的梭形细胞增生

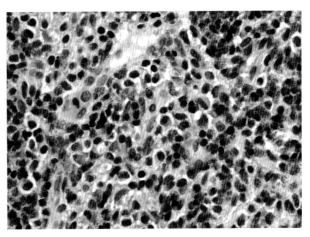

▲ 图 5-148　高倍镜显示图 5-147 活检标本的滤泡间区有大量嗜酸性粒细胞

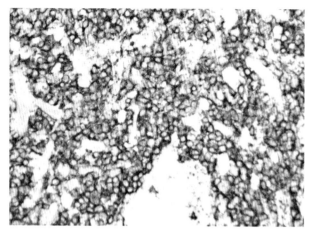

▲ 图 5-149　示图 5-147 滤泡间区的异型细胞强表达 CD117

▲ 图 5-150　示图 5-147 滤泡间区的异型细胞表达 calretinin

▲ 图 5-151　示图 5-147 非典型肥大细胞异常表达 CD25，也可以异常表达 CD2 或 CD30

▲ 图 5-152　图 5-147 中的非典型肥大细胞显示肥大细胞胰蛋白酶完全丢失，个别正常的肥大细胞阳性。这一发现表明该患者可能没有表现出系统性肥大细胞增多症的胰蛋白酶（tryptase）增高的特征

一览表：淋巴结内嗜酸性粒细胞增多相关病变

- 皮病性淋巴结炎。

- IgG4 相关性淋巴结病。

- Kimura 淋巴结病。

- 药物相关性淋巴结病。

- 透明血管型 Castleman 病。

- 经典型霍奇金淋巴瘤。

- 血管免疫母细胞性 T 细胞淋巴瘤。

- 外周 T 细胞淋巴瘤，非特殊型。
- 髓系肉瘤。
- 伴嗜酸性粒细胞增多症和基因重排（*PDGFRA*，*PDGFRB*，*FGFR1*）的髓系 / 淋巴系肿瘤。
- 系统性肥大细胞增多症。
- 朗格汉斯细胞组织细胞增生症。

五、坏死

Kikuchi 淋巴结炎和系统性红斑狼疮性淋巴结炎在形态学上几乎无法区分。Kikuchi 淋巴结炎多发于年轻女性，常累及颈部淋巴结。

这两种情况下的组织细胞性坏死性淋巴结炎通常分布在副皮质区（图 5-153 和图 5-154）。坏死区域完全缺乏中性粒细胞（"无中性粒细胞性坏死"；图 5-155）。任何中性粒细胞的存在提示其他坏死原因，包括微生物感染，必要时进行微生物染色。此外，在 Kikuchi 淋巴结炎中并不常见肉芽肿和巨细胞。

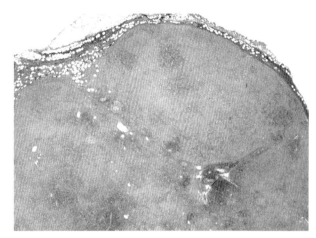

▲ 图 5-153　28 岁女性，肿大颈部淋巴结显示副皮质区广泛坏死

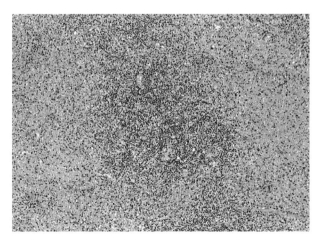

▲ 图 5-154　图 5-153 高倍镜显示发生坏死的淋巴结内残留的滤泡

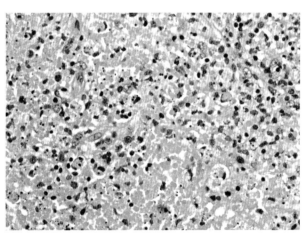

▲ 图 5-155　坏死区缺乏中性粒细胞（无中性粒细胞性坏死），偶尔可见 C 形细胞核的组织细胞。这种模式是 **Kikuchi** 和系统性红斑狼疮性淋巴结病的共同特征

报告签发示例

Kikuchi 和（或）系统性红斑狼疮性淋巴结病

淋巴结（切除标本）

- 组织细胞性坏死性淋巴结炎。见注释。

注释： 送检组织内未见淋巴瘤的形态学或免疫表型证据。斑片状坏死中混有大量组织细胞、免疫母细胞和浆细胞样树突状细胞，无中性粒细胞，符合系统性红斑狼疮性淋巴结病或 Kikuchi 淋巴结炎。这两种病变的形态学和免疫表型结果相似，需要结合相关临床资料。

六、易误诊病变

（一）淋巴结结节病中的 Hamazaki-Wesenberg 小体

结节病常累及肺门淋巴结。受累淋巴结内可见非坏死性肉芽肿，提示分枝杆菌或真菌感染的可能。偶尔可见类似芽生酵母的小的金黄色细胞外卵圆小体（图 5–156 和图 5–157）[46]。这些小体不出现在肉芽肿内。像许多真菌一样，这些小体 GMS（图 5–158）和 PAS 染色可更好显示；然而，与大多数真菌不同的是，这些卵圆小体在使用 Fontana-Masson 染色时呈阳性（图 5–159）。

重要的是要认识到，这些是 Hamazaki-Wesenberg 小体，而不是真菌。Hamazaki-Wesenberg 小体常见于结节病，但偶尔也可见于其他疾病。

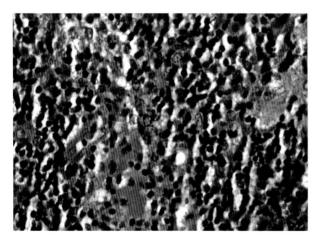

▲ 图 5–156　结节病患者的淋巴结显示小的金黄色卵圆小体，其中一些似乎正在出芽

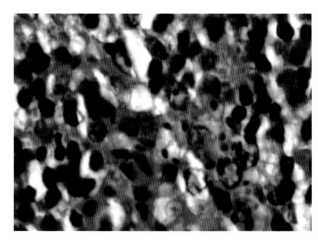

▲ 图 5–157　高倍镜显示图 5–156 的 **Hamazaki-Wesenberg** 小体

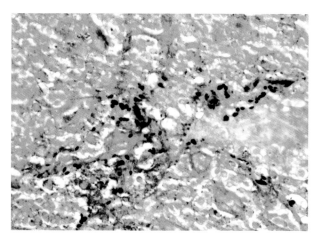

▲ 图 5-158　图 5-156 的 Hamazaki-Wesenberg 小体 GMS 染色阳性

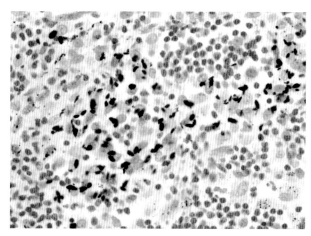

▲ 图 5-159　示图 5-156 中的 Hamazaki-Wesenberg 小体 Fontana-Masson 染色阳性

（二）惰性 T 淋巴母细胞增生

在罕见情况下，副皮质区（或扁桃体和腺样体的滤泡间区）可因多克隆的 T 细胞前体细胞增生而扩张。这些 T 淋巴母细胞具有皮质胸腺细胞样的表型，是 CD4/CD8 双阳性细胞，共表达未成熟标志物，包括 CD99 和 TdT。通常缺乏胸腺上皮，未成熟的 T 细胞没有细胞形态学或免疫表型异常，而且未成熟 T 细胞的增殖不破坏淋巴结的结构（图 5-160 至图 5-170）。无骨髓累及。

这些前体 T 细胞的增生是惰性 T 淋巴母细胞增生（indolent T-lymphoblastic proliferations, iT-LBP）[47]。iT-LBP 可单独出现，或与 Castleman 病、血管免疫母细胞性 T 细胞淋巴瘤或转移性癌相关。在缺乏临床资料的情况下很难作出该诊断。分子检测非常有价值，iT-LBP 的 T 细胞受体基因重排显示多克隆模式，而 CD4 阳性 /CD8 阳性 T 淋巴母细胞性淋巴瘤显示单克隆模式。

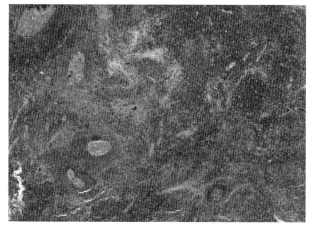

▲ 图 5-160　22 岁女性，颈部淋巴结肿大 6 年，可见副皮质区的扩张

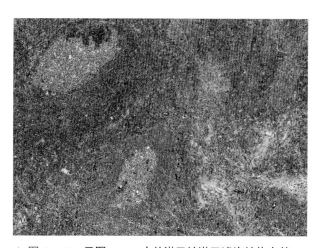

▲ 图 5-161　示图 5-160 中的淋巴结淋巴滤泡结构完整

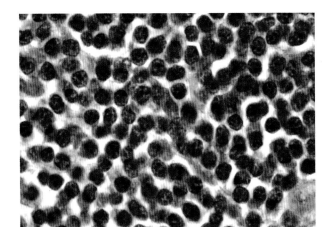

▲ 图 5-162 示图 5-160 中的淋巴结，扩张的副皮质区细胞均为无异型性的小淋巴细胞（与图 5-125 中的滤泡间区淋巴细胞相比）

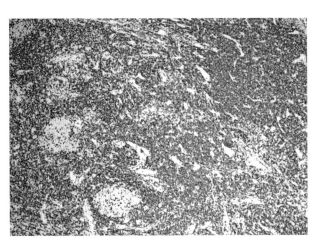

▲ 图 5-163 示图 5-160 中的淋巴结，CD3 免疫组织化学染色显示副皮质区主要为 CD3 阳性 T 细胞

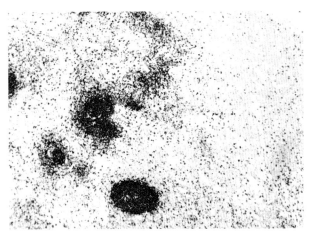

▲ 图 5-164 示图 5-160 中的淋巴结，CD20 免疫组织化学染色显示 B 细胞阳性，集中在完整的滤泡内

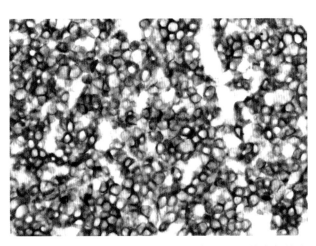

▲ 图 5-165 示图 5-163 中 CD3 免疫组织化学染色的高倍镜观

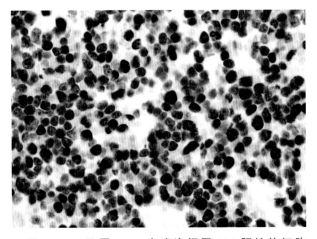

▲ 图 5-166 示图 5-165 中滤泡间区 CD3 阳性的细胞 Ki-67 增殖指数异常增高

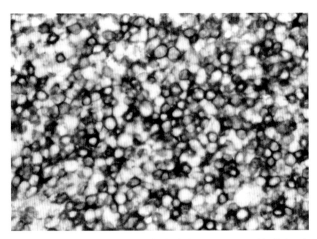

▲ 图 5-167 示图 5-165 中滤泡间区 CD3 阳性的细胞 CD4 免疫组织化学染色阳性

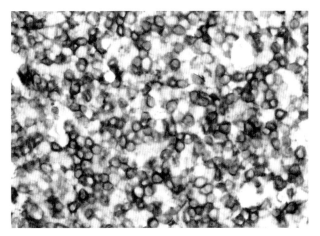

▲ 图 5-168　示图 5-165 中滤泡间区 CD3 阳性的细胞行 CD8 免疫组织化学染色后许多细胞也呈阳性，提示这些细胞 CD4/CD8 双阳性

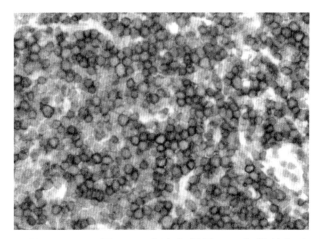

▲ 图 5-169　示图 5-165 中滤泡间区 CD3 阳性的细胞 CD99 阳性

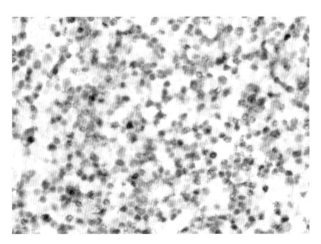

◀ 图 5-170　示图 5-165 中滤泡间区 CD3 阳性的细胞也表达 TdT，证实其未成熟表型

（三）伴 *PDGFRA* 重排的髓系 / 淋巴系肿瘤累及淋巴结

想要作出最准确的淋巴结病理诊断，临床信息至关重要。一位中年女性的肿大淋巴结，显示扩张的副皮质区内可见伴有异常表型的非典型未成熟 T 细胞（图 5-171 至图 5-178）。肿瘤中少见混杂嗜酸性粒细胞（eosinophils）然而，患者却有明显的嗜酸性粒细胞增多症（图 5-179）。活检骨髓用于评估 T 淋巴细胞白血病 / 淋巴瘤是否累及骨髓。骨髓细胞明显增多，以髓系为主，嗜酸性粒细

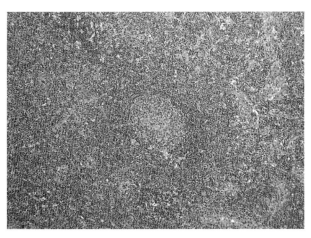

▲ 图 5-171　66 岁女性，腹股沟淋巴结肿大，显示副皮质区小到中等大小的淋巴细胞增生

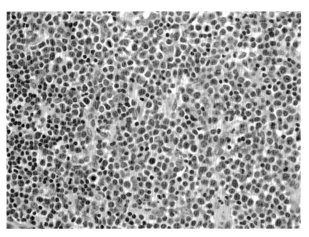

▲ 图 5-172　示图 5-171 中滤泡间区的淋巴细胞染色质细腻，细胞体积略大于成熟淋巴细胞（与图像左下角残留的少量套区淋巴细胞相比）。罕见混有嗜酸性粒细胞

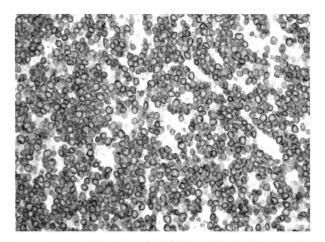

▲ 图 5-173　示图 5-172 中滤泡间区的淋巴细胞 CD3 阳性

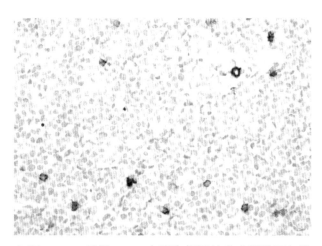

▲ 图 5-174　示图 5-172 中滤泡间区的非典型淋巴细胞 CD20 阴性

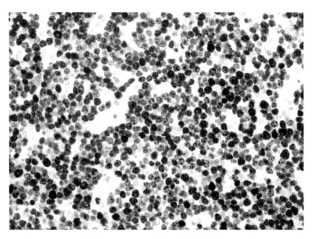

▲ 图 5-175　示图 5-172 中滤泡间区的淋巴细胞 Ki-67 增殖指数异常增高

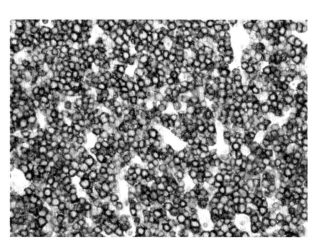

▲ 图 5-176　示图 5-172 中滤泡间区的淋巴细胞强表达 CD7。CD7 的表达在成熟的 T 细胞肿瘤中经常减少或缺失

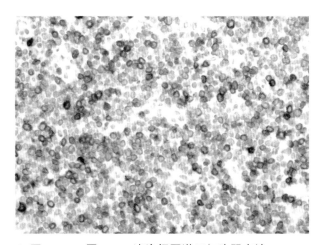

▲ 图 5-177　图 5-172 滤泡间区淋巴细胞弱表达 CD79a。虽然 CD79a 通常被认为是一种 B 细胞 / 浆细胞肿瘤标志物，也可以罕见表达于 T 淋巴母细胞性白血病 / 淋巴瘤

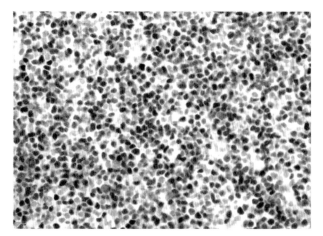

▲ 图 5-178　示图 5-172 中滤泡间区的淋巴细胞 TdT 阳性

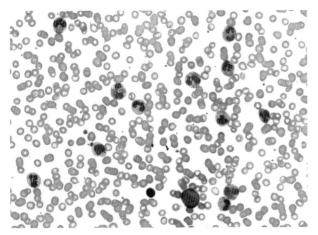

▲ 图 5-179　示图 5-171 淋巴结患者的外周血涂片中可见明显的嗜酸性粒细胞增多

胞增多；然而，无 T 淋巴母细胞性白血病累及的证据（图 5-180 和图 5-181）。淋巴结标本经荧光原位杂交（fluorescence in situ hybridization，FISH）检测证实，76% 的细胞中有 FIP1L1-PDGFRA-KIT 基因重排。FISH 检测示 PDGFRB 和 FGFR1 重排均为阴性。

这个病例说明了临床信息的重要性。正是因为有嗜酸性粒细胞增多症和骨髓检查结果，淋巴结"伴 PDGFRA 重排的髓系 / 淋巴系肿瘤累及"的诊断才能成立[48]。该诊断具有重要的临床意义，因酪氨酸激酶抑制药可用于治疗该病，但不常规用于治疗典型的 T 淋巴母细胞性白血病 / 淋巴瘤。

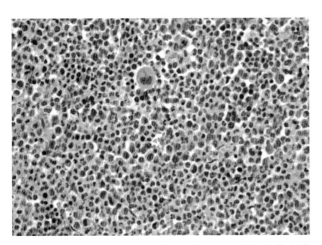

▲ 图 5-180　该患者的骨髓穿刺活检显示骨髓细胞密度增高，以髓系为主，嗜酸性粒细胞增多。无 T 淋巴母细胞性白血病 / 淋巴瘤累及骨髓的证据

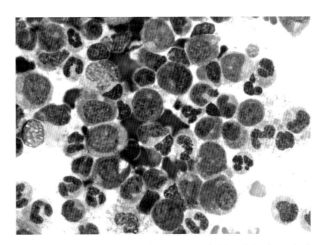

◀ 图 5-181　图 5-180 对应的针吸细胞学活检证实了髓系细胞占优势并伴有丰富的嗜酸性粒细胞和嗜酸性粒细胞前体细胞。母细胞含量没有增加

（孙　璐　田素芳 译　蒋翔男　贾丛伟 校）

参考文献

[1] Ioachim HL, Mediros LJ. Tumor-reactive lymphadenopathy. In: Ioachim's Lymph Node Pathology. 4th ed. Philadelphia, PA: Wolters Kluwer/Lippincott Williams & Wilkins; 2009:243-247.

[2] Weiss LM. Atypical phenotypes in classical Hodgkin lymphoma. Surg Pathol Clin. 2013;6(4):729-742.

[3] Garces S, Yin CC, Miranda RN, et al. Clinical, histopathologic, and immunoarchitectural features of dermatopathic lymphadenopathy: an update. Mod Pathol. 2020;33(6):1104-1121.

[4] Rocco N, Della Corte GA, Rispoli C, et al. Axillary masses in a woman with a history of breast cancer: dermatopathic

lymphadenopathy. *Int J Surg.* 2014;12(suppl 2):S40-S43.

[5] Ravindran A, Goyal G, Failing JJ, Go RS, Rech KL. Florid dermatopathic lymphadenopathy – A morphological mimic of Langerhans cell histiocytosis. *Clin Case Rep.* 2018;6(8):1637-1638.

[6] Shanmugam V, Craig JW, Hornick JL, Morgan EA, Pinkus GS, Pozdnyakova O. Cyclin D1 is expressed in neoplastic cells of Langerhans cell histiocytosis but not reactive Langerhans cell proliferations. *Am J Surg Pathol.* 2017;41(10):1390-1396.

[7] Burke JS, Colby TV. Dermatopathic lymphadenopathy. Comparison of cases associated and unassociated with mycosis fungoides. *Am J Surg Pathol.* 1981;5:343-352.

[8] Kutok JL, Wang F. Spectrum of Epstein-Barr virus–associated diseases. *Annu Rev Pathol.* 2006;1:375-404.

[9] Barros MHM, Vera-Lozada G, Segges P, Hassan R, Niedobitek G. Revisiting the tissue microenvironment of infectious mononucleosis: identification of EBV infection in T cells and deep characterization of immune profiles. *Front Immunol.* 2019;10:146.

[10] Hamilton-Dutoit SJ, Pallesen G. Detection of Epstein-Barr virus small RNAs in routine paraffin sections using non-isotopic RNA/RNA in situ hybridization. *Histopathology.* 1994;25:101-111.

[11] Siliézar MM, Muñz CC, Solano-Iturri JD, et al. Spontaneously ruptured spleen samples in patients with infectious mononucleosis: analysis of histology and lymphoid subpopulations. *Am J Clin Pathol.* 2018;150(4):310-317.

[12] Hodgson YA, Jones SG, Knight H, Sovani V, Fox CP. Herpes Simplex necrotic lymphadenitis masquerading as Richter's transformation in treatment-naive patients with chronic lymphocytic leukemia. *J Hematol.* 2019;8(2):79-82.

[13] Heldwein EE, Krummenacher C. Entry of herpesviruses into mammalian cells. *Cell Mol Life Sci.* 2008;65(11):1653-1668.

[14] Orenstein JM. The Warthin-Finkeldey-type giant cell in HIV infection, what is it? *Ultrastruct Pathol.* 1998;22(4):293-303.

[15] Kalungi S, Wabinga H, Bostad L. Reactive lymphadenopathy in Ugandan patients and its relationship to EBV and HIV infection. *APMIS.* 2009;117:302-307.

[16] Barrionuevo-Cornejo C, Dueñs-Hancco D. Lymphadenopathies in human immunodeficiency virus infection. *Semin Diagn Pathol.* 2018;35(1):84-91.

[17] O'Byrne P, MacPherson P, DeLaplante S, Metz G, Bourgault A. Approach to lymphogranuloma venereum. *Can Fam Physician.* 2016;62(7):554-558.

[18] Carithers HA. Cat-scratch disease. An overview based on a study of 1,200 patients. *Am J Dis Child.* 1985;139:1124-1133.

[19] Peng J, Fan Z, Zheng H, Lu J, Zhan Y. Combined application of immunohistochemistry and Warthin-Starry silver stain on the pathologic diagnosis of cat scratch disease. *Appl Immunohistochem Mol Morphol.* 2020.

[20] Allizond V, Costa C, Sidoti F, et al. Serological and molecular detection of Bartonella henselae in specimens from patients with suspected cat scratch disease in Italy: a comparative study. *PLoS One.* 2019;14(2):e0211945.

[21] Martin IM, Alexander SA, Ison CA, Macdonald N, McCarthy K, Ward H. Diagnosis of lymphogranuloma venereum from biopsy samples. *Gut.* 2006;55(10):1522-1523.

[22] Montoya JG, Liesenfeld O. Toxoplasmosis. *Lancet.* 2004;363(9425):1965-1976.

[23] Krick JA, Remington JS. Toxoplasmosis in the adult – An overview. *N Engl J Med.* 1978;298(10):550-553.

[24] Gru AA, O'Malley DP. Autoimmune and medication-induced lymphadenopathies. *Semin Diagn Pathol.* 2018;35(1):34-43.

[25] Saltzstein SL, Ackerman LV. Lymphadenopathy induced by anticonvulsant drugs and mimicking clinically pathologically malignant lymphomas. *Cancer.* 1959;12:164-182.

[26] Jeon YK, Paik JH, Park SS, et al. Spectrum of lymph node pathology in adult onset Still's disease; analysis of 12 patients with one follow up biopsy. *J Clin Pathol.* 2004;57(10):1052-1056.

[27] Kojima M, Motoori T, Asano S, Nakamura S. Histological diversity of reactive and atypical proliferative lymph node lesions in systemic lupus erythematosus patients. *Pathol Res Pract.* 2007;203(6):423-431.

[28] Kubota K, Tamura J, Kurabayashi H, Yanagisawa T, Shirakura T, Mori S. Warthin-Finkeldey-like giant cells in a patient with systemic lupus erythematosus. *Hum Pathol.* 1988;19(11):1358-1359.

[29] Jorns JM, Knoepp SM. Asteroid bodies in lymph node

cytology: infrequently seen and still mysterious. *Diagn Cytopathol.* 2011;39:35-36.

[30] Akao K, Minezawa T, Yamamoto N, et al. Flow cytometric analysis of lymphocyte profiles in mediastinal lymphadenopathy of sarcoidosis. *PLoS One.* 2018;13(11):e0206972.

[31] Annam V, Kulkarni MH, Puranik RB. Comparison of the modified fluorescent method and conventional Ziehl-Neelsen method in the detection of acidfast bacilli in lymphnode aspirates. *Cytojournal.* 2009;6:13.

[32] O'Connell JX, Rosenberg AE. Histiocytic lymphadenitis associated with a large joint prosthesis. *Am J Clin Pathol.* 1993;99(3):314-316.

[33] Jaffe ES. Histiocytoses of lymph nodes: biology and differential diagnosis. *Semin Diagn Pathol.* 1988;5(4): 376-390.

[34] Wood C, Nickoloff BJ, Todes-Taylor NR. Pseudotumor resulting from atypical mycobacterial infection: a "histoid" variety of Mycobacterium avium-intracellulare complex infection. *Am J Clin Pathol.* 1985;83(4): 524-527.

[35] Wang W, Medeiros LJ. Castleman disease. *Surg Pathol Clin.* 2019;12(3):849-863.

[36] Chan AC, Chan KW, Chan JK, Au WY, Ho WK, Ng WM. Development of follicular dendritic cell sarcoma in hyaline-vascular Castleman's disease of the nasopharynx: tracing its evolution by sequential biopsies. *Histopathology.* 2001;38(6):510-518.

[37] Chan JK, Frizzera G, Fletcher CD, Rosai J. Primary vascular tumors of lymph nodes other than Kaposi's sarcoma: analysis of 39 cases and delineation of two new entities. *Am J Surg Pathol.* 1992;16:335-350.

[38] Moh M, Sangoi AR, Rabban JT. Angiomyomatous hamartoma of lymph nodes, revisited: clinicopathologic study of 21 cases, emphasizing its distinction from lymphangioleiomyomatosis of lymph nodes. *Hum Pathol.* 2017;68:175-183.

[39] Ronco PM, Alyanakian MA, Mougenot B, Aucouturier P. Light chain deposition disease: a model of glomerulosclerosis defined at the molecular level. *J Am Soc Nephrol.* 2001;12(7):1558-1565.

[40] Baqir M, Moua T, White D, Yi ES, Ryu JH. Pulmonary nodular and cystic light chain deposition disease: a retrospective review of 10 cases. *Respir Med.* 2020; 164:105896.

[41] Gupta D, Lim MS, Medeiros LJ, Elenitoba-Johnson KS. Small lymphocytic lymphoma with perifollicular, marginal zone, or interfollicular distribution. *Mod Pathol.* 2000;13(11):1161-1166.

[42] Dupin N, Diss T, Kellam P, et al. HHV-8 is associated with a plasmablastic variant of Castleman disease that is linked to HHV-8-positive plasmablastic lymphoma. *Blood.* 2000;95:1406-1412.

[43] Kojima M, Motoori T, Nakamura S. Benign, atypical and malignant lymphoproliferative disorders in rheumatoid arthritis patients. *Biomed Pharmacother.* 2006;60(10):663-672.

[44] Doyle LA, Hornick JL. Pathology of extramedullary mastocytosis. *Immunol Allergy Clin North Am.* 2014;34(2):323-339.

[45] Sotlar K, Cerny-Reiterer S, Petat-Dutter K, et al. Aberrant expression of CD30 in neoplastic mast cells in high-grade mastocytosis. *Mod Pathol.* 2011;24(4): 585-595.

[46] Ro JY, Luna MA, Mackay B, Ramos O. Yellow-brown (Hamazaki-Wesenberg) bodies mimicking fungal yeasts. *Arch Pathol Lab Med.* 1987;111(6):555-559.

[47] Ohgami RS, Arber DA, Zehnder JL, Natkunam Y, Warnke RA. Indolent T-lymphoblastic proliferation (iT-LBP): a review of clinical and pathologic features and distinction from malignant T-lymphoblastic lymphoma. *Adv Anat Pathol.* 2013;20(3):137-140.

[48] Swerdlow SH, Campo E, Harris NL, et al. *Myeloid/ lymphoid neoplasms with PDGFRA rearrangement.* In: *WHO Classification of Tumours of Haematopoietic and Lymphoid Tissues.* Lyon, France: IARC Press; 2017: 73-75.

第 6 章　破坏性的结节状生长模式
Obliterated Nodular Pattern

一、概述

在临床中表现为淋巴结结构消失、弥漫结节状生长模式的疾病类型极少。尽管如此，临床医生对于一些病例的诊断仍旧充满困惑。对于破坏性结节状生长病例，在考虑淋巴瘤之前，需对所有反应性结节状病变有一个全面的认识。此重要特征关系到了解淋巴结中相关的标志性结构，并且涉及识别结节区域是否对应了潜在的淋巴滤泡。

最重要的是，本章不会像教科书一样对每种结节状淋巴瘤的组织学和免疫表型进行非常详细的描述。相反，本章将基于病变的生长模式和实用的诊断特征，仅探讨如何得到正确诊断的具体方法。读者可以参考 2016 年 WHO 分类和其他书籍中对这些疾病的详细讨论。

二、具有结节状生长模式的病例需考虑的疾病列表

（一）霍奇金淋巴瘤

1. 结节性淋巴细胞为主型霍奇金淋巴瘤（NLPHL）。
2. 结节性富于淋巴细胞型经典型霍奇金淋巴瘤（CHL）。
3. 滤泡间混合细胞型经典型霍奇金淋巴瘤伴反应性退变 / 结节状淋巴滤泡。

（二）非霍奇金淋巴瘤

1. B 细胞肿瘤。
   (1) 滤泡性淋巴瘤（FL）。
   (2) 套细胞淋巴瘤（MCL）。
   (3) 小淋巴细胞性淋巴瘤（SLL）。
2. T 细胞肿瘤：滤泡性 T 细胞淋巴瘤（滤泡和滤泡周模式）。

（三）Castleman 病（CD）相关淋巴组织增殖性病变

1. 透明血管型 CD。

2. 多中心型 Castleman 病（MCD）。

　　(1) 人类疱疹病毒（HHV）8 相关的 MCD。

　　(2) HHV-8 阴性的特发性 MCD（iMCD）。

一览表：在看似破坏性生长的结节状模式的病例中需寻找的组织学特征

1. 结节的形态。

　　(1) 斑驳结节与弥漫结节模式（NLPHL/HL 与其他）。

　　(2) 界限清楚的结节与模糊的结节（图 6-1 至图 6-10）。

2. 淋巴窦闭塞（FL 中常见）。

3. 被膜下窦闭塞（常见于血管免疫母细胞性 T 细胞淋巴瘤）（图 6-11）。

4. 结节结构超出淋巴结轮廓并延伸至周围脂肪组织［FL 和边缘区淋巴瘤（marginal zone lymphoma，MZL）的常见特征］。

5. 在看似反应性淋巴结中局部侵犯。

6. 非典型霍奇金样细胞及其定位［可见于 HL（图 6-12 和图 6-13）和外周 T 细胞淋巴瘤，滤泡变异型（F-PTCL）］。

7. 非典型淋巴细胞形成滤泡周边 / 滤泡旁袖套结构［见于 MZL、慢性淋巴细胞性白血病（chronic lymphocytic leukemia，CLL）和 F-PTCL 伴滤泡旁 T 细胞模式］（图 6-14 至图 6-18）。

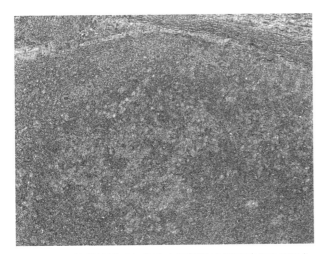

▲ 图 6-1　结节性淋巴细胞为主型霍奇金淋巴瘤（NLPHL）：斑驳的结节状淋巴组织增生的首要代表，伴多簇淡染细胞

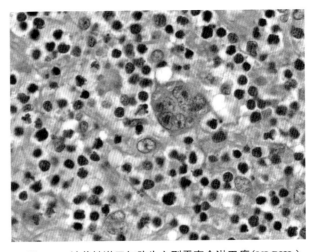

▲ 图 6-2　结节性淋巴细胞为主型霍奇金淋巴瘤（NLPHL）：高倍镜显示淋巴细胞背景中散在大的非典型淋巴细胞，形态符合淋巴细胞和组织细胞 / 淋巴细胞为主型（LP）细胞，核型不规则并伴有多个小核仁

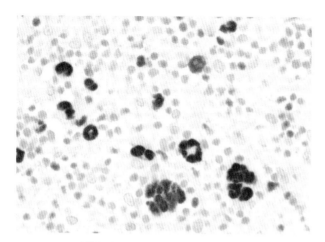

▲ 图 6–3　结节性淋巴细胞为主型霍奇金淋巴瘤（NLPHL）：
OCT2 免疫组织化学染色突显出 NLPHL 中的所有异型细
胞。与 Pax-5 相比，OCT2 可以更好地识别数量稀少的 LP
细胞。此外，本病例背景中小 B 细胞数量稀少，与富含 T
细胞的变异型一致，与不良结局相关

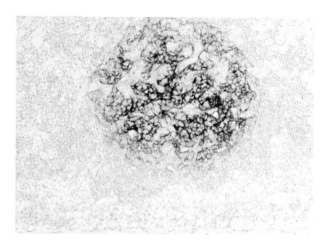

▲ 图 6–4　结节性淋巴细胞为主型霍奇金淋巴瘤（NLPHL）：
CD21 免疫组织化学染色显示树突细胞网状结构广泛破
坏。这并不一定是区分滤泡性淋巴瘤（FL）和边缘区淋巴
瘤（MZL）的有用特征，但其几乎完全缺失的病例需考虑
NLPHL 发生富于 T 细胞 / 组织细胞的 B 细胞淋巴瘤（T/
HRBCL）早期转化的可能性

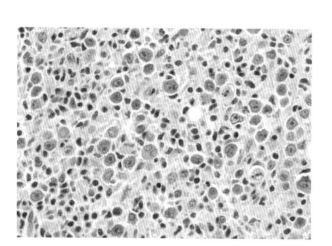

▲ 图 6–5　示图 6–1 至图 6–4 结节性淋巴细胞为主型霍奇
金淋巴瘤（NLPHL）患者的骨髓显示弥漫性大 B 细胞淋
巴瘤（DLBCL）转化：上述同一病例骨髓受累，可见成片
大 B 细胞，提示同时发生 DLBCL 转化

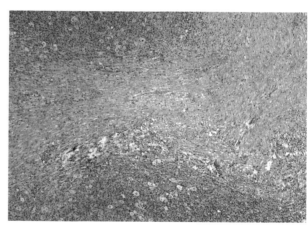

▲ 图 6–6　经典型霍奇金淋巴瘤（CHL）：斑驳的结节状
淋巴组织增生，可见多个散在斑驳的结节状结构，伴有明
显宽带状的硬化分隔带，取代正常淋巴结结构

◀ 图 6–7　经典型霍奇金淋巴瘤（CHL）：高倍镜下显示
陷窝细胞（霍奇金 / 里 – 施细胞）散在分布于富含淋巴细胞、
嗜酸性粒细胞和组织细胞的背景中，是结节硬化性 CHL
的特征

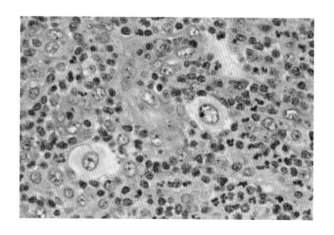

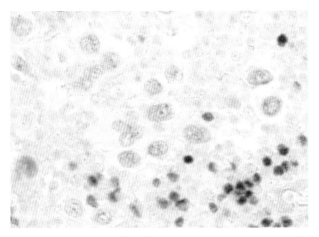

▲ 图 6–8　经典型霍奇金淋巴瘤（CHL）：Pax-5 免疫组织化学染色显示霍奇金细胞弱表达，右下方周围正常 B 细胞强表达

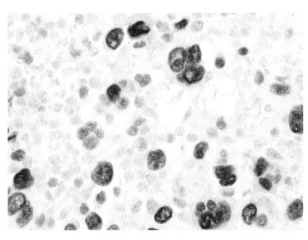

▲ 图 6–9　经典型霍奇金淋巴瘤（CHL）：霍奇金细胞总是表达 MUM1，这在霍奇金细胞非常少时是一个有用的指标

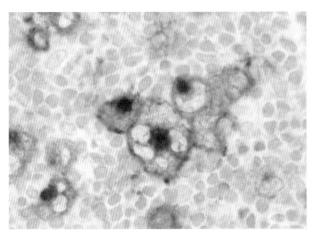

▲ 图 6–10　经典型霍奇金淋巴瘤（CHL）：CD30 免疫组织化学染色显示肿瘤细胞的细胞膜和细胞质及核旁高尔基区着色，证实为 CHL

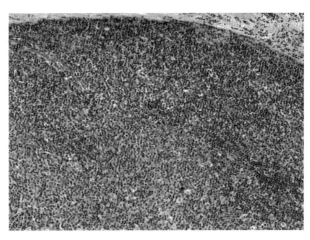

▲ 图 6–11　血管免疫母细胞性 T 细胞淋巴瘤：淋巴结正常结构消失伴被膜下窦闭塞

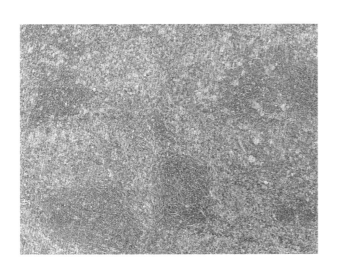

◀ 图 6–12　滤泡间经典型霍奇金淋巴瘤（CHL）：可见散在的初级滤泡样结构

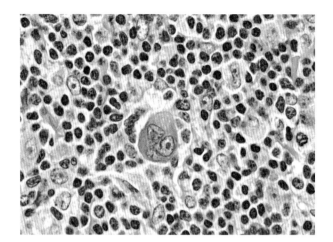

▲ 图 6-13　滤泡间经典型霍奇金淋巴瘤（CHL）：高倍镜下，散在的霍奇金细胞很容易被识别，但如果不仔细观察则可能会被漏诊。细胞具有典型的免疫表型，CD30 和 CD15 阳性，Pax-5 弱阳性。由于滤泡间 B 细胞增加且 PCR 检测显示 B 细胞呈克隆性，该病例最初被诊断为边缘区淋巴瘤

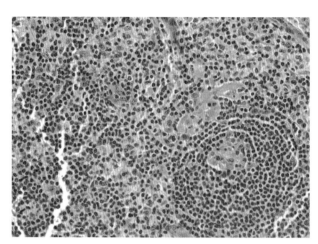

▲ 图 6-14　血管免疫母细胞性 T 细胞淋巴瘤，模式 2：低倍镜下 HE 染色图像显示一些区域有非常小的 Castleman 病样退化的滤泡，其他区域显示小淋巴细胞结节状聚集，形态类似初级滤泡，周围可见明显的透亮淋巴细胞套

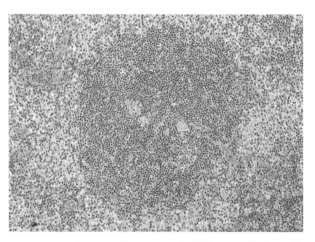

▲ 图 6-15　血管免疫母细胞性 T 细胞淋巴瘤，模式 2：高倍镜下 HE 染色图像显示一些区域有非常小的 Castleman 病样退化滤泡，其他区域显示小淋巴细胞呈结节状聚集，形态类似初级滤泡，周围可见明显的透亮淋巴细胞套

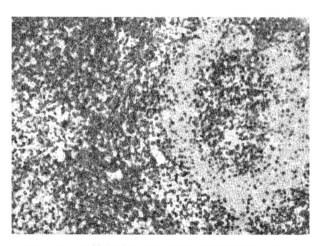

▲ 图 6-16　血管免疫母细胞性 T 细胞淋巴瘤，模式 2：CD3 免疫组织化学染色突显滤泡周围袖套样分布的 CD3 阳性 T 细胞

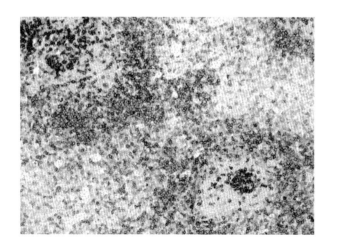

◀ 图 6-17　血管免疫母细胞性 T 细胞淋巴瘤，模式 2：PD-1 免疫组织化学染色显示生发中心滤泡辅助 T 细胞数量增加，另外，滤泡周围 CD3 阳性淋巴细胞套同时表达 PD-1，证实与血管免疫母细胞性 T 细胞淋巴瘤的异常染色模式一致，即所谓的模式 2

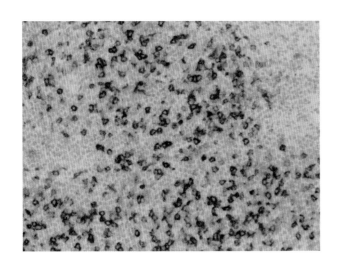

◀ 图 6-18　血管免疫母细胞性 T 细胞淋巴瘤，模式 2：滤泡结构内也可见数量不等的 CD10 阳性淋巴细胞，符合滤泡辅助 T 细胞。典型的模式 1 表现为反应性滤泡增生；模式 3 表现为淋巴结构消失，形态符合典型的高内皮血管性血管免疫母细胞性 T 细胞淋巴瘤。包含模式 1 和模式 2 的病例常被误诊为反应性增生或透明血管型 Castleman 病

三、滤泡性淋巴瘤

（一）滤泡性淋巴瘤诊断中的陷阱——一些组织学变异

1. FL 部分受累——在低倍镜下观察所有切片的全貌，因为非常局限和部分受累的病例在低倍镜下更明显。

2. 大小不一的小型滤泡——虽然教科书告诉我们 FL 总是表现为大小几乎相等的大滤泡紧密排列，缺乏明显的套区（图 6-19 至图 6-23），但小滤泡和具有明显套区的病例也相当常见，因此需意识到这些组织学变异（图 6-24 至图 6-26）。

3. 根据这些思路，在 FL 中可以看到非常小的微滤泡伴有套区扩张，类似透明血管型 Castleman 病[1]。这种情况诊断困难，是一个潜在的误区，除非确定 CD10 和 Bcl-2 表达定位于同一细胞（使用了适当的免疫组织化学染色，因为如果初始诊断考虑是透明血管型 Castleman 病则可能不进行免疫组织化学染色；

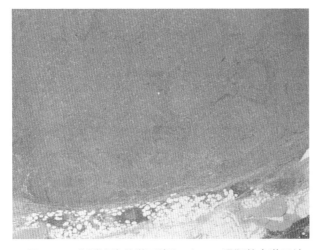

▲ 图 6-19　典型滤泡性淋巴瘤（FL）：FL 累犯整个淋巴结，可见多个致密排列的扩张的结节状滤泡结构，套区不明显。此外，注意在淋巴结周围脂肪组织中的小结节状微滤泡结构。结外侵犯常见，在淋巴结部分受累的 FL 病例中是一个有价值的特征

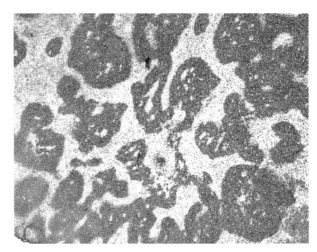

▲ 图 6-20　典型滤泡性淋巴瘤（FL）CD20：滤泡 CD20 阳性，突显出匐行的不规则滤泡。还需注意滤泡外 CD20 阳性 B 细胞增加，提示肿瘤细胞的滤泡外侵犯，这在 FL 中很常见

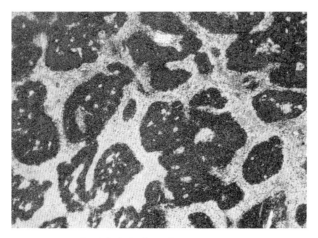

▲ 图 6–21　典型滤泡性淋巴瘤（FL）CD10：滤泡 CD10 阳性

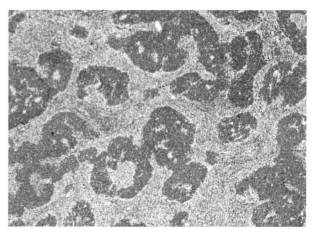

▲ 图 6–22　典型滤泡性淋巴瘤（FL）：Bcl-2 免疫组织化学染色衬显出所有肿瘤性滤泡，提示肿瘤细胞共表达 CD10 和 Bcl-2。此外，注意滤泡间 T 细胞也表达 Bcl-2。通过比较 CD20 和 Bcl-2 免疫组织化学染色可以推断，相对于 CD20 而言，滤泡外 Bcl-2 阳性细胞量增多，这是由于部分 T 细胞也表达 Bcl-2

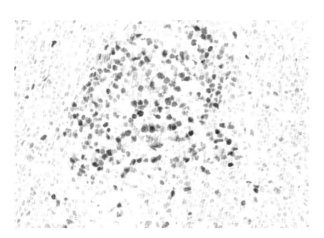

▲ 图 6–23　典型滤泡性淋巴瘤（FL）：Ki-67 显示结节内增殖细胞数量增加，呈结节状染色模式

▲ 图 6–24　具有微结节结构的滤泡性淋巴瘤（FL）。这是一名 39 岁无症状男性患者的淋巴结，表现为 4.8cm 的腹股沟肿块。在极少数情况下，FL 在低倍镜下可表现为多个小而淡染的滤泡结构，类似非干酪性肉芽肿

◀ 图 6–25　具有微结节结构的滤泡性淋巴瘤（FL）：肿瘤细胞 CD10 阳性

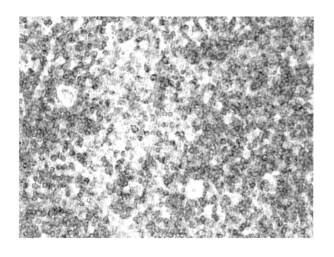

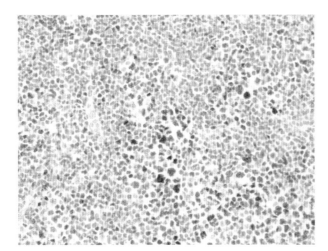

▲ 图 6-26　具有微结节结构的滤泡性淋巴瘤（FL）：微结节内的肿瘤细胞 Bcl-6 阳性（本例 CD20 也为阳性），证实了 FL 的诊断。FISH 检测显示 t（14;18）易位

图 6-27 至图 6-32）。该患者有广泛淋巴结肿大伴有明显系统症状，这些表现与透明血管型 Castleman 病不一致。因此，该病例增加了免疫组织化学染色，方才作出适当的诊断。

在罕见情况下，滤泡性淋巴瘤表现为具有丰富淡粉色细胞质的中心细胞，呈现组织细胞性肿瘤或大细胞形态，这些病例最终诊断常升级到Ⅲb 级。观察细胞核折叠、粗块状染色质等核特征对于避免这一误区至关重要（图 6-33 至图 6-36）。由于细胞质边界不清，这些病例在 HE 染色形态上常被误诊为其他肿瘤，如颗粒细胞瘤。该病例实际是具有上述细胞形态的十二指肠型 FL。

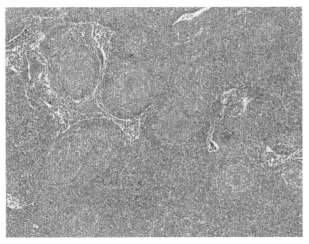

▲ 图 6-27　滤泡性淋巴瘤（FL），Ⅲa 级，具有透明血管型 Castleman 病样细胞形态：低倍镜下显示紧密排列的淋巴滤泡

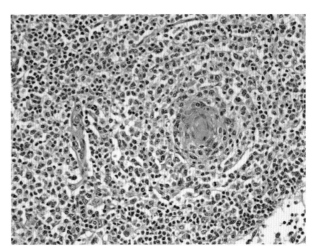

▲ 图 6-28　滤泡性淋巴瘤（FL），Ⅲa 级，具有透明血管型 Castleman 病样细胞形态：高倍镜显示 Castleman 病样退化的淋巴滤泡，生发中心血管化，套区呈同心圆状

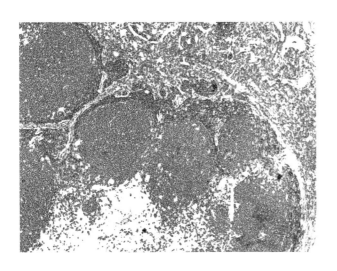

◀ 图 6-29　滤泡性淋巴瘤（FL），Ⅲa 级，具有透明血管型 Castleman 病样细胞形态：结节呈 CD20 弥漫阳性，证实其 B 细胞来源

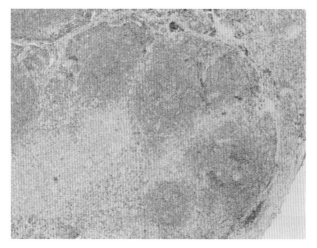

▲ 图 6-30　滤泡性淋巴瘤（FL），Ⅲa 级，具有透明血管型 Castleman 病样细胞形态：CD20 阳性的结节共表达 CD10

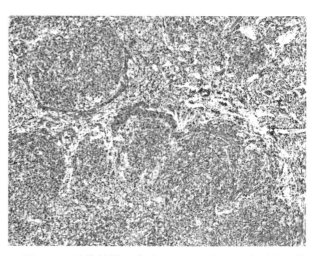

▲ 图 6-31　滤泡性淋巴瘤（FL），Ⅲa 级，具有透明血管型 Castleman 病样细胞形态：滤泡内 B 细胞共表达 Bcl-2，证实为肿瘤性滤泡中心 B 细胞来源

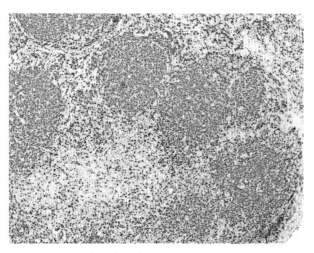

▲ 图 6-32　滤泡性淋巴瘤（FL），Ⅲa 级，具有透明血管型 Castleman 病样细胞形态：滤泡均匀一致表达 Ki-67，提示其侵袭性生物学行为

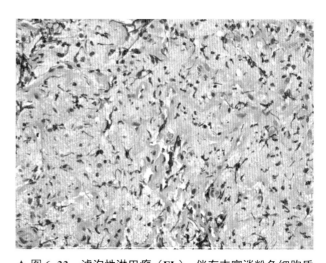

▲ 图 6-33　滤泡性淋巴瘤（FL），伴有丰富淡粉色细胞质的非典型中心细胞：低倍镜和高倍镜 HE 染色显示簇状分布的细胞核形态温和，以及纤细的间质硬化

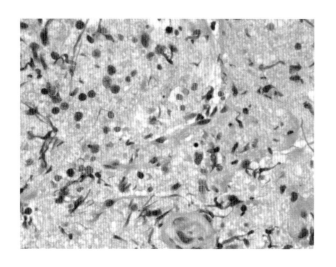

◀ 图 6-34　滤泡性淋巴瘤（FL），伴有丰富淡粉色细胞质的非典型中心细胞：高倍镜 HE 染色显示细胞含有丰富的泡沫状粉染的细胞质和纤细的间质硬化。没有明显的淋巴细胞形态

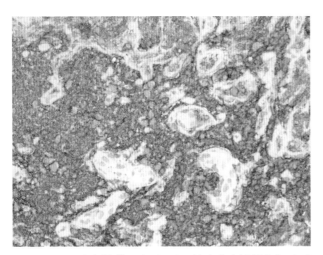

▲ 图 6-35　滤泡性淋巴瘤（FL），伴有丰富淡粉色细胞质的非典型中心细胞：细胞 CD20 阳性，证实为肿瘤性 B 细胞来源

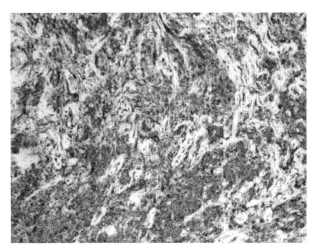

▲ 图 6-36　滤泡性淋巴瘤（FL），伴有丰富淡粉色细胞质的非典型中心细胞：细胞同时呈 Bcl-2 阳性，证实为符合 FL 表型的肿瘤性 B 细胞

滤泡结构内各种细胞的主要特点

(1) 中心母细胞：大细胞，核不规则，染色质粗，多个位于核周的小核仁。

(2) 中心细胞：体积小、中等或有时为大的裂解细胞，细胞核拉长，核仁不明显。

(3) 可染小体巨噬细胞：大细胞，有单个圆形或折叠的细胞核，单个小核仁，细胞质丰富、含有吞噬核碎片。

(4) 滤泡树突细胞：单核或双核，核膜薄，染色质空亮，核仁小而不明显。

(5) 在滤泡中少见但有价值的细胞。

- 免疫母细胞：大细胞，显著的嗜酸性核仁，中等量的嗜双色性细胞质——通常位于外周。
- 浆细胞：成熟浆细胞，可见于自身免疫性疾病。
- T 细胞：位于外周的小圆淋巴细胞，即滤泡辅助 T 细胞（TFH），可作为细胞大小的内部参考。

（二）滤泡性淋巴瘤的分级

2016 年 WHO 推荐根据中心母细胞的数量进行 FL 分级，包括 Ⅰ～Ⅱ级、Ⅲa 级和Ⅲb 级。每个高倍镜视野中≤ 15 个中心母细胞为 Ⅰ～Ⅱ级，每个高倍镜视野中＞ 15 个中心母细胞为Ⅲa 级，当中心母细胞呈片分布时则为Ⅲb 级。

虽然区分 Ⅰ～Ⅱ级与Ⅲa 级较为困难且重复性较差，但如果患者无症状，这种区分的临床意义则较小。然而，Ⅲb 级的诊断在临床上等同于弥漫性大 B 细胞淋巴瘤，对大部分患者而言，不论是否有症状均需要治疗。无论 FL 的级别如何，都需要在滤泡外区域寻找可能存在的成簇的 CD20 阳性大 B 细胞，以评估是否有局灶性大细胞转化的可能（图 6-37 至图 6-39）。

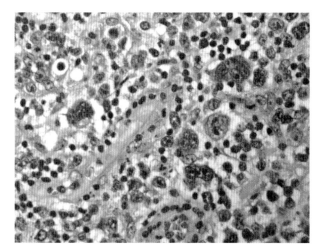

▲ 图 6-37　滤泡间伴有散在大霍奇金样细胞的转化性滤泡性淋巴瘤（FL）：HE 染色图像显示一名 FL 患者的滤泡间区有霍奇金样细胞。这种病例有时可能被误诊为组合性淋巴瘤

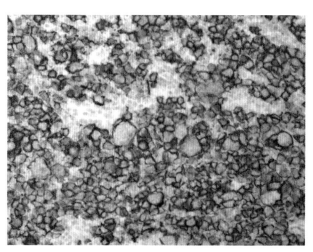

▲ 图 6-38　滤泡间伴有散在大霍奇金样细胞的转化性滤泡性淋巴瘤（FL）：滤泡间 CD20 阳性的小 B 细胞代表 FL 成分，而大细胞同样显示 CD20 强阳性

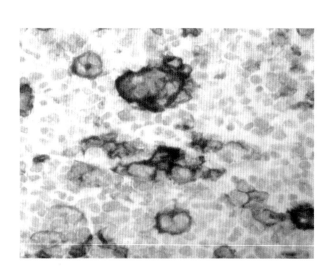

◀ 图 6-39　滤泡间伴有散在大霍奇金样细胞的转化性滤泡性淋巴瘤（FL）：这些细胞也表达 CD30。必须仔细观察滤泡间区域以寻找转化的成分。霍奇金样细胞可见于多种情形，包括转化的 FL、弥漫性大 B 细胞淋巴瘤、EB 病毒（EBV）阳性的大 B 细胞淋巴瘤，以及 T 细胞淋巴瘤。因此，不应将此类病例诊断为组合性淋巴瘤

（三）滤泡性淋巴瘤分级中的一些小技巧

针对 FL 分级，著者经常使用一些非常规的未写入教科书的规则。此类规则只要关注临床背景，则会发现非常有效。其中之一是不计数中心母细胞的数量。著者对方法和理由详述如下。

1. 低倍镜下浏览全部有淋巴瘤的切片，并重点关注大细胞数量增加的滤泡，高倍镜下对这些滤泡进行分级。

2. 理想情况下，中心母细胞在整个滤泡中均匀分布，但实际情况并非如此，增生的中心母细胞通常边缘化到肿瘤性滤泡的周边，大多数病例最终会升级至Ⅲa 级而不是Ⅰ～Ⅱ级。

3. 如果组织学上看似有更多的"大细胞"，那么需考虑以下两个问题，即是否混有小细胞、这些小细胞是否像中心细胞。如果这两个问题的答案都是肯定的，那仍旧诊断为Ⅲa 级而非Ⅲb 级（图 6-40 和图 6-41）。然而，大多数儿童型 FL 病例呈现Ⅲ级的细胞形态，这是一个陷阱，常常与反应性增生难以区

分（图 6-42 和图 6-43）。这些滤泡缺乏 Bcl-2 表达，具有反应性次级滤泡的免疫染色特征，但分子研究显示有 B 细胞克隆证据，符合儿童型 FL。旺炽性和反应性滤泡增生与儿童型 FL 之间仅一线之隔，必须运用敏锐的判断力及必要的分子检测方可作出准确诊断。

要点与误区

> 　　需注意区分滤泡树突细胞（FDC）与中心母细胞。前者通常可见成对出现的细胞核，具有清晰的核膜和单个小核仁；后者是核膜不规则的大细胞，具有多个位于核周的核仁。将 FDC 计数为中心母细胞常导致过度分级为Ⅲa 级。

　　CLL 典型表现为淡染的增殖中心，呈结节状外观，而 MCL 常呈结节状，伴单个散在组织细胞，具有中心细胞或母细胞样细胞形态。因此，多数情况下区分这些肿瘤并不困难（图 6-44 至图 6-46）。

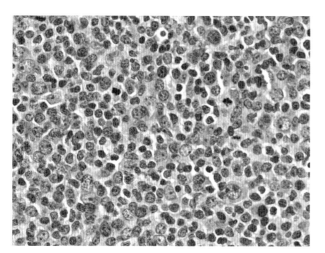

▲ 图 6-40　FL Ⅲa 级：多为混合细胞群，伴散在的小淋巴细胞和中心母细胞

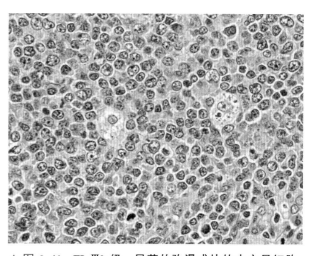

▲ 图 6-41　FL Ⅲb 级：显著的弥漫成片的中心母细胞，可诊断为Ⅲb 级

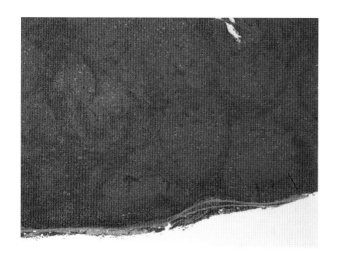

◀ 图 6-42　儿童型滤泡性淋巴瘤（FL）：HE 染色图像显示多个紧密排列的形态单一的扩张滤泡结构，可见含可染小体巨噬细胞。注意上方和右侧不规则地图样的单一滤泡

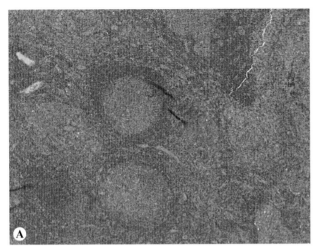
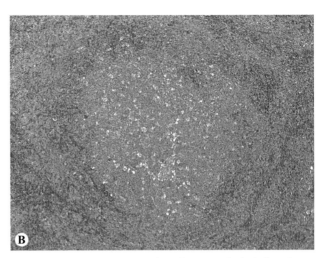

▲ 图 6–43　儿童型滤泡性淋巴瘤（FL）：A 和 B，高倍镜下 HE 染色图像显示这些滤泡的套区不同程度变薄，亮区 / 暗区界限不清，并可见散在含可染小体巨噬细胞

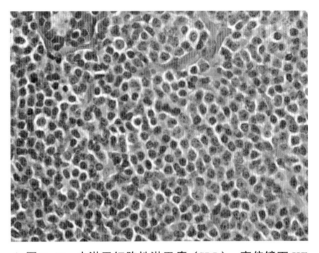

▲ 图 6–44　小淋巴细胞性淋巴瘤（SLL）：低倍镜下 HE 染色图像显示正常结构消失，染色质致密的小淋巴细胞呈片状分布，构成散在的境界不清的淡染结节状结构

▲ 图 6–45　小淋巴细胞性淋巴瘤（SLL）：高倍镜下 HE 染色图像显示形态单一、染色质致密的小淋巴细胞，是 SLL 的典型表现

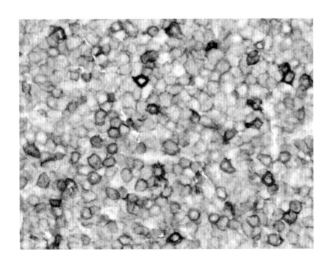

◀ 图 6–46　小淋巴细胞性淋巴瘤（SLL）：CD5 免疫组织化学染色显示双相模式，CD5 强阳性的 T 细胞散在分布，而背景中的慢性淋巴细胞性白血病（CLL）细胞 CD5 呈弱阳性

一览表：FL 分级和报告

❑ 核对 PET/CT，检查是否有比活检部位的 PET 代谢更高的其他淋巴结。

❑ 确认增生是弥漫性抑或结节状（弥漫性增生的分级方式不同）。

❑ 确认缺乏成片中心母细胞（排除Ⅲb 级 / 弥漫性大 B 细胞淋巴瘤）。

❑ 检查中心母细胞是否易见（如果是，则为Ⅲa 级）。

❑ 如果是穿刺活检，是否有足够的滤泡可供分级？如果是，则需报告分级。

❑ 仔细查看临床 / 影像学检查结果，判断是否推荐基于 PET/CT 结果进行切除活检。

常见问题：我有一个形态反应性淋巴结，流式细胞术结果显示有一个小的克隆性 B 细胞群。在这种情况下，是否需要用 PCR 法检测 B 细胞的克隆性？

回答： 旺炽的反应性生发中心偶尔可以包含小的克隆性细胞群；因此，如果没有足够的形态学依据支持，不建议常规使用 PCR 方法检测 B 细胞克隆性。唯一的例外是儿童型滤泡性淋巴瘤。

四、结节状增生病变的免疫组织化学染色和诊断路径

对于有明确结节结构而无霍奇金样细胞的病例，标准免疫组织化学染色组合包括 CD20、CD3、CD5、CD10、Bcl-6、Bcl-2 和 Ki-67（表 6–1）。将 cyclin D1、SOX11 和 LEF1 作为 CD10 阴性病例的二线指标。对于表达 CD5 且 CD10 阴性、具有模糊结节结构的病例，需增加 cyclin D1、SOX11 和 LEF1，因为结节状 MCL 表达 cyclin D1 和 SOX11，而只有 CLL 表达 LEF1[3]。通常情况下，对于 30% 无法确定结节型 / 弥漫型的病例，才需要这种分步检测的方法。在大多数情况下，仅通过 HE 染色便可以正确地区分 FL、CLL 和 MCL。

一般情况下，FL 共表达 CD10、Bcl-6 和 Bcl-2。FL 细胞的滤泡外侵犯是典型表现，这种成分通常显示 CD10 和（或）BCL-6 呈弱阳性 / 阴性。然而，罕见病例可表现为 CD10 和（或）Bcl-2 阴性，包括高级别 FL（图 6–47 至图 6–49）或儿童型 FL，上述病例 Bcl-2 阴性[2]。儿童型 FL 与旺炽性反应性次级滤泡尤其难以鉴别，因此，克隆性基因重排或 FL 相关致病突变分子检测对诊断至关重要[4]。

一览表：滤泡增生性病变对应的免疫组织化学染色

❑ 大部分增生为反应性——无须进行淋巴瘤相关免疫组织化学染色。

❑ 细胞形态单一且呈结节状增生，免疫组织化学套餐至少包括 CD20、CD5、CD10、Bcl-6、Bcl-2 和 Ki-67。

❑ 如果 CD10 为阴性，则需加做 cyclin D1、ZAP-70 和 LEF1（适用于 MCL 和 SLL）。

❑ 排除 FL、SLL 和 MCL 之后，则需增加 CD30、IgD 和 PD1 染色。

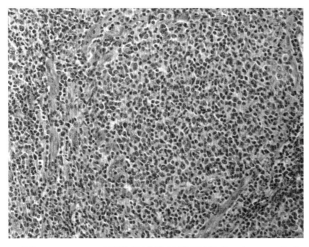

▲ 图 6-47　CD10 阴性的滤泡性淋巴瘤（FL）：HE 染色显示Ⅲa 级 FL，中心母细胞增多

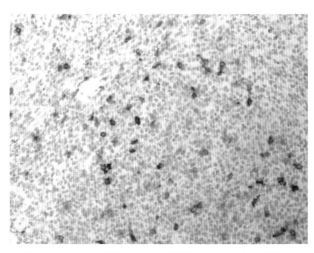

▲ 图 6-48　CD10 阴性的滤泡性淋巴瘤（FL）：滤泡中的 B 细胞绝大部分为 CD10 阴性。散在单个 CD10 阳性淋巴细胞对应于滤泡辅助 T 细胞

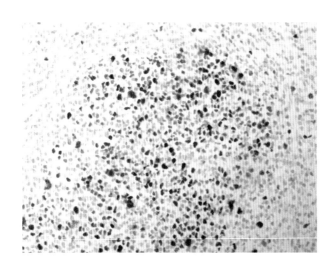

◀ 图 6-49　CD10 阴性的滤泡性淋巴瘤（FL）：但是肿瘤细胞 Bcl-6 阳性，证实系生发中心起源

要点与误区

　　如果流式细胞术已证实克隆性 B 细胞表达 CD5 或 CD10，使用的免疫组织化学套餐有时可精简；然而，由于在流式细胞术和免疫组织化学检测中所使用的抗体克隆不同，流式细胞术 CD5 阴性而免疫组织化学（IHC）中 CD5 阳性的情形常见。因此，如果形态高度可疑，建议重复染色。同样，CD19 免疫组织化学染色在大 B 淋巴细胞增生中可能呈阴性，但流式细胞术结果可能呈阳性，这在 CD19 CAR-T 细胞治疗前非常重要。

表 6-1　结节模式的淋巴瘤中常用免疫组织化学染色的关键特点及染色的注意事项

染色	FL	CLL	MCL	CHL/NLPHL
CD20	肿瘤性滤泡着色，滤泡外成分也着色（淋巴瘤中；在 Bcl-2 阴性病例中非常有价值）	CD20 呈明显弱表达	淋巴瘤细胞阳性	CHL 中表达程度不一，NLPHL 中强阳性
CD10	肿瘤性滤泡强阳性（滤泡外成分弱阳性）	阴性	阴性	无价值
Bcl-6	肿瘤性滤泡强阳性（滤泡外成分弱阳性或阴性）	阴性	阴性	无价值
Bcl-2	肿瘤性滤泡阳性（需明确在疑似肿瘤性的滤泡中 Bcl-2 阳性细胞数＞＞CD3 阳性细胞数，提示过量的 Bcl-2 可能是由 B 细胞所致）	阳性（对诊断没有帮助）	阳性（对诊断没有帮助）	无价值，套区和 T 细胞染色
CD3	必要指标（原因参考 Bcl-2）	价值不大	价值不大	少数病例中可见 T 细胞花环状围绕霍奇金 /LP 细胞
CD5	在 FL 中无特殊意义	CLL 肿瘤细胞 CD5 弱阳性，T 细胞染色较强	MCL 细胞 CD5 染色比背景 T 细胞弱（图6-50 至图6-56）	无价值；可突显出花环状 T 细胞
Ki-67	对处于临界情况病例升级至Ⅲa 级有意义，虽然极少数低级别 FL 可以显示高增殖指数	突显出增殖中心，并有助于识别局灶转化	＞30% 提示预后差。总是需要做[a]	

a. p53 免疫组织化学和 *TP53* 突变相关分子检测对 MCL 也是至关重要的

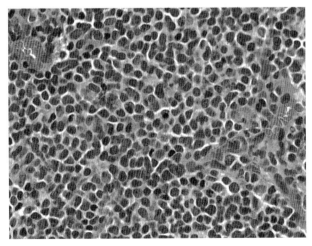

▲ 图 6-50　套细胞淋巴瘤（MCL）：可表现为模糊的结节，中等大小的母细胞样细胞弥漫浸润，核染色质较细腻

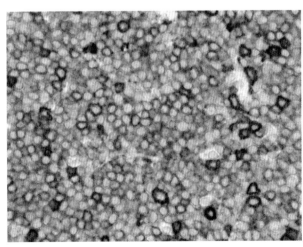

▲ 图 6-51　套细胞淋巴瘤（MCL）：肿瘤细胞 CD5 阳性，散在 T 细胞显示中 - 强的 CD5 表达

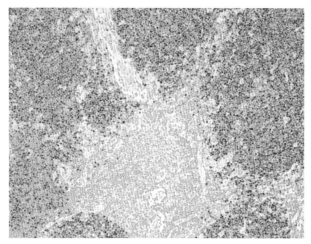

▲ 图 6-52 Cyclin D1 阴性 /SOX11 阳性套细胞淋巴瘤（MCL）：肿瘤细胞 SOX11 阳性。淋巴母细胞性病变和伯基特淋巴瘤也可表达 SOX11

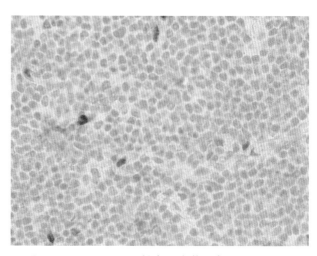

▲ 图 6-53 Cyclin D1 阴性套细胞淋巴瘤（MCL）：cyclin D1 阴性（散在组织细胞阳性，作为内对照）。淋巴结 MCL 通常为 SOX11 和 cyclin D1 阳性，而一部分白血病样 MCL 为惰性，通常为 SOX11 阴性

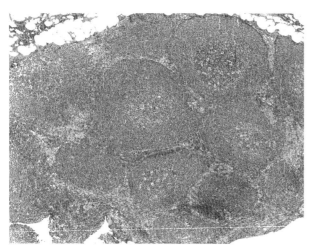

▲ 图 6-54 套细胞淋巴瘤（MCL），套区模式：低倍镜下 HE 染色显示结节状结构，看似反应性滤泡中可见扩张的套区

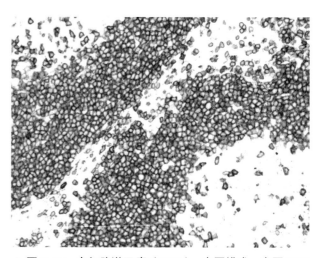

▲ 图 6-55 套细胞淋巴瘤（MCL），套区模式：套区 CD5 呈阳性

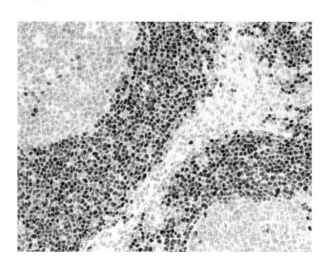

◀ 图 6-56 套细胞淋巴瘤（MCL），套区模式：弥漫阳性的 SOX11 突显出套区，并证实了 MCL 的诊断。套区模式 MCL 中受累套区的厚度和受累滤泡的数量显著高于原位套细胞瘤变

要点与误区

　　著者会在细胞较小的淋巴组织增生性病变中用 CD5 代替 CD3，因为 CD5 不仅可识别 T 细胞，还可以很容易地识别出肿瘤性 B 细胞。

常见问题：流式细胞术检测显示 CD5 阴性，但形态学疑为小淋巴细胞性淋巴瘤。这种情况下是否需要通过免疫组织化学方法重复检测 CD5?

回答：是的。流式细胞术和免疫组织化学所使用的 CD5 和 CD10 抗体克隆可能不同，因此另一克隆可能会识别出之前假阴性的结果。因此，如果 CD5 或 CD10 在初始流式细胞术检测结果为阴性，通过免疫组织化学方法进行重复检测是明智的选择。

决定如何分析与诊断滤泡性淋巴瘤病例供参考的具体情况和临床细节

1. 是基于 CT 扫描来判断是否有广泛受累吗?

对于这种病例，临床医生可能会进行治疗，因此其分级至关重要。在这种情况下，由另一位医生独立阅片并且病变级别获得与你一致的意见，并就意见进行陈述，这可能是一个不错的方法。

2. 患者是否进行了 PET 扫描？活检的淋巴结是否为 PET 代谢最高的淋巴结?

如果活检淋巴结的 PET 代谢并不高，而有另一个淋巴结显示更高的 PET 代谢率，通常会在报告中给出的注释。例如"尽管诊断特征符合滤泡性淋巴瘤，但在治疗前针对 PET 更高代谢的淋巴结进行活检对于确认或排除组织学转化非常重要"。

3. 有或无组织挤压所致人工假象的穿刺活检病例

(1) 腹膜后淋巴结/深部穿刺活检：如果形态典型并且 PET 扫描未显示任何其他 PET 代谢更高的淋巴结，通常诊断为 FL，并且不建议行切除活检，因为这些部位很难进行切除活检。

(2) 腋窝淋巴结/浅表/可触及部位的穿刺活检：即使形态看起来很典型，并且 PET 扫描未显示任何其他 PET 代谢更高的淋巴结，仍然强烈建议进行切除活检。

(3) 签发这些浅表部位淋巴结报告的最终诊断用语如下：CD10 阳性 B 细胞淋巴瘤，符合滤泡性淋巴瘤 I ～ II 级；建议行切除活检以评估是否存在组织学转化。

报告签发示例

淋巴结（空芯针穿刺活检）

● 滤泡性淋巴瘤，Ⅰ～Ⅱ级。见注释。

注释： 穿刺活检切片显示多条空心针穿刺组织，组织学显示多个紧密排列、形态单一的扩张滤泡结构。这些滤泡结构主要由中心细胞组成，伴中心母细胞数量增加，部分滤泡符合滤泡性淋巴瘤，Ⅲa 级。未见大细胞转化区域（总是需要提供组织学转化的详细信息）。免疫组织化学染色包括 CD20、CD3、CD5、CD10、Bcl-6、Bcl-2 和 Ki-67（所有免疫组织化学染色项目）。用于显示肿瘤性滤泡结构的 CD20 阳性（首先是细胞系相关标志物），且滤泡间区阳性成分显著增多。此外，CD10、Bcl-6 和 Bcl-2 均为阳性（其他有价值的标志物）。这些滤泡 Ki-67 增殖指数低（10%；预后相关标志物）。CD3、CD5 及 Bcl-2 突出显示结节间的 T 细胞（背景细胞阳性的标志物）。

五、结节状增生的易误诊病例

（一）易误诊病例 1：淋巴结边缘区淋巴瘤伴滤泡植入

尽管未列入结节状增生病变的目录，但伴有广泛滤泡植入的 MZL 可类似于 FL（图 6-57 至图 6-62）。植入滤泡内 CD10、Bcl-6 和 Ki-67 免疫组织化学染色显示正常滤泡模式被破坏以及滤泡间 B 细胞增多，这通常是仅有的诊断线索。流式细胞术显示克隆性 B 细胞不表达 CD5 和 CD10，符合淋巴结边缘区淋巴瘤（NMZL）。在缺乏明显的轻链限制性浆细胞成分的情况下，滤泡植入现象是诊断缺乏显著滤泡间肿瘤成分的 NMZL 的一个非常有用的特征。

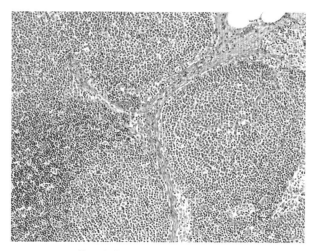

▲ 图 6-57 淋巴结边缘区淋巴瘤（NMZL）伴广泛滤泡植入，类似滤泡性淋巴瘤：淋巴结结构被小淋巴细胞聚集形成的多个结节所替代，类似初级滤泡。其间可见硬化，滤泡间区淋巴组织较少

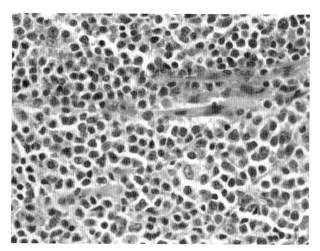

▲ 图 6-58 淋巴结边缘区淋巴瘤（NMZL）伴广泛滤泡植入，类似滤泡性淋巴瘤：高倍镜下显示淋巴细胞呈单核样细胞形态，少至中等量的透亮细胞质和中心细胞样细胞核

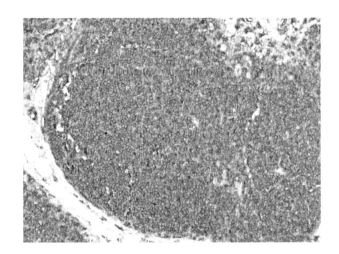

◀ 图 6–59　淋巴结边缘区淋巴瘤（NMZL）伴广泛滤泡植入，类似滤泡性淋巴瘤：结节 CD20 呈强阳性

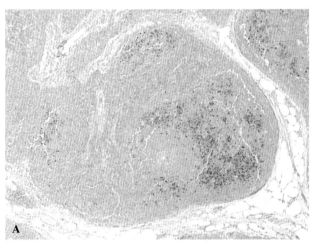

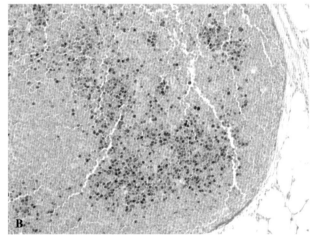

▲ 图 6–60　淋巴结边缘区淋巴瘤（NMZL）伴广泛滤泡植入，类似滤泡性淋巴瘤：A 和 B，低倍镜和高倍镜下显示结节内 Bcl-6 免疫组织化学染色呈被破坏的虫蚀样模式，但未重现正常初级或次级淋巴滤泡的免疫结构模式，提示 Bcl-6 阴性恶性淋巴细胞植入生发中心

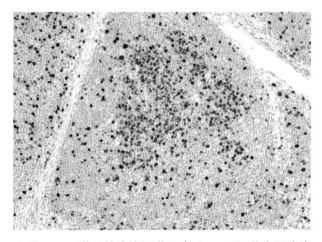

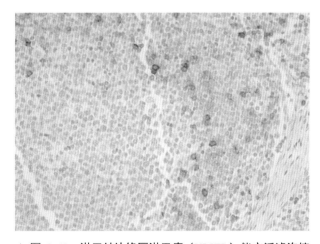

▲ 图 6–61　淋巴结边缘区淋巴瘤（NMZL）伴广泛滤泡植入，类似滤泡性淋巴瘤：Ki-67 显示与 Bcl-6 相似的“虫蚀”样，阳性细胞对应于残留生发中心 B 细胞（包括中心母细胞），而滤泡内 Ki-67 阴性淋巴细胞对应于植入的淋巴细胞成分

▲ 图 6–62　淋巴结边缘区淋巴瘤（NMZL）伴广泛滤泡植入，类似滤泡性淋巴瘤：IgD 免疫组织化学染色显示围绕滤泡结构的极少数套区 B 淋巴细胞，提示边缘区淋巴瘤细胞植入后导致套区明显破坏、变薄

1. PTGC 样淋巴瘤

按照上述思路，儿童型 NMZL 和 NLPHL 局灶受累及滤泡性 T 细胞淋巴瘤均显示广泛的 PTGC（生发中心进行性转化）结节状区域，为诊断中的一大陷阱。

增加 κ/λ 原位杂交有助于识别 NMZL 中的轻链限制性浆细胞成分；对于 IHC 未显示轻链限制性浆细胞成分的病例，需进行 PCR 或流式细胞术进一步证实。

此外，结节区域 TFH 细胞表达 CD10 和 Bcl-6，由于这种表型极易与 FL 混淆，因此需要特别注意识别这些细胞是 B 细胞还是 T 细胞。肿瘤性 TFH 细胞表达 PD-1 且常常失表达 Bcl-2，而 FL 细胞表达 Bcl-2 且 PD-1 阴性。流式细胞术也可用于识别 TFH- 淋巴组织增殖性疾病中 CD3/CD10 共表达的细胞[5]。

常见问题：除经典型霍奇金淋巴瘤外，是否有其他结节状病变表达 CD30？
回答：有的。有几种情形可不同程度弱表达 CD30，包括结节性淋巴细胞为主型霍奇金淋巴瘤、富于 T 细胞 / 组织细胞的大 B 细胞淋巴瘤，以及 TFH 增生的外周 T 细胞淋巴瘤伴散在霍奇金样细胞。另外，滤泡间大量反应性的免疫母细胞可见于任何淋巴瘤，因此需避免仅依据 CD30 阳性大细胞误诊为经典型霍奇金淋巴瘤，结合其他免疫组织化学染色及组织形态非常关键（表 6-2）。

2. Castleman 病样淋巴瘤

FL 和 CHL 可显示 Castleman 病样退化的滤泡，因此需借助免疫组织化学染色进行仔细观察。CD30 也可表达于免疫母细胞，因此仅依据少数 CD30 阳性细胞就将 Castleman 病样淋巴组织增殖性疾病诊断为 CHL 时必须格外谨慎。如果大的霍奇金样细胞同时还显示 CD79a、Pax-5 弱阳性和（或）EBER 阳性，可考虑诊断为 CHL。如果仍有疑问，增加 EBER 和 HHV-8 检测均有助于鉴别真正的多中心型 Castleman 病。另外，在疑似 Castleman 病样结节状增生的病例中，还需注意滤泡树突状细胞肉瘤等继发性恶性肿瘤，后者可能与 Castleman 病共存。

（二）易误诊病例 2：EBV 阳性 /HHV-8 阳性嗜生发中心性淋巴组织增殖性疾病

该易误诊病例是嗜生发中心性淋巴组织增殖性疾病，有时可被误诊为反应性增生或 FL Ⅲ b 级（图 6-63 至图 6-65）[6, 7]。

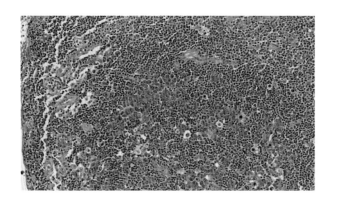

◀ 图 6-63　人类疱疹病毒（HHV）8 阳性 /Epstein-Barr 病毒（EBV）阳性嗜生发中心性淋巴组织增殖性疾病：35 岁男性患者，表现为无痛性颈部淋巴结肿大，无 HIV 感染证据。初次淋巴结活检考虑为淋巴滤泡反应性增生伴局灶性 Castleman 病样特征。但再次淋巴结活检显示偶见非典型淋巴滤泡。HE 染色显示散在淋巴滤泡样结节，伴簇状大的浆母细胞性淋巴细胞

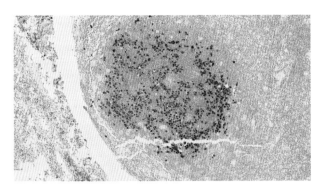

▲ 图 6-64　人类疱疹病毒（HHV）8 阳性 /Epstein-Barr 病毒（EBV）阳性嗜生发中心性淋巴组织增殖性疾病：淋巴细胞 HHV-8 阳性

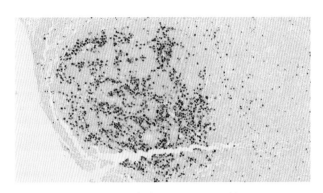

▲ 图 6-65　人类疱疹病毒（HHV）8 阳性 /Epstein-Barr 病毒（EBV）阳性嗜生发中心性淋巴组织增殖性疾病：同时表达 EBER，而 CD20 阴性。HHV-8/EBV 共感染和 CD20 失表达是该疾病的典型特征

（三）易误诊病例 3：滤泡变异型外周 T 细胞淋巴瘤

滤泡变异型外周 T 细胞淋巴瘤（图 66-6 至图 6-70）的淋巴结看似结节状结构，类似 FL，结节内 T 细胞稍增多。粗略观察可发现结节内 CD20 阳性小 B 细胞共表达 CD10 和 Bcl-2，似乎可以用 FL 解释。但进一步观察可发现 Bcl-2 阳性细胞数量超过了 CD20 阳性的 B 细胞数量，据此可推断 T 细胞表达 Bcl-2、CD10、CD4 和 PD1[2]。该病例强调了需比较每种标志物阳性细胞数量的重要性，根据阳性细胞的空间分布和数量来判断哪种特定成分（B 细胞或 T 细胞）对应每种标志物的阳性表达。所有结节状增生性病变的诊断思路见（图 6-71）。

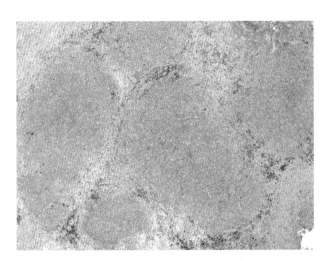

▲ 图 6-66　滤泡变异型外周 T 细胞淋巴瘤（F-PTCL）：低倍镜下 HE 染色显示结节状结构，斑驳的单一滤泡结构紧密排列

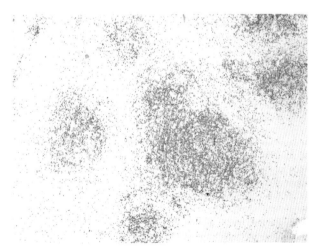

▲ 图 6-67　滤泡变异型外周 T 细胞淋巴瘤（F-PTCL）：CD20 免疫组织化学染色显示结节内簇状小 B 细胞

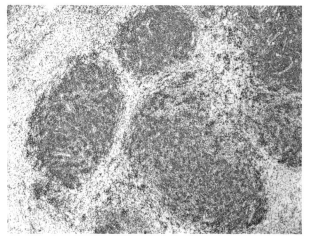

▲ 图 6-68 滤泡变异型外周 T 细胞淋巴瘤（F-PTCL）：CD3 免疫组织化学染色突显出结节内大量 T 细胞。注意 T 细胞数量超过图 6-67 所示 B 细胞数量

▲ 图 6-69 滤泡变异型外周 T 细胞淋巴瘤（F-PTCL）：CD7 免疫组织化学染色显示结节内大部分细胞 CD7 阴性，符合异常 T 细胞表型，支持为 T 细胞肿瘤

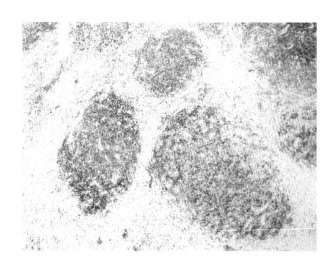

◀ 图 6-70 滤泡变异型外周 T 细胞淋巴瘤（F-PTCL）：滤泡辅助 T 细胞标志物 PD-1 显示滤泡内有大量阳性淋巴细胞，与 CD3 阳性细胞数量相符，证实为 F-PTCL 累犯。肿瘤细胞同时表达 CD10

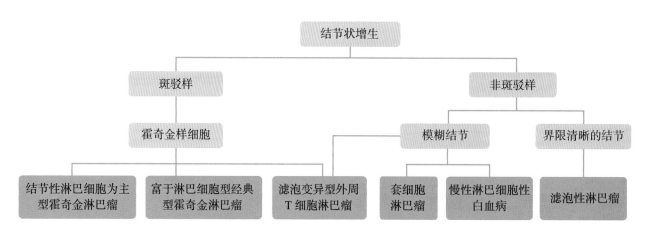

▲ 图 6-71 结节状淋巴组织增殖性疾病诊断方法的简易流程图

表 6-2 某些结节状增生病变的关键特征和支持诊断的最关键免疫组织化学染色特征

模 式	免疫组织化学染色	诊 断
结节状，结节内有少量大的非典型细胞	CD20 和 OCT2	NLPHL，变异模式 NPHL
结节状，无大细胞	CD10/Bcl-2	FL Ⅰ~Ⅱ级
结节状，伴成簇浆母细胞	EBV/HHV-8	嗜生发中心性 LPD
结节状，以 T 细胞为主	滤泡周 PD1 簇状	滤泡性 T 细胞淋巴瘤
结节状，伴成片 CD10 大 B 细胞	Ki-67，HGAL	FL Ⅲ b 级
模糊结节状，伴 CD5 共表达	Cyclin D1 和 LEF1	MCL 与 CLL

（于宝华　蒋翔男 **译**　蒋翔男　崔文丽 **校**）

参 考 文 献

[1] Siddiqi IN, Brynes RK, Wang E. B-cell lymphoma with hyaline vascular Castleman disease-like features: a clinicopathologic study. *Am J Clin Pathol*. 2011;135: 901-914.

[2] Swerdlow SH, Campo E, Harris NL, et al, eds. *WHO Classification of Tumours of Haematopoietic and Lymphoid Tissues*. Revised 4th ed. Lyons: IARC; 2017.

[3] Tandon B, Peterson L, Gao J, et al. Nuclear overexpression of lymphoid-enhancer-binding factor 1 identifies chronic lymphocytic leukemia/small lymphocytic lymphoma in small B-cell lymphomas. *Mod Pathol*. 2011;24: 1433-1443.

[4] Louissaint A Jr, Ackerman AM, Dias-Santagata D, et al. Pediatric-type nodal follicular lymphoma: an indolent clonal proliferation in children and adults with high proliferation index and no BCL2 rearrangement. *Blood*. 2012;120:2395-2404.

[5] Alikhan M, Song JY, Sohani AR, et al. Peripheral T-cell lymphomas of follicular helper T-cell type frequently display an aberrant CD3-/dimCD4+ population by flow cytometry: an important clue to the diagnosis of a Hodgkin lymphoma mimic. *Mod Pathol*. 2016;29(10):1173-1182.

[6] Chadburn A, Said J, Gratzinger D, et al. HHV-8/KSHV-Positive lymphoproliferative disorders and the spectrum of plasmablastic and plasma cell neoplasms: 2015 SH/EAHP Workshop Report-Part 3. *Am J Clin Pathol*. 2017;147: 171-187.

[7] Du MQ, Diss TC, Liu H, et al. KSHV- and EBV-associated germinotropic lymphoproliferative disorder. *Blood*. 2002; 100:3415-3418.

第 7 章 淋巴结结构完全破坏
Obliterated Nodal Architecture

本章主要讨论淋巴结结构完全被破坏的淋巴瘤。一般而言，只有肿瘤形成的过程才会对结构产生这种影响。在低倍镜下，反应性淋巴结的正常结构消失，如缺乏滤泡和副皮质区，也可能是边缘窦受压或消失。多种不同的淋巴瘤和疾病都可以导致淋巴结结构被完全破坏，我们将讨论和举例展示比较常见的疾病类型。

一、B 细胞淋巴瘤

（一）小淋巴细胞性淋巴瘤和 Richter 综合征

在小淋巴细胞性淋巴瘤（small lymphocytic lymphoma，SLL）中，淋巴结结构完全破坏，浸润的主要是小淋巴细胞，这些淋巴细胞细胞核呈圆形，胞质少，染色质浓聚（图 7-1）。瘤细胞是 B 细胞来源且表达 CD20、CD5 和 CD23（图 7-2 至图 7-5）。低倍镜下的特点是可见呈模糊结节状构象的淡染区，称

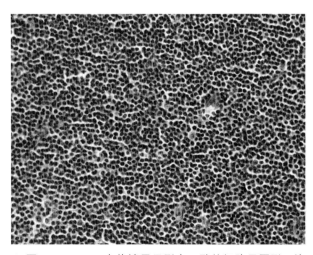

▲ 图 7-1 SLL：中倍镜显示形态一致的细胞呈圆形，染色质粗糙

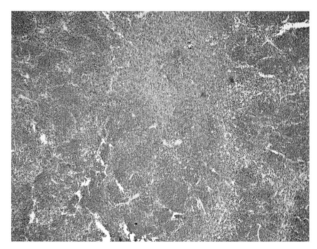

▲ 图 7-2 SLL：CD20 呈弥漫阳性

为增殖中心（图 7-6 和图 7-7），增殖中心由胞质丰富的较大淋巴细胞组成，偶见核仁。因为增殖活性增加，Ki-67 可以突显这些区域，类似生发中心，增殖中心也可以表达 cyclin D1（CCND1）和 MYC 蛋白，但缺乏这些基因重排[1]。有时，这些增殖中心更易融合，并向大细胞转化（Richter 综合征）。Richter 综合征常见的亚型是弥漫性大 B 细胞淋巴瘤（diffuse large B-cell lymphoma，DLBCL），表现为非典型大细胞成片分布（图 7-8 至图 7-10）。在某些情况下，通过 IgVH 突变分析，低级别成分与转化成分之间没有克隆相关性[2]。另一种不太常见的 Richter 综合征亚型是霍奇金样转化。通常表现为单独的霍奇金淋巴瘤区域，伴有由 T 细胞、组织细胞和嗜酸性粒细胞组成的明显的炎症背景（图 7-11 和图 7-12）。霍奇金细胞 CD30 阳性，可能不同程度表达 B 细胞标记（图 7-13 和图 7-14）。

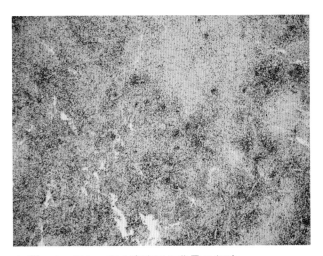

▲ 图 7-3 SLL：CD3 突出显示背景 T 细胞

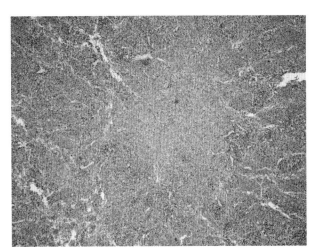

▲ 图 7-4 SLL：相对而言，CD5 有两种表达模式，即反应性 T 细胞呈强阳性，而肿瘤性 B 细胞呈弱阳性

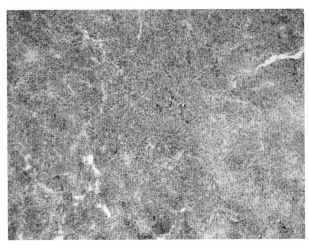

▲ 图 7-5 SLL：肿瘤细胞 CD23 阳性

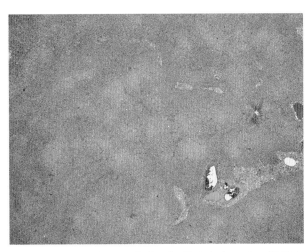

▲ 图 7-6 低倍镜显示浅染区与增殖中心一致，类似生发中心

▲ 图 7-7　SLL：低倍镜显示浅染的增殖中心

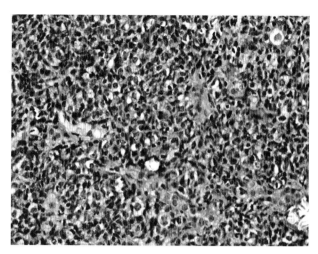

▲ 图 7-8　SLL 伴 Richter 综合征：高倍镜显示有 DLBCL 特征的大的肿瘤细胞

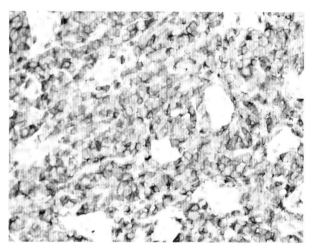

▲ 图 7-9　SLL 伴 Richter 综合征：大的瘤细胞 CD5 阳性

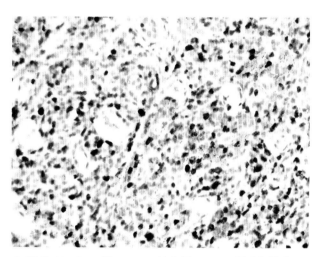

▲ 图 7-10　SLL 伴 Richter 综合征：Ki-67 增殖指数高

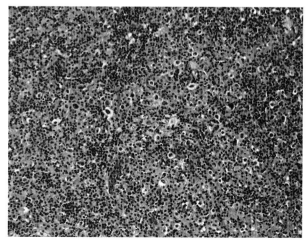

▲ 图 7-11　SLL 伴 Richter 综合征：CHL 转化是 Richter 综合征的一种亚型。中倍镜可见散在的霍奇金细胞

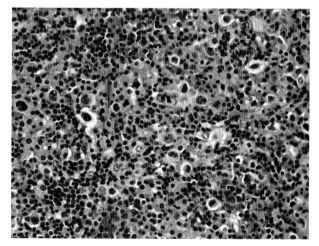

▲ 图 7-12　SLL 伴 Richter 综合征：霍奇金细胞体积大，染色质呈泡状，核仁突出

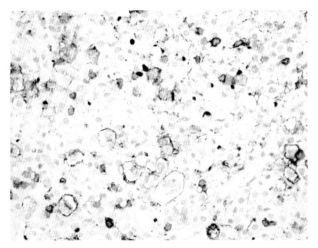

▲ 图 7-13　SLL 伴 **Richter** 综合征：霍奇金细胞不同程度表达 **CD20**

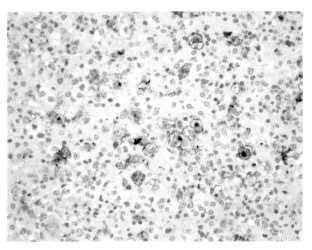

▲ 图 7-14　SLL 伴 **Richter** 综合征：霍奇金细胞细胞膜及高尔基体 **CD30** 染色阳性

（二）套细胞淋巴瘤

　　套细胞淋巴瘤的典型形态为单型淋巴细胞增生，可分为套区增生模式或弥漫性增生模式。典型病例的形态学表现为小到中等大小的细胞，核为轻至重度不规则，染色质粗，核仁不明显（图 7-15）。背景中常可见粉染组织细胞（图 7-16）。套细胞淋巴瘤的免疫表型为 CD20、CD5 和 cyclin D1 阳性（图 7-17 和图 7-18）。SOX11 也呈阳性，这有助于识别 cyclin D1 阴性的套细胞淋巴瘤[3]。流式细胞术对诊断是有帮助的，因为套细胞淋巴瘤通常中等强度表达 CD20 和表面免疫球蛋白，而 CD23 呈阴性（图 7-19）。这与慢性淋巴细胞性白血病（chronic lymphocytic leukemia，CLL）不同，后者 CD20 和表面免疫球蛋白呈弱阳或阴性，而 CD23 呈阳性。母细胞样和多形性形态的病例，细胞体积为中到大，核形不规则，染色质细，偶见核仁。这些病例通常呈弥漫性浸润并易见核分裂象，Ki-67 增殖指数较高。识别母细胞样 / 多形性套细胞淋巴瘤很重要，因为它具有不同的预后意义并且涉及与 DLBCL 进行鉴别诊断。在淋巴结结构完整的情况下，看到套区增生的模式时，需要考虑有无原位套细胞淋巴瘤的可能。

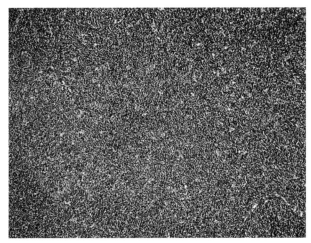

▲ 图 7-15　套细胞淋巴瘤：低倍镜示弥漫性生长方式，可见散在的粉染组织细胞

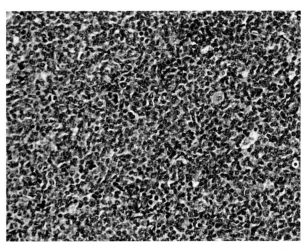

▲ 图 7-16　套细胞淋巴瘤：小到中等大小的细胞，核形不规则，染色质粗。同样，在背景中可看到特征性的粉染组织细胞

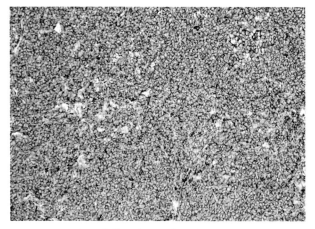

▲ 图 7-17 套细胞淋巴瘤：肿瘤细胞 **CD20** 阳性

▲ 图 7-18 套细胞淋巴瘤：**cyclin D1** 阳性

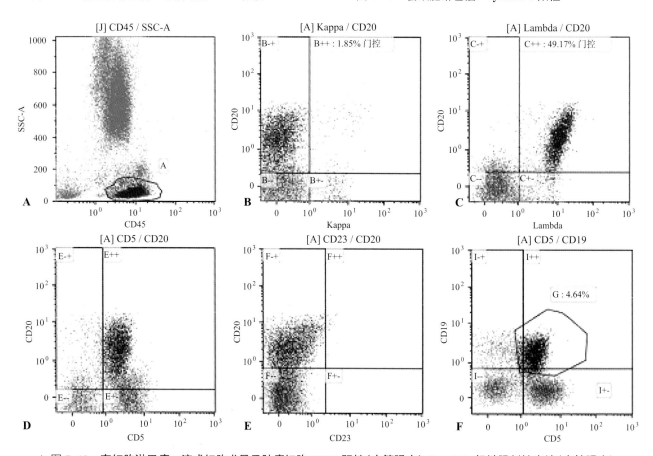

▲ 图 7-19 套细胞淋巴瘤：流式细胞术显示肿瘤细胞 **CD20** 阳性（中等强度），**Lambda** 轻链限制性表达（中等强度），**CD5** 阳性和 **CD23** 阴性

要点与误区

如果你观察到一个病例为小到中等大小的细胞，并且有核分裂象伴粉染组织细胞散在分布，表达 CD5 阳性，但 cyclin D1 蛋白阴性，进行 SOX11 免疫组织化学染色可能可以明确或排除 cyclin D1 阴性的套细胞淋巴瘤。

（三）弥漫性滤泡性淋巴瘤

以弥漫性生长方式为主的滤泡性淋巴瘤很少见（图 7-20）。这些病例通常在周围组织中有小的滤泡（即微滤泡），并且这些病例的肿瘤通常缺乏 *IGH/BCL2* 易位，通过免疫组织化学染色显示 Bcl-2 蛋白弱表达或阴性。常见的受累部位是腹股沟淋巴结。肿瘤细胞 CD10 阳性，大多数病例表达 CD23（图 7-21 和图 7-22）。常见的异常基因是 1p36 缺失，这个区域含有 *TNFRSF14* 基因，同时这些病例也显示有 *STAT6* 突变[4, 5]。有时，滤泡间肿瘤性中心细胞可被误认为是弥漫性区域。另外，通过穿刺活检确定弥漫成分可能具有挑战性。

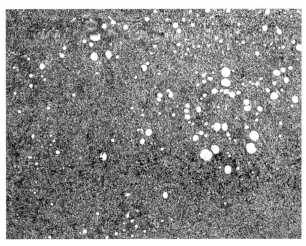

▲ 图 7-20　弥漫性滤泡性淋巴瘤：低倍显示腹股沟淋巴结结构破坏

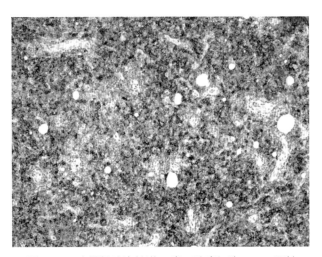

▲ 图 7-21　弥漫性滤泡性淋巴瘤：肿瘤细胞 **CD10** 阳性

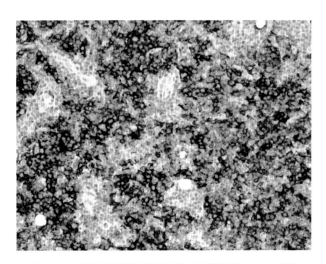

◀ 图 7-22　弥漫性滤泡性淋巴瘤：肿瘤细胞 **CD23** 阳性

要点与误区

弥漫性滤泡性淋巴瘤以中心细胞为主，偶尔可见中心母细胞（＜ 15/hpf）。如果发现中心母细胞数目增加（＞ 15/hpf）的区域，可能需要诊断为 DLBCL。

（四）滤泡性淋巴瘤转化为弥漫性大 B 细胞淋巴瘤

滤泡性淋巴瘤（follicular lymphoma，FL）最常见的组织学转化类型是 DLBCL，也可以向高级别 B 细胞淋巴瘤或 B 淋巴母细胞性淋巴瘤转化，他们常常是通过获得第二个"打击"而发生转化，如 *MYC* 易位。转化的风险每年上升 2%。组织学形态是典型的 DLBCL 或高级别 B 细胞淋巴瘤（图 7-23 至图 7-25）。获取有代表性的淋巴结切除标本非常重要，尤其是在 PET 上选择具有高摄取氟代脱氧葡萄糖（FDG）的淋巴结，以避免漏诊转化的成分。此外，滤泡性淋巴瘤成分在 DLBCL 病例中可能不明显，或者是在高级别成分的边缘，或者与反应性滤泡结构相似。CD21、Ki-67 和 Bcl-2 的免疫组织化学染色可能有用，但某些高级别 FL 中，Bcl-2 蛋白呈阴性表达（图 7-26）[6]。

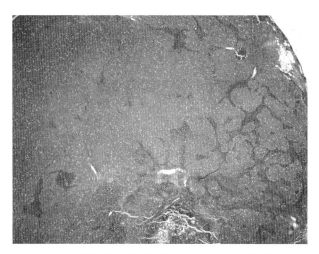

▲ 图 7-23　滤泡性淋巴瘤转化为 DLBCL：低倍镜右下角可见 FL 区域，左上角见片状肿瘤细胞呈弥漫生长

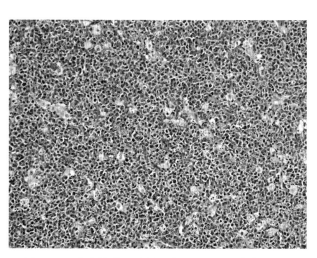

▲ 图 7-24　滤泡性淋巴瘤转化为 DLBCL：弥漫区显示大的非典型细胞并伴有大量凋亡小体，呈星空现象

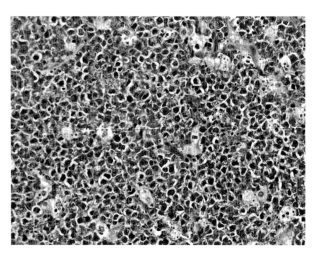

▲ 图 7-25　滤泡性淋巴瘤转化为 DLBCL：高倍镜可见 DLBCL 成分中体积大的肿瘤细胞

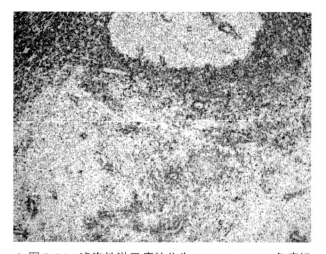

▲ 图 7-26　滤泡性淋巴瘤转化为 DLBCL：Bcl-2 免疫组织化学染色显示滤泡性淋巴瘤成分和 DLBCL 成分，Bcl-2 蛋白阴性

要点与误区

在 DLBCL 病例中，通过 Bcl-2 和 Ki-67 免疫组织化学染色来观察病灶边缘或看似反应性形态的滤泡非常重要，可以确保低级别滤泡性淋巴瘤不被漏诊。低级别 FL 的生发中心 Bcl-2 呈阳性，增殖指数低于反应性增生的滤泡。

（五）浆细胞瘤 / 浆细胞骨髓瘤

骨外浆细胞瘤可发生在上呼吸道、中枢神经系统及淋巴结。淋巴结结构可能被成片的浆细胞破坏，细胞形态可能从典型的良性浆细胞（图 7–27）到间变性或多形性。肿瘤细胞 CD138 阳性并具有轻链限制性（图 7–28 至图 7–30），但 Epstein-Barr 编码区（EBER）阴性。需要与其他淋巴瘤进行鉴别诊断，特别是边缘区淋巴瘤，因为具有明显的浆细胞分化的边缘区淋巴瘤看起来可能与原发浆细胞肿瘤形态相同，所以可能很难界定。

（六）弥漫性大 B 细胞淋巴瘤，非特殊型

弥漫性大 B 细胞淋巴瘤是最常见的淋巴瘤，表现为成片的大的非典型细胞弥漫性浸润。细胞形态可以为免疫母细胞（图 7–31）、间变性（图 7–32 和图 7–33）和中心母细胞（图 7–34）。最常见的亚型是中心母细胞亚型，表现为核圆形、染色细腻和多个小核仁。免疫母细胞亚型显示为一个单独的中位细胞核。

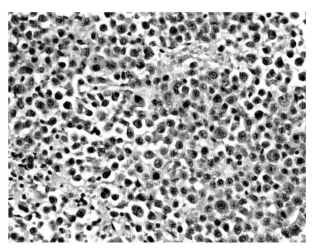

▲ 图 7–27　浆细胞骨髓瘤：高倍镜显示成片的成熟浆细胞

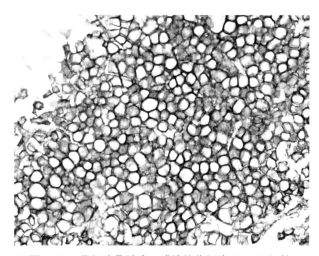

▲ 图 7–28　浆细胞骨髓瘤：成片的浆细胞 CD138 阳性

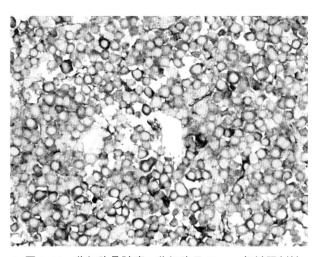

▲ 图 7–29　浆细胞骨髓瘤：浆细胞呈 Kappa 轻链限制性

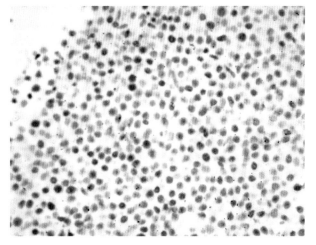

▲ 图 7–30　浆细胞骨髓瘤：浆细胞 Lambda 免疫组织化学染色阴性

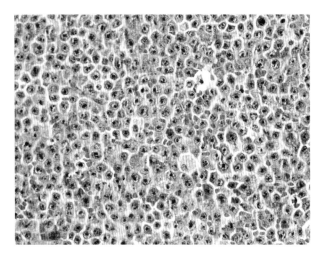

▲ 图 7-31 弥漫性大 B 细胞淋巴瘤：高倍镜示免疫母细胞亚型，有突出的中位核仁

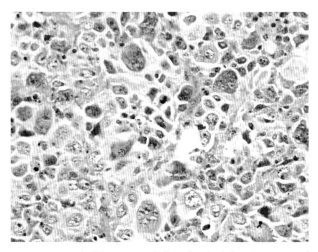

▲ 图 7-32 弥漫性大 B 细胞淋巴瘤：间变性 / 多形性亚型 DLBCL 病例。细胞大，呈多叶核，并见多个突出的核仁

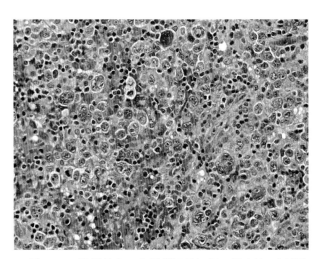

▲ 图 7-33 弥漫性大 B 细胞淋巴瘤：另一间变性 / 多形性亚型 DLBCL 病例

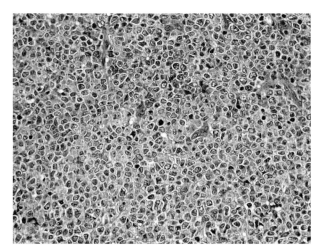

▲ 图 7-34 弥漫性大 B 细胞淋巴瘤：中心母细胞亚型 DLBCL 病例。细胞核圆形，有开放的染色质和多个小核仁

间变性亚型表现出怪异的多形核，可能类似于 RS 细胞和间变性大细胞淋巴瘤中的肿瘤细胞，这种亚型相当罕见。通常，在背景中可以看到小 T 淋巴细胞，但大多不明显。可以看到"星空"现象，这是由具有可染小体的巨噬细胞形成的一种"打孔"样外观。这种形态学也可见于淋巴母细胞性淋巴瘤、伯基特淋巴瘤或具有高增殖指数的淋巴瘤。某些病例由于细胞更新快，可以出现局部坏死和凋亡细胞（图 7-35）。通常，DLBCL 根据基因表达谱（GEP）可分为生发中心表型（GCB）或活化 B 细胞（ABC）样表型[7]。使用 Hans 分型

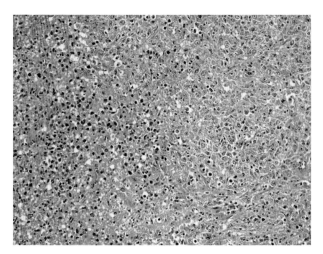

▲ 图 7-35 弥漫性大 B 细胞淋巴瘤：如图所示，一些 DLBCL 病例显示肿瘤性坏死（左）

来代替 GEP，可以通过进行一组免疫组织化学染色（CD10、Bcl-6 和 MUM1）来确定细胞起源[8]。一般来说，GEP 结果显示中心母细胞亚型具有 GCB 表型，而免疫母细胞亚型具有非生发中心（如 ABC）表型。

（七）富于 T 细胞 / 组织细胞的大 B 细胞淋巴瘤

富于 T 细胞 / 组织细胞的大 B 细胞淋巴瘤（THRLBL）也会表现为弥漫性浸润从而破坏淋巴结结构（图 7-36 和图 7-37）。但大多数细胞是组织细胞和（或）T 细胞，仅有少数大的 B 细胞（图 7-38 至图 7-41）。这些大的 B 细胞不明显，但经 CD20 或 B 细胞标记染色后，散在分布的大的非典型细胞可在丰富的微环境背景中突显出来（图 7-42 至图 7-47）。大的非典型细胞不形成片状或大的细胞聚集灶，一般呈单个散在分布。这些大细胞可类似结节性淋巴细胞为主型的霍奇金淋巴瘤（NLPHL）和经典霍奇金淋巴瘤（CHL）中的肿瘤细胞。有时，可以看出 THRLBL 是由 NLPHL 转化而来。因此，应仔细评估弥漫区周围是否存在残留的 NLPHL。大的非典型细胞表达 B 细胞标记和 Bcl-6，而 CD30 通常为阴性。

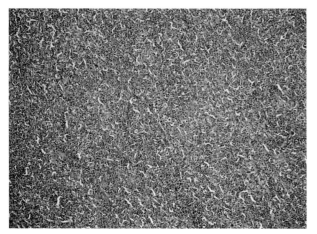

▲ 图 7-36　富于 T 细胞 / 组织细胞的大 B 细胞淋巴瘤：低倍镜显示淋巴结结构破坏，可见大细胞散在分布，有时大细胞不明显

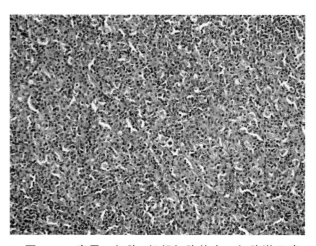

▲ 图 7-37　富于 T 细胞 / 组织细胞的大 B 细胞淋巴瘤：背景主要是小的 T 淋巴细胞和组织细胞

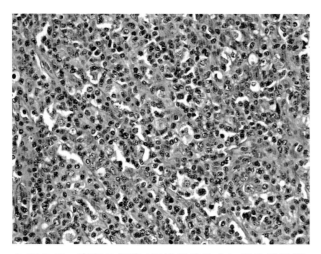

▲ 图 7-38　富于 T 细胞 / 组织细胞的大 B 细胞淋巴瘤：高倍镜可见散在分布的大的非典型细胞

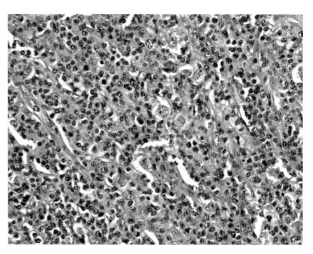

▲ 图 7-39　富于 T 细胞 / 组织细胞的大 B 细胞淋巴瘤：另一病例显示大细胞具有囊泡状染色质和明显增大的核仁

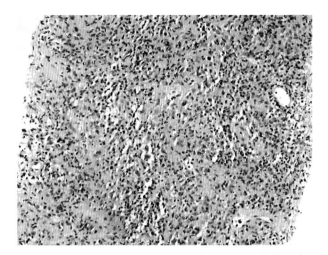

▲ 图 7–40　富于 T 细胞 / 组织细胞的大 B 细胞淋巴瘤：穿刺活检后经中倍镜显示主要为大量组织细胞和散在的不易识别的大细胞

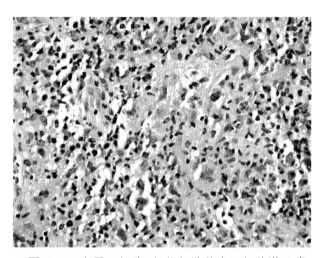

▲ 图 7–41　富于 T 细胞 / 组织细胞的大 B 细胞淋巴瘤：高倍镜可见少数大的非典型细胞

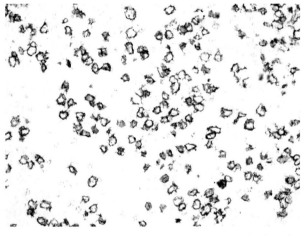

▲ 图 7–42　富于 T 细胞 / 组织细胞的大 B 细胞淋巴瘤：CD20 突显了大的非典型 B 细胞。注意这里几乎没有小的 B 细胞

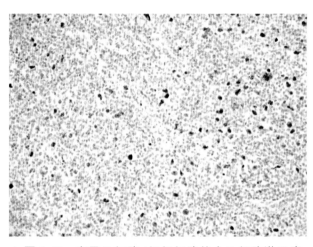

▲ 图 7–43　富于 T 细胞 / 组织细胞的大 B 细胞淋巴瘤：许多病例显示大细胞也表达 Bcl-6

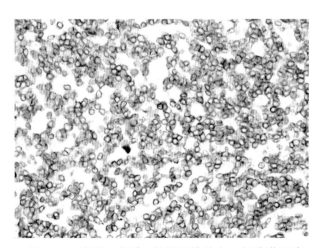

▲ 图 7–44　富于 T 细胞 / 组织细胞的大 B 细胞淋巴瘤：CD3 显示背景主要为 T 细胞

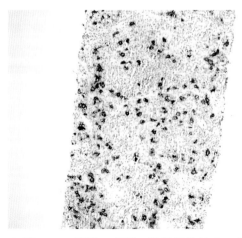

▲ 图 7–45　富于 T 细胞 / 组织细胞的大 B 细胞淋巴瘤：穿刺活检，CD20 染色显示散在的大的非典型细胞

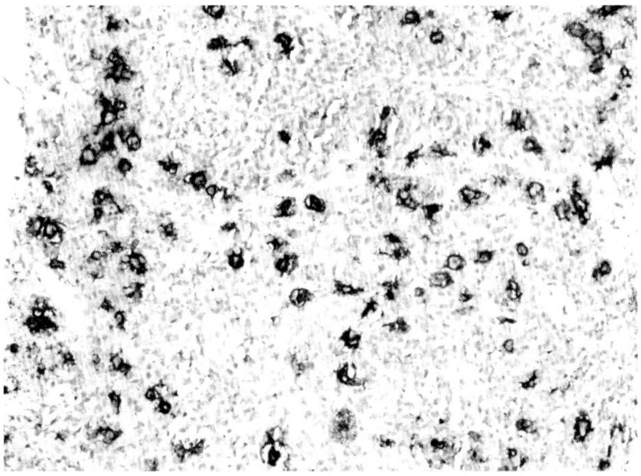

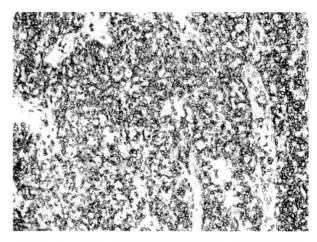

▲ 图 7-46　富于 T 细胞 / 组织细胞的大 B 细胞淋巴瘤：高倍镜显示大的非典型细胞表达 CD20

▲ 图 7-47　富于 T 细胞 / 组织细胞的大 B 细胞淋巴瘤：穿刺活检标本中，CD3 染色显示大量的 T 细胞。偶尔可见花环样结构

要点与误区

　　富于 T 细胞 / 组织细胞的大 B 细胞淋巴瘤（THRLBL）仅为在 T 细胞或组织细胞丰富的背景中，散在分布的大 B 细胞。CD20 染色对突显这种模式非常有帮助。如果观察到小的 B 细胞和这些大的 B 细胞混合在一起，则不太可能是 THRLBL。

（八）浆母细胞性淋巴瘤

　　浆母细胞性淋巴瘤（plasmablastic lymphoma，PBL）是一种最常见于免疫缺陷患者的 DLBCL 亚型，其中 HIV 感染者尤为常见。多发生在结外部位，如鼻腔，其他部位也可以看到，但是很少发生在淋巴结。移植后相关浆母细胞性淋巴瘤可表现为淋巴结受累。肿瘤形态学为大的异型细胞成片浸润，主要为免疫母细胞或浆母细胞（图 7-48）。常见地图样坏死，有些病例可以呈"星空"现象。肿瘤细胞不表达 CD20、Pax-5 和 CD45。通常表达浆细胞转录因子，如 CD38、CD138 和 MUM1。Ki-67 的增殖指数通常高达 90% 以上。70% 的病例表达 EBER，这是最有用的标记（图 7-49），因为 PBL 和具有浆母细胞特征的浆细胞骨髓瘤在形态和免疫表型上都有重叠。约半数病例可见 *MYC* 易位。

要点与误区

　　PBL 与具有浆母细胞特征的浆细胞骨髓瘤之间的鉴别常常具有挑战性。大多数免疫组织化学染色如 CD79a、CD138、MYC 和 Ki-67 对两者的鉴别诊断没有帮助，因为两种肿瘤存在明显的重叠。此外，这两种肿瘤经 FISH 检测都可以得出 *MYC* 易位。EBER 阳性可以诊断 PBL，但如果为阴性（30% 的病例），诊断则必须依据临床病史，如免疫缺陷（医源性、病毒性）和骨髓瘤相关检查（骨扫描、SPEP/IFE、肾功能）。

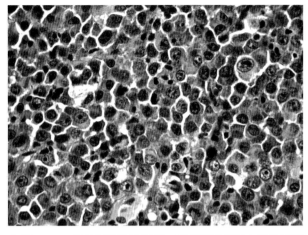

▲ 图 7-48　浆母细胞性淋巴瘤：高倍镜下可见大的非典型
细胞，胞质嗜酸性，细胞核圆形，核仁突出

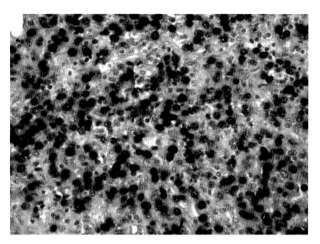

▲ 图 7-49　浆母细胞性淋巴瘤：EBER-ISH 染色显示肿
瘤细胞与 EBV 相关

（九）原发纵隔大 B 细胞淋巴瘤

　　原发纵隔大 B 细胞淋巴瘤位于前纵隔，且女性患者比男性患者更容易罹患该病。患者通常有纵隔大肿块的症状，如上腔静脉综合征。瘤细胞体积为中等至大，组织学可为免疫母细胞、间变性细胞、中心母细胞、梭形细胞和霍奇金样细胞。通常有丰富而透明的胞质，硬化常见，可以是纤细或密集的胶原（图 7-50 至图 7-52）。原发纵隔大 B 细胞淋巴瘤（PMBL）表达泛 B 细胞标记（图 7-53 至图 7-55），并常表达 CD23（70% 的病例）（图 7-56）。CD30 通常呈阳性，但不像霍奇金淋巴瘤或灰区淋巴瘤（难以分类的 B 细胞淋巴瘤，特征介于弥漫性大 B 细胞淋巴和经典型霍奇金淋巴瘤之间）那样显示出强且均匀的染色（图 7-57 和图 7-58），EBER 阴性。PMBL 的主要鉴别诊断是 CHL，结节硬化亚型。后者可以表达泛 B 细胞标记，但通常有丰富的嗜酸性粒细胞炎症背景，肿瘤细胞可表达 CD15，但不表达 CD45。穿刺活检也非常具有挑战性。除非进行更大组织的活检或切除活检，否则可能无法区分这两种肿瘤。转录因子（OCT2 和 BOB1）可能有用，因为它们在 PMBL 中为阳性，而在 CHL 中通常为阴性或弱阳性。

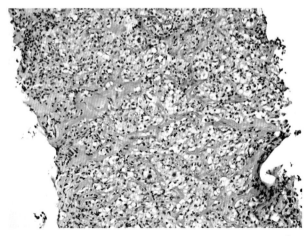

▲ 图 7-50　原发纵隔大 B 细胞淋巴瘤：粗针穿刺活检，
中倍镜视野可见中等大小的非典型细胞被纤细的纤维和粗
大胶原分隔

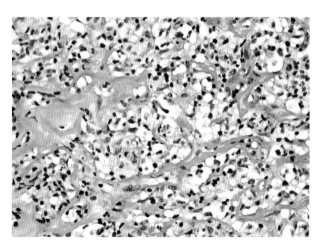

▲ 图 7-51　原发纵隔大 B 细胞淋巴瘤：高倍镜可见中到
大的非典型肿瘤细胞，并且具有中等且透明的胞质

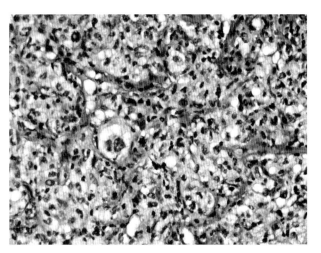

▲ 图 7-52　原发纵隔大 B 细胞淋巴瘤：另一高倍镜视野显示纤维化分隔，偶见陷窝样霍奇金细胞

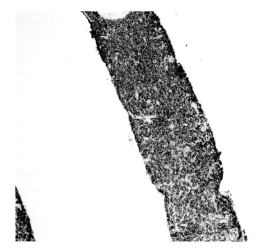

▲ 图 7-53　原发纵隔大 B 细胞淋巴瘤：CD20 显示非典型 B 细胞片状分布

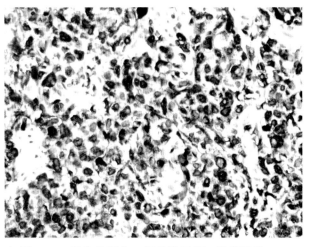

▲ 图 7-54　原发纵隔大 B 细胞淋巴瘤：肿瘤细胞 CD79a 阳性

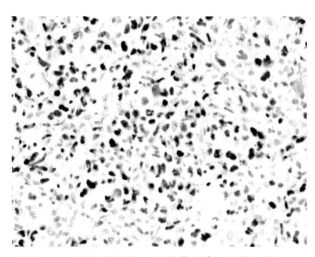

▲ 图 7-55　原发纵隔大 B 细胞淋巴瘤：肿瘤细胞 Pax-5 阳性

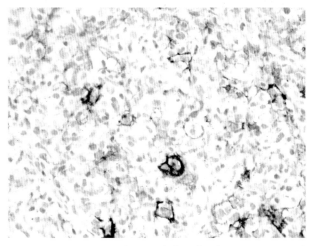

▲ 图 7-56　原发纵隔大 B 细胞淋巴瘤：与 CHL 不同，肿瘤细胞不同程度表达 CD30

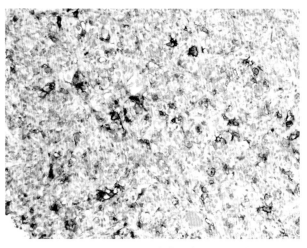

▲ 图 7-57　原发纵隔大 B 细胞淋巴瘤：CD30 染色呈散在和不同程度表达

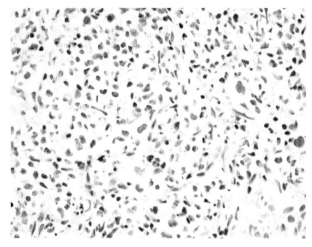

关键特征

(1) PMBL 通常显示纤细的纤维化背景。

(2) PMBL 表达完整的 B 细胞标记，如 CD20、Pax-5 和 CD79a。

(3) CD23 有帮助，因为大多数病例肿瘤细胞阳性。

(4) CD30 可能为阳性，但通常较弱，且呈灶性表达。

▲ 图 7-58 原发纵隔大 B 细胞淋巴瘤：CD15 在这些病例中通常为阴性

（十）难以分类的 B 细胞淋巴瘤，特征介于弥漫性大 B 细胞淋巴瘤和经典型霍奇金淋巴瘤之间（灰区淋巴瘤）

难以分类的 B 细胞淋巴瘤的细胞学表现各不相同，有些区域类似于 CHL，有些区域更像 PMBL[9]。肿瘤细胞密度通常很高，呈片状生长（图 7-59 和图 7-60）。常见免疫表型呈现不一致性（即具有 CHL 的形态但却为 PMBL 表型，反之亦然）。部分病例为 CHL 细胞学形态，但表达 CD45 及全 B 细胞表型，如 CD20、CD79a，同时 CD30 和（或）CD15 可能表达（图 7-61 至图 7-65）。部分病例组织学形态为 PMBL，但 B 细胞抗原丢失，却表达 CD30 和 CD15。通常有转录因子表达，如 Pax-5、OCT2 和 BOB1，但少见炎症背景。

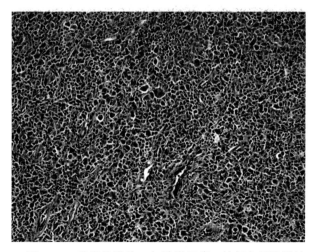

▲ 图 7-59 难以分类的 B 细胞淋巴瘤，特征介于弥漫性大 B 细胞淋巴瘤和经典型霍奇金淋巴瘤之间：中倍镜下可见成片的中到大的非典型细胞

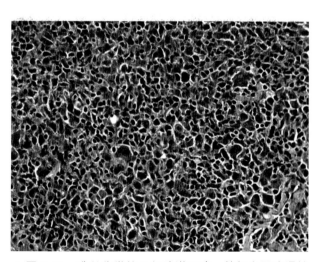

▲ 图 7-60 难以分类的 B 细胞淋巴瘤，特征介于弥漫性大 B 细胞淋巴瘤和经典型霍奇金淋巴瘤之间：高倍镜可见散在的霍奇金细胞和大的非典型细胞

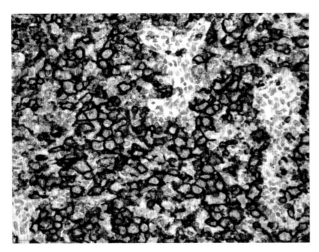

▲ 图 7-61 难以分类的 B 细胞淋巴瘤，特征介于弥漫性大 B 细胞淋巴瘤和经典型霍奇金淋巴瘤之间：CD20 呈弥漫强阳性

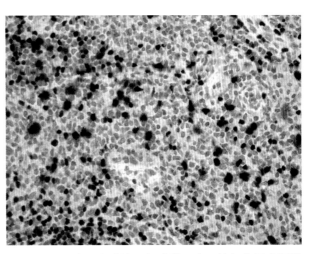

▲ 图 7-62 难以分类的 B 细胞淋巴瘤，特征介于弥漫性大 B 细胞淋巴瘤和经典型霍奇金淋巴瘤之间：Pax-5 表达完整并且呈强阳性

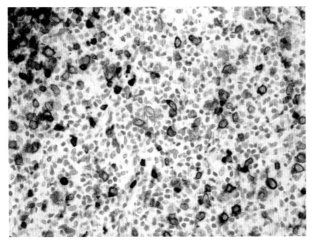

▲ 图 7-63 难以分类的 B 细胞淋巴瘤，特征介于弥漫性大 B 细胞淋巴瘤和经典型霍奇金淋巴瘤之间：另一个 B 细胞标记 CD79a 阳性

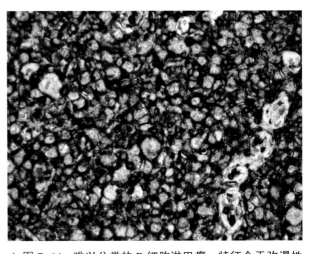

▲ 图 7-64 难以分类的 B 细胞淋巴瘤，特征介于弥漫性大 B 细胞淋巴瘤和经典型霍奇金淋巴瘤之间：肿瘤细胞 CD45 也呈阳性

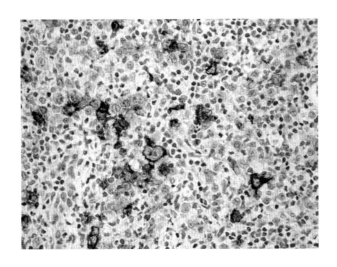

◀ 图 7-65 难以分类的 B 细胞淋巴瘤，特征介于弥漫性大 B 细胞淋巴瘤和经典型霍奇金淋巴瘤之间：CD30 染色可变，部分大细胞呈阴性

（十一）伯基特淋巴瘤

伯基特淋巴瘤为弥漫性浸润，具有典型的星空现象（图 7-66）。肿瘤细胞通常为中等大小，核圆形，染色质呈块状，有多个小核仁（图 7-67 和图 7-68）。肿瘤细胞通常是单形性的，细胞核不规则时更考虑为经典的 DLBCL，尤其是在细胞大小不一的情况下。"星空"现象是由于存在大量具有可染小体的巨噬细胞导致，这可以解释为这些肿瘤具有很高的增殖指数。伯基特淋巴瘤表达完整的 B 细胞标记及生发中心标记（CD10 和 Bcl-6），缺乏 Bcl-2 蛋白表达（图 7-69 至图 7-72）。Ki-67 增殖指数达到或接近 100%。背景中通常不见 T 细胞和其他反应性细胞，前者可通过同时进行 CD3 染色来观察（图 7-73）。具有 11q 异常的伯基特样淋巴瘤的形态学与经典的伯基特淋巴瘤相似。然而，这些病例可能具有高度的细胞学多形性（图 7-74 和图 7-75）。

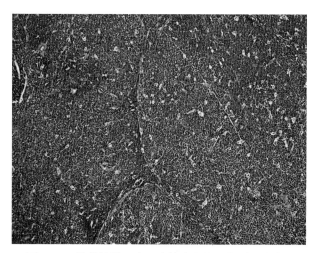

▲ 图 7-66 伯基特淋巴瘤：中等大小的非典型细胞成片分布，可见星空现象

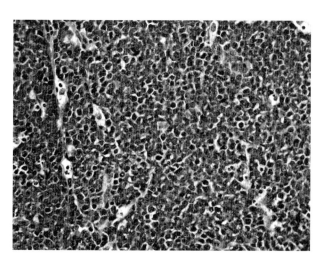

▲ 图 7-67 伯基特淋巴瘤：肿瘤细胞中等大小，核圆形，可见小核仁

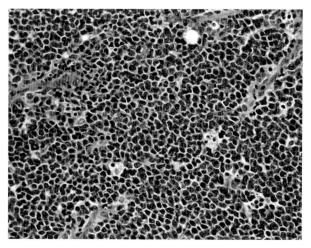

▲ 图 7-68 伯基特淋巴瘤：肿瘤细胞呈"锯齿状"外观

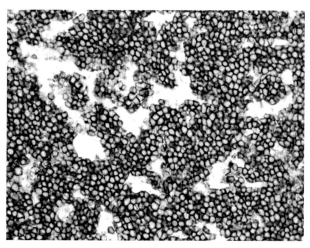

▲ 图 7-69 伯基特淋巴瘤：肿瘤细胞 CD20 阳性

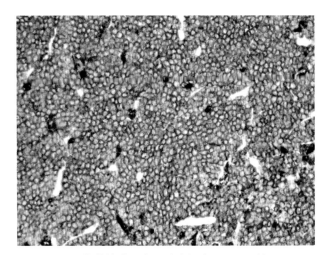

▲ 图 7-70　伯基特淋巴瘤：肿瘤细胞 **CD10** 阳性

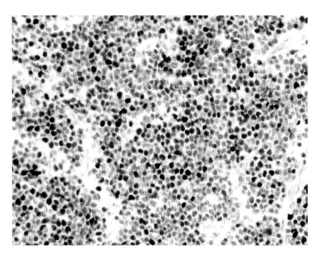

▲ 图 7-71　伯基特淋巴瘤：肿瘤细胞 **Bcl-6** 阳性

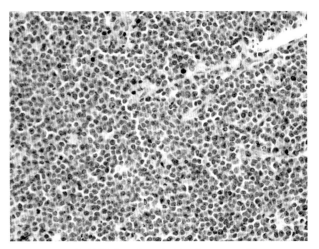

▲ 图 7-72　伯基特淋巴瘤：肿瘤细胞 **Bcl-2** 阴性

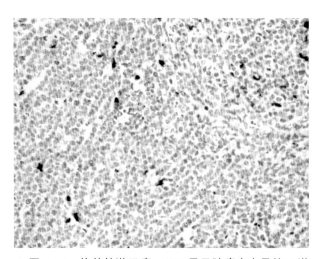

▲ 图 7-73　伯基特淋巴瘤：**CD3** 显示肿瘤内少量的 **T** 淋巴细胞

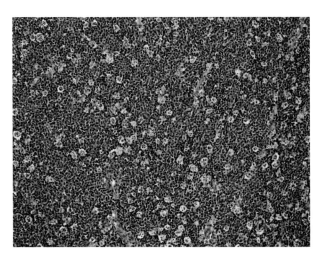

▲ 图 7-74　伯基特淋巴瘤：中倍镜放大后显示 **11q** 异常的伯基特样淋巴瘤也可见"星空"现象

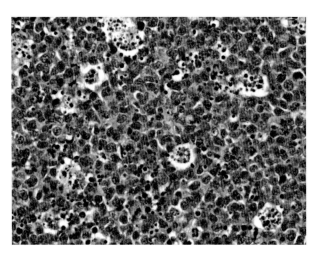

▲ 图 7-75　伯基特淋巴瘤：与典型的伯基特淋巴瘤相比，**11q** 异常病例的细胞核更具多形性

常见问题：如果形态符合伯基特淋巴瘤，但缺乏 t（8；14），是否考虑 11q 异常？

回答： 不考虑，11q 异常应该为检测出 11q23.2～11q23.3 的扩增和 11q24.1-qter（长臂末端）的端粒缺失[10, 11]。

（十二）高级别 B 细胞淋巴瘤

高级别 B 细胞淋巴瘤是 2017 年世界卫生组织（WHO）分类中的一个新类别[12]，有 50% 的病例显示 DLBCL，另外 50% 的病例显示类似中心母细胞样的中等大小的细胞，呈母细胞样形态（图 7-76 和图 7-77）。母细胞样亚型的套细胞淋巴瘤可能表现出相似的形态学特征，因此应排除。大多数高级别 B 细胞淋巴瘤是伴有 *MYC* 和 *BCL2* 重排 / 易位的双打击淋巴瘤。值得注意的是，少数淋巴母细胞性淋巴瘤病例与双打击淋巴瘤形态学重叠，并且有相似的遗传学异常。一般来说，对于 DLBCL 和高级别 B 细胞淋巴瘤，应进行 *BCL2*、*BCL6* 和 *MYC* 的 FISH 检测，以确定该病例是否为双打击或三打击淋巴瘤。

一览表：高级别 B 细胞淋巴瘤或 DLBCL 的检查表

❑ 免疫组织化学染色：CD20、CD19、CD3、CD5、CD10、Bcl-2、Bcl-6、MUM1、MYC 和 Ki-67。

❑ FISH 检测：*MYC* 易位断裂、*MYC/IGH*、*BCL2/IGH* 和 *BCL6/IGH* 融合。

❑ 尽管大多数双打击淋巴瘤起源于 GCB，但也有一些非 GCB 表型的病例是双打击淋巴瘤。在 *MYC* IHC > 40% 的情况下，采用 *MYC* 探针进行 FISH 检测非常重要。

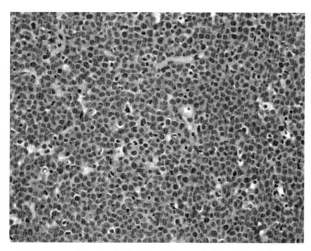

▲ 图 7-76 伴三打击的高级别 B 细胞淋巴瘤：中等大小的非典型细胞成片分布，细胞染色质细，核仁小，可见大量的核分裂象

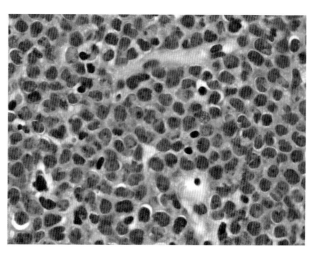

▲ 图 7-77 伴三打击的高级别 B 细胞淋巴瘤：高倍镜显示肿瘤细胞染色质细，有多个小核仁

二、T 细胞淋巴瘤

（一）间变性大细胞淋巴瘤

对于间变性大细胞淋巴瘤（anaplastic large cell lymphoma，ALCL）患者表现为淋巴结肿大，结外侵犯较少见。侵犯皮肤的病例需要做全身检查，若病变仅仅局限于皮肤，则这些病例将会被诊断为原发性皮肤间变性大细胞淋巴瘤。系统性 ALCL 呈间变性淋巴瘤激酶（ALK）阳性或阴性，后者预后通常较差。窦性生长是典型的浸润模式，但亦可为弥漫破坏淋巴结（图 7-78 至图 7-87）。标志细胞是该疾病的特征，细胞核呈马蹄状，但亦可见到多形性细胞（图 7-88）。CD30 弥漫强阳性（图 7-89）。T 细胞标记（CD3、CD2、CD4）可表达，但常缺失（图 7-90 至图 7-94）。一些病例可缺失所有的 T 细胞标记，称为"裸细胞"

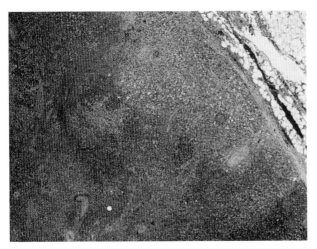

▲ 图 7-78　**ALK** 阳性间变性大细胞淋巴瘤：淋巴结内肿瘤细胞呈窦性浸润

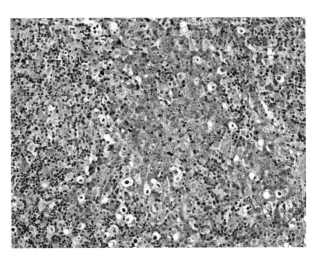

▲ 图 7-79　**ALK** 阳性间变性大细胞淋巴瘤：大细胞核呈多形性，有中等量嗜碱性胞质

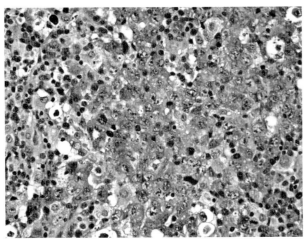

▲ 图 7-80　**ALK** 阳性间变性大细胞淋巴瘤：高倍镜显示多形性大细胞

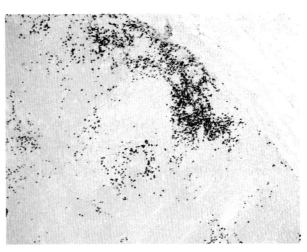

▲ 图 7-81　**ALK** 阳性间变性大细胞淋巴瘤：低倍镜下 **ALK** 免疫组织化学染色显示肿瘤细胞呈窦性分布

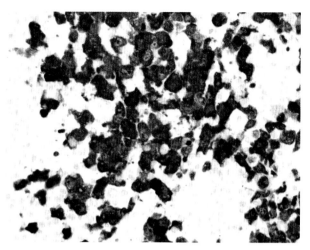

▲ 图 7-82　**ALK** 阳性间变性大细胞淋巴瘤：高倍镜显示肿瘤细胞呈 **ALK** 免疫组织化学染色阳性

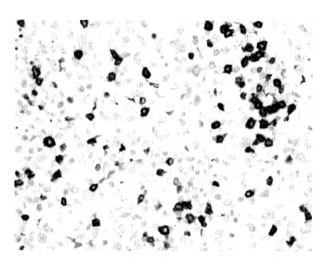

▲ 图 7-83　**ALK** 阳性间变性大细胞淋巴瘤：高倍镜显示肿瘤细胞 **CD3** 阴性

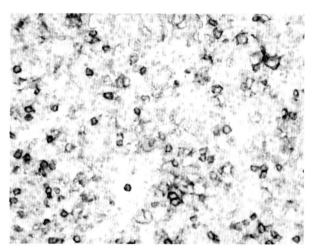

▲ 图 7-84　**ALK** 阳性间变性大细胞淋巴瘤：肿瘤细胞 **CD4** 弱阳性

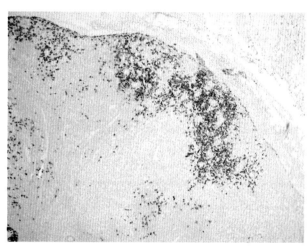

▲ 图 7-85　**ALK** 阳性间变性大细胞淋巴瘤：低倍镜显示 **CD30** 免疫组织化学染色的肿瘤细胞呈窦性分布

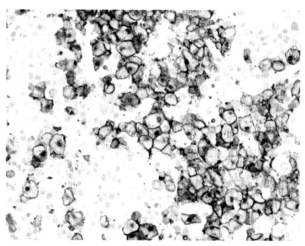

▲ 图 7-86　**ALK** 阳性间变性大细胞淋巴瘤：高倍镜显示细胞膜及高尔基体 **CD30** 染色

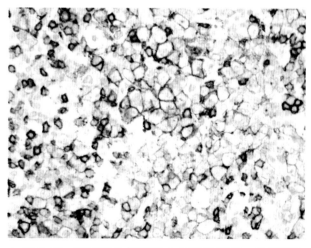

▲ 图 7-87　**ALK** 阳性间变性大细胞淋巴瘤：肿瘤细胞 **CD43** 阳性

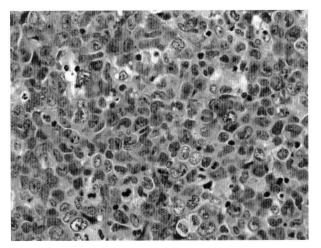

▲ 图 7-88 ALK 阴性间变性大细胞淋巴瘤：高倍镜显示本例具有该病特征性的标志性细胞

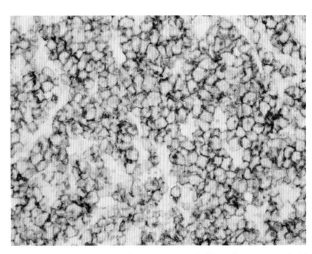

▲ 图 7-89 ALK 阴性间变性大细胞淋巴瘤：CD30 弥漫阳性，呈细胞膜和高尔基体着色

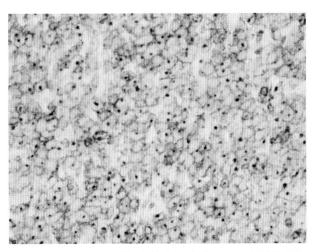

▲ 图 7-90 ALK 阴性间变性大细胞淋巴瘤：本例肿瘤细胞 CD2 阳性

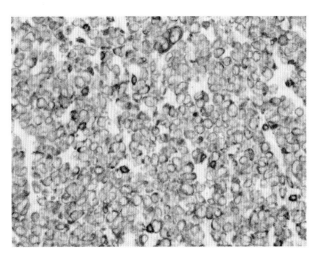

▲ 图 7-91 ALK 阴性间变性大细胞淋巴瘤：肿瘤细胞亦呈 CD3 阳性

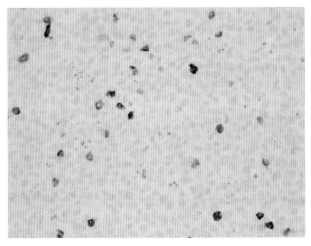

▲ 图 7-92 ALK 阴性间变性大细胞淋巴瘤：T 细胞标记通常丢失，如 CD5

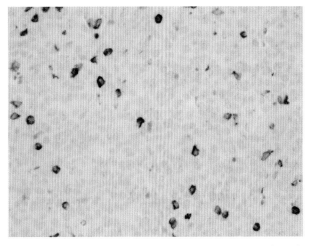

▲ 图 7-93 ALK 阴性间变性大细胞淋巴瘤：肿瘤细胞 CD7 阴性

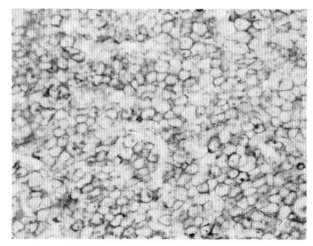

▲ 图 7-94　**ALK 阴性间变性大细胞淋巴瘤：本例表达 CD8**

表型。虽然 Pax-5 是一个有用的 B 细胞标记，但可在一些 ALCL 病例中表达。细胞毒性标记（TIA1、granzymeB、perforin）在 ALCL 中常表达，但伴 *DUSP22-IRF4* 重排的 ALK 阴性 ALCL 通常缺乏细胞毒性标记的表达，患者预后较好（与 ALK 阳性 ALCL 类似）[13]。

要点与误区

　　Pax-5 是一个编码 B 细胞特异性活化蛋白的基因，是确定 B 细胞来源较好的免疫组织化学染色标记，如对于 B 淋巴母细胞性淋巴瘤和经典型霍奇金淋巴瘤的诊断。但实际工作中，一些 T 细胞淋巴瘤（尤其是 ALCL）可弱表达 Pax-5。

（二）外周 T 细胞淋巴瘤

　　外周 T 细胞淋巴瘤，非特殊型（PTCL、NOS）的形态学谱系非常广。侵犯淋巴结的模式可为滤泡间、副皮质区或弥漫性浸润。本章我们将专注于弥漫性浸润模式。许多病例表现为中到大的异型细胞，细胞核不规则，部分病例细胞胞质透亮（图 7-95 至图 7-99）。常混杂有反应性的细胞，如小淋巴细胞、组织细胞、B 淋巴细胞、浆细胞和嗜酸性粒细胞。当炎症细胞非常显著时，难于发现异型肿瘤细胞。CD3 免疫组织化学染色有助于显示 T 细胞及其异型性。嗜酸性粒细胞可为病理医生考虑 T 细胞淋巴瘤提供诊断线索。在一些 PTCL 病例中可见到霍奇金样细胞，如血管免疫母细胞性 T 细胞淋巴瘤或具有滤泡辅助 T 细胞（TFH）表型的结内 T 细胞淋巴瘤（图 7-100 至图 7-107），易与经典型霍奇金淋巴瘤混淆（图 7-98 和图 7-99）。

　　这些霍奇金样细胞可呈 EBER 阳性（图 7-108 至图 7-110）。当浸润的浆细胞显著时，需行免疫组织化学 Kappa 及 Lambda 检测确定细胞的克隆性，PTCL 可伴随单克隆 EBV 阳性的浆细胞或 B 细胞。对于伴显著浆细胞或非典型 B 细胞的病例，均应行 T 细胞受体基因重排分子检测以确定细胞的克隆性。

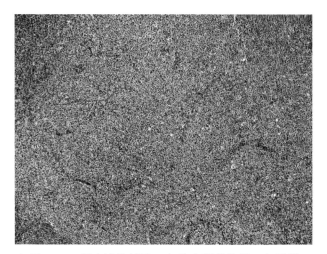

▲ 图 7–95 具有滤泡辅助 T 细胞表型的外周 T 细胞淋巴瘤：低倍镜显示淋巴结结构破坏伴血管增多

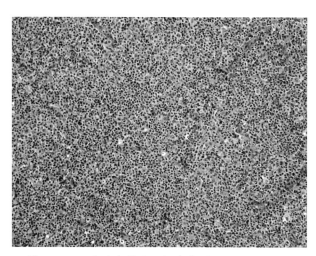

▲ 图 7–96 具有滤泡辅助 T 细胞表型的外周 T 细胞淋巴瘤：中倍镜显示透明细胞

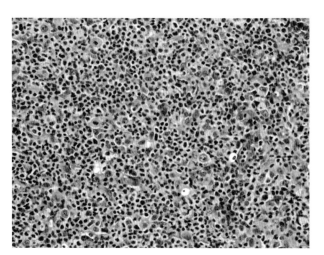

▲ 图 7–97 具有滤泡辅助 T 细胞表型的外周 T 细胞淋巴瘤：高倍镜显示透明细胞及散在的免疫母细胞

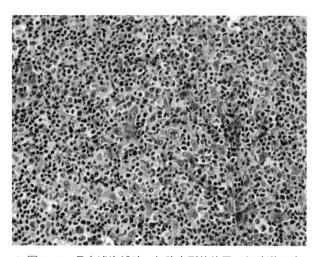

▲ 图 7–98 具有滤泡辅助 T 细胞表型的外周 T 细胞淋巴瘤：大量的透明细胞与具有免疫母细胞特征的大细胞相混合

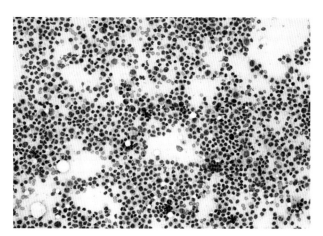

▲ 图 7–99 具有滤泡辅助 T 细胞表型的外周 T 细胞淋巴瘤：同一病例的印片显示中等大小的单一细胞，胞质中等，混杂散在大细胞

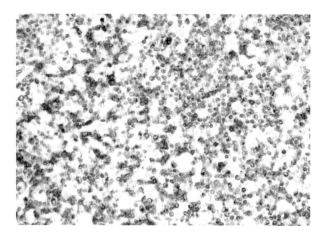

▲ 图 7–100 具有滤泡辅助 T 细胞表型的外周 T 细胞淋巴瘤：肿瘤 CD3 阳性，显示出细胞的异型性

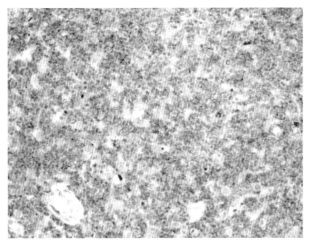

▲ 图 7-101　具有滤泡辅助 T 细胞表型的外周 T 细胞淋巴瘤：大部分肿瘤细胞 CD4 阳性

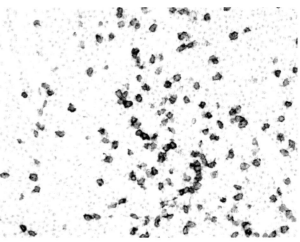

▲ 图 7-102　具有滤泡辅助 T 细胞表型的外周 T 细胞淋巴瘤：仅少数散在分布的 CD8 阳性细胞可能为反应性 T 细胞

▲ 图 7-103　具有滤泡辅助 T 细胞表型的外周 T 细胞淋巴瘤：肿瘤细胞 CD7 阴性

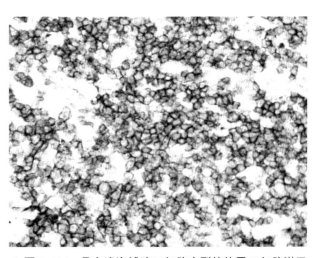

▲ 图 7-104　具有滤泡辅助 T 细胞表型的外周 T 细胞淋巴瘤：PD1 强阳性

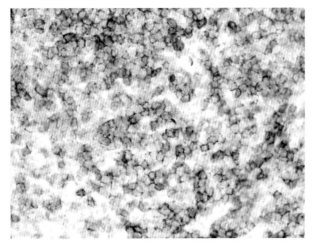

▲ 图 7-105　具有滤泡辅助 T 细胞表型的外周 T 细胞淋巴瘤：ICOS（CD278）亦为阳性

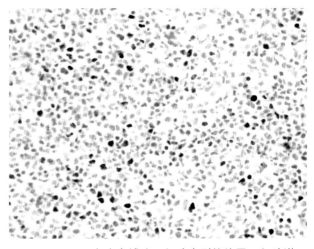

▲ 图 7-106　具有滤泡辅助 T 细胞表型的外周 T 细胞淋巴瘤：异常 T 细胞 Bcl-6 阳性

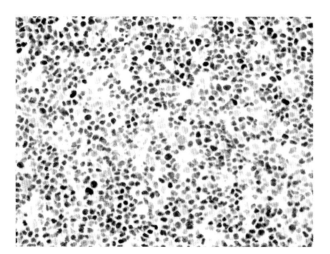

▲ 图 7-107 具有滤泡辅助 T 细胞表型的外周 T 细胞淋巴瘤：异常 T 细胞 GATA3 亦阳性

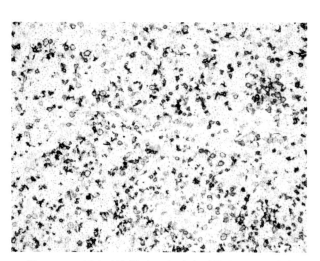

▲ 图 7-108 具有滤泡辅助 T 细胞表型的外周 T 细胞淋巴瘤：CD20 显示免疫母细胞增多

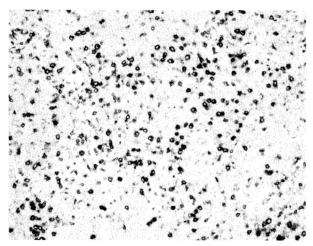

▲ 图 7-109 具有滤泡辅助 T 细胞表型的外周 T 细胞淋巴瘤：免疫母细胞 CD30 阳性

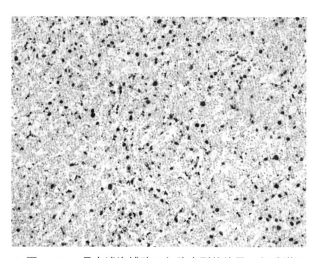

▲ 图 7-110 具有滤泡辅助 T 细胞表型的外周 T 细胞淋巴瘤：免疫母细胞 EBER-ISH 阳性

（三）外周 T 细胞淋巴瘤淋巴上皮样变异型（Lennert 淋巴瘤）

外周 T 细胞淋巴瘤淋巴上皮样变异型为 PTCL 的一种亚型，其有大量的组织细胞掩盖了小的、仅有轻度异型性的肿瘤细胞（图 7-111 至图 7-115）。背景包含霍奇金样细胞、浆细胞和嗜酸性粒细胞等炎症细胞。该变异型通常局限于淋巴结，结外侵犯不常见。CD3 染色有助于显示肿瘤性 T 细胞，此外，一般而言，T 细胞淋巴瘤 Bcl-2 表达缺失有助于确定其为肿瘤性病变（图 7-116 和图 7-117）。

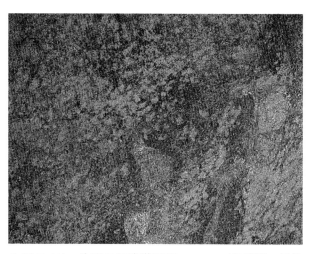

▲ 图 7-111 外周 T 细胞淋巴瘤，Lennert 变异型：低倍镜显示许多组织细胞聚集，仅见灶性淋巴细胞

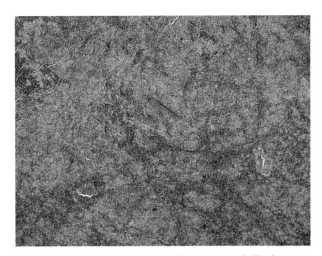

▲ 图 7-112　外周 T 细胞淋巴瘤，Lennert 变异型：另一低倍视野显示显著的组织细胞簇

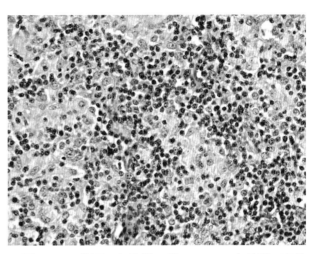

▲ 图 7-113　外周 T 细胞淋巴瘤，Lennert 变异型：高倍镜显示多量粉染的组织细胞簇及形态较温和的小淋巴细胞

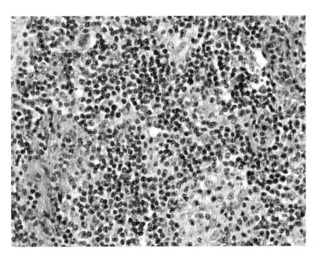

▲ 图 7-114　外周 T 细胞淋巴瘤，Lennert 变异型：高倍镜显示细胞形态温和、肿瘤的特征不明显

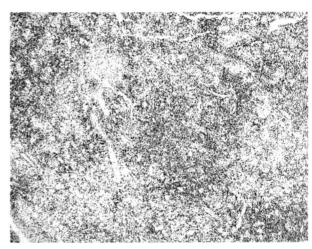

▲ 图 7-115　外周 T 细胞淋巴瘤，Lennert 变异型：CD3 染色显示切片中有大量 T 细胞

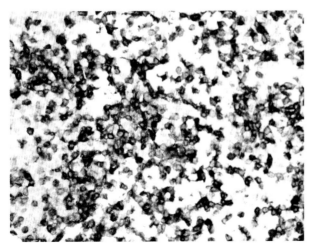

▲ 图 7-116　外周 T 细胞淋巴瘤，Lennert 变异型：CD3 染色显示 T 细胞

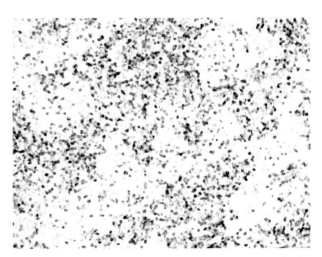

▲ 图 7-117　外周 T 细胞淋巴瘤，Lennert 变异型：与 CD3 相比，Bcl-2 阳性细胞减少，这在 PTCL 中较常见

关键特征

(1) 上皮样组织细胞是该病变的显著特征。

(2) 肿瘤性淋巴细胞异型性可不明显。

(3) 嗜酸性粒细胞是潜在 T 细胞淋巴瘤的诊断线索。

(4) T 细胞基因重排检测是证明细胞克隆性所必需的检查。

三、前体细胞病变

（一）髓系肉瘤

髓系肉瘤几乎可以发生于人体的任何部位，最常累及皮肤和淋巴结。髓系肉瘤可发生于异基因干细胞移植的患者或作为疾病复发的最初表现。大部分病例为粒或单核系分化。当存在结构破坏、大细胞片状浸润，以及核圆形、染色质开放、偶见核仁时需考虑髓系肉瘤（图 7-118 和图 7-119），但需要与癌、恶性黑色素瘤、前体 B 细胞肿瘤和 T 细胞肿瘤等相鉴别。病变常呈 CD33、CD163、CD43 和 CD68 阳性，但这些标记并不特异（图 7-120 和图 7-121）。CD34、CD117、lysozyme、CD4、CD123 和 MPO 染色对诊断有帮助（尤其是母细胞形态的病例），但却不敏感（图 7-122 至图 7-129）。许多病例为粒或单核系分化，故 CD68、lysozyme、CD163、CD4、CD123 染色尤为重要。母细胞性浆细胞样树突细胞肿瘤（BPDCN）可呈相同的形态学及类似的表型（CD4、CD56、CD123、TCL1 阳性，但 lysozyme 阴性），因此需要排除和鉴别。若能行新鲜细胞的流式细胞术检测，则对诊断极有帮助。值得注意的是，髓系肉瘤与骨髓病灶的表型可以不匹配。例如，临床曾出现急性髓系白血病骨髓呈 CD34 阳性，但髓外病灶却阴性的病例。

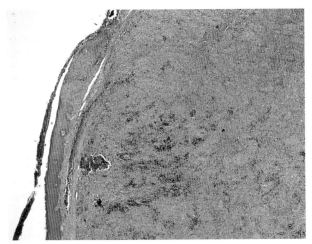

▲ 图 7-118　髓系肉瘤：切片显示成片的异型细胞伴结构破坏（低倍镜）

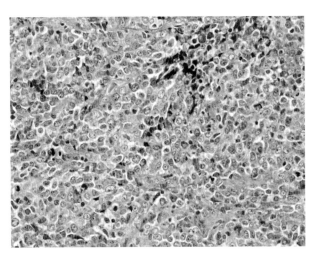

▲ 图 7-119　髓系肉瘤：高倍镜显示成片的母细胞，染色质较细、核仁明显

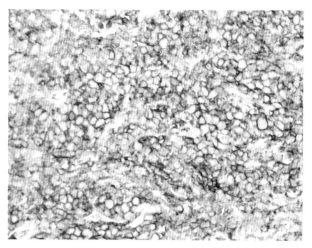

▲ 图 7-120　髓系肉瘤：**CD33** 是髓系肉瘤敏感但不特异的标记，肿瘤细胞阳性

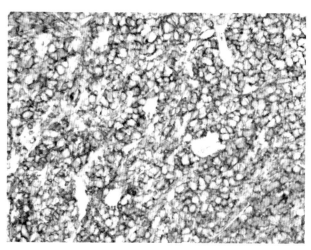

▲ 图 7-121　髓系肉瘤：**CD43** 亦是髓系肉瘤敏感但不特异的标记，肿瘤细胞阳性

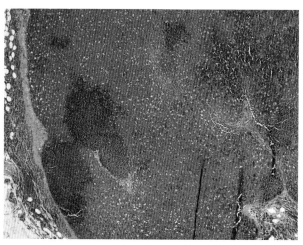

▲ 图 7-122　髓系肉瘤：低倍镜显示成片的肿瘤细胞，仅见少量残留的淋巴细胞（深染区）

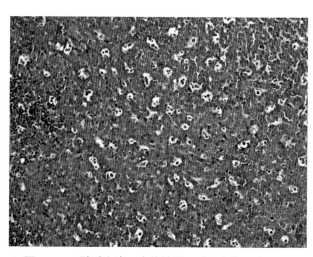

▲ 图 7-123　髓系肉瘤：中倍镜显示"星空"现象

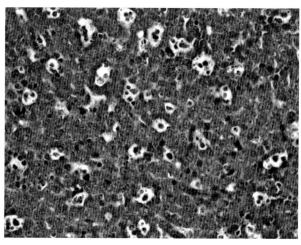

▲ 图 7-124　髓系肉瘤：高倍镜显示含可染小体组织细胞及大量核仁明显的异型母细胞

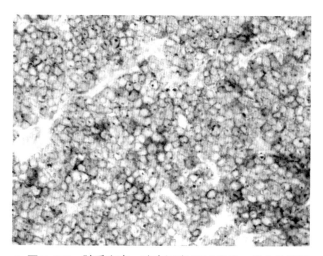

▲ 图 7-125　髓系肉瘤：肿瘤细胞 **CD4** 阳性，符合单核细胞来源

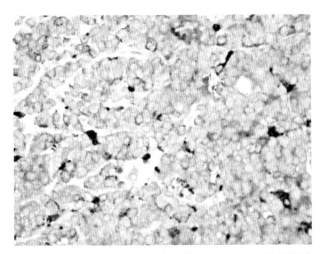

▲ 图 7-126　髓系肉瘤：肿瘤细胞 CD68 阳性，该标记敏感但不特异

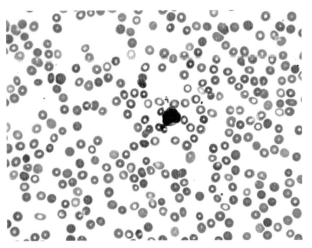

▲ 图 7-127　髓系肉瘤：对于有血液和骨髓病变的同一位患者，外周血显示出循环中的母细胞

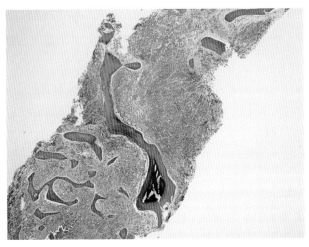

▲ 图 7-128　髓系肉瘤：骨髓细胞密度增高，成片的母细胞

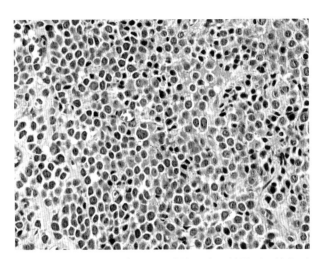

▲ 图 7-129　髓系肉瘤：母细胞体积大，核圆形、染色质细、核仁明显

常见问题：髓系肉瘤是否可发生于骨髓无急性髓系白血病的患者？

回答：可以。约 1/4 的髓系肉瘤患者的骨髓无任何病变。髓系肉瘤可见于 MDS 或 MPN 患者。

一览表：髓系肉瘤诊断检查事项

❑ MDS、MPN 或 AML 病史

❑ 实验室检查：血常规、外周血涂片

❑ IHC：敏感但不特异的标记（CD33、CD68、lysozyme、CD4、CD43）；较特异但不敏感的标记（CD34、CD117、CD123、MPO）。因此，需要排除 BPDCN（如 CD56 和 TCL1）、癌（CK）和恶性黑色素瘤。

（二）B 淋巴母细胞性淋巴瘤

B 淋巴母细胞性淋巴瘤（B-LBL）通常侵犯皮肤和淋巴结。与 T 淋巴母细胞性淋巴瘤不同的是，B-LBL 罕见侵犯纵隔。形态学存在异质性，可为染色质致密、核仁不明显的小细胞，或胞质蓝染、染色质散在分布、有核仁的大细胞（图 7-130 和图 7-131）。涂片中可见到胞质内空泡，后者亦可见于伯基特淋巴瘤。B-LBL 与 B 淋巴母细胞性白血病（B-ALL）在形态学及免疫表型上无法区分，主要依靠累及的组织予以鉴别。母细胞呈 CD19、Pax-5、CD79a、TdT 和 CD10 阳性，CD20 可不同程度阳性（图 7-132 至图 7-135）。几乎所有的 B-LBL/B-ALL 病例均存在免疫球蛋白重链基因重排。目前 WHO 分类根据重现性基因异常，如 *BCR-ABL1* 或 Ph-like，将 B-LBL/B-ALL 进行命名。

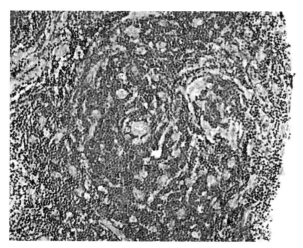

▲ 图 7-130　B 淋巴母细胞性淋巴瘤：低倍镜显示小至中等大小的细胞，染色质开放、细腻

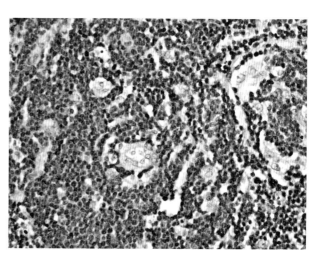

▲ 图 7-131　B 淋巴母细胞性淋巴瘤：中倍镜显示淋巴母细胞染色质开放、核仁不明显

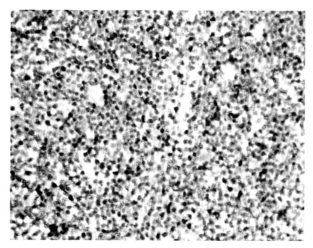

▲ 图 7-132　B 淋巴母细胞性淋巴瘤：肿瘤细胞 Pax-5 阳性

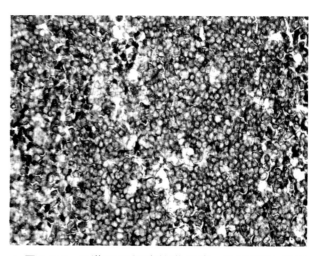

▲ 图 7-133　B 淋巴母细胞性淋巴瘤：肿瘤细胞 CD34 阳性

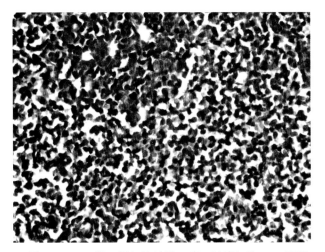

▲ 图 7-134　**B 淋巴母细胞性淋巴瘤：肿瘤细胞 TdT 阳性**

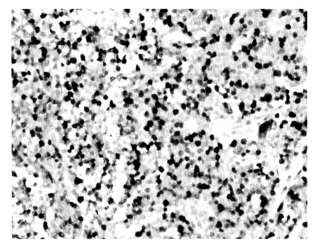

▲ 图 7-135　**B 淋巴母细胞性淋巴瘤：Ki-67 增殖指数高**

（三）T 淋巴母细胞性淋巴瘤

　　T 淋巴母细胞性淋巴瘤（T-LBL）通常见于纵隔，表现为白细胞计数升高、器官及淋巴结肿大。与 B 细胞病变不同，不成熟的异常 T 细胞具有不同的形态学谱系，可表现为小圆形细胞至胞质中等量、核形不规则的大细胞。染色质致密或散在分布（图 7-136 至图 7-139）。如其他高级别的病变，可见到星空现象及散在的可染小体巨噬细胞。母细胞呈 TdT 及胞质 CD3 阳性，不同程度表达 CD1a、CD2、CD4、CD5、CD7 和 CD8（图 7-140 至图 7-143）。

要点与误区

　　CD7 是 T-LBL 的敏感标记，但其亦可表达于急性髓系白血病或髓系肉瘤。CD3 对 T-LBL 具有谱系特异性，常为胞质阳性。

▲ 图 7-136　**T 淋巴母细胞性淋巴瘤：低倍镜显示淋巴结构破坏**

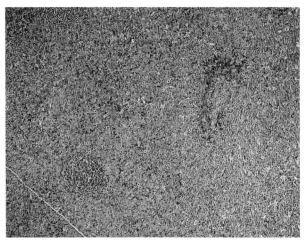

▲ 图 7-137　**T 淋巴母细胞性淋巴瘤：中倍镜显示形态单一的母细胞**

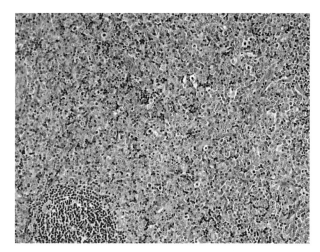

▲ 图 7-138　T 淋巴母细胞性淋巴瘤：高倍镜显示少量残留的淋巴滤泡及其旁成片的母细胞

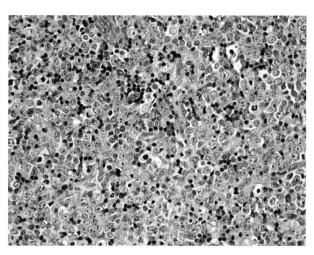

▲ 图 7-139　T 淋巴母细胞性淋巴瘤：高倍镜显示异型大细胞有数个小核仁

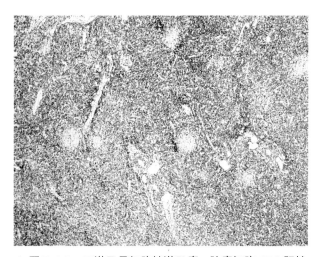

▲ 图 7-140　T 淋巴母细胞性淋巴瘤：肿瘤细胞 CD2 阳性

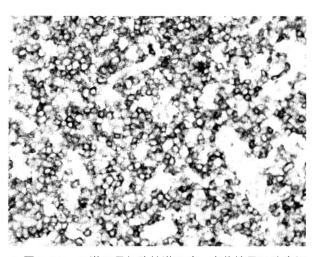

▲ 图 7-141　T 淋巴母细胞性淋巴瘤：高倍镜显示肿瘤细胞 CD2 阳性

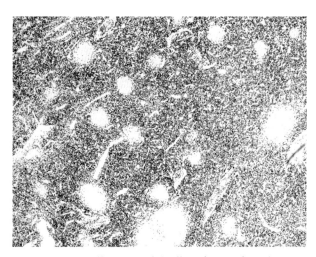

▲ 图 7-142　T 淋巴母细胞性淋巴瘤：肿瘤细胞 CD1a 阳性

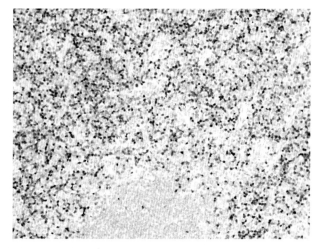

▲ 图 7-143　T 淋巴母细胞性淋巴瘤：Ki-67 增殖指数高

四、易误诊病变

（一）套细胞淋巴瘤母细胞变异型

套细胞淋巴瘤母细胞变异型通常表现为成片分布、形态单一、中等大的母细胞样细胞，细胞核圆形，染色质细腻，核仁不明显（图 7-144）。核分裂象易见，常可见可染小体巨噬细胞，形成"星空"现象。这些病例易与淋巴母细胞性淋巴瘤、高级别 B 细胞淋巴瘤和弥漫性大 B 细胞淋巴瘤（DLBCL）混淆。母细胞形态的病例，CD5 和 cyclin D1 阳性则需考虑该病（图 7-145 至图 7-148），并进一步对 CCN D1 行 FISH 检测分析，因为部分 DLBCL 病例亦可同时表达 CD5 和 cyclin D1 蛋白[14, 15]。

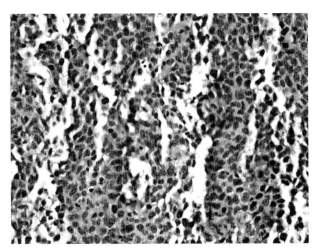

▲ 图 7-144　套细胞淋巴瘤母细胞变异型：片状分布中等大小的细胞，染色质细腻，呈母细胞形态

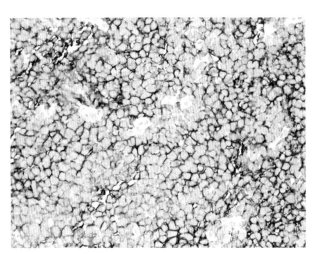

▲ 图 7-145　套细胞淋巴瘤母细胞变异型：肿瘤细胞 **CD20** 阳性

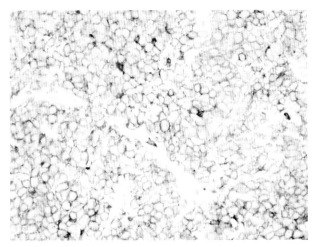

▲ 图 7-146　套细胞淋巴瘤母细胞变异型：肿瘤细胞 **CD5** 弱阳性

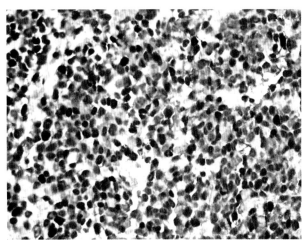

▲ 图 7-147　套细胞淋巴瘤母细胞变异型：细胞核 **cyclin D1** 强阳性

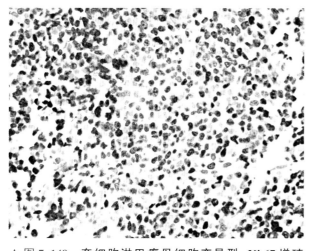

▲ 图 7–148　套细胞淋巴瘤母细胞变异型：Ki-67 增殖指数高

报告签发示例

左侧腋窝切除活检

● 套细胞淋巴瘤母细胞变异型。见注释。

注释：肿瘤细胞染色质细腻、核仁不明显，Ki-67 增殖指数达 80%，符合套细胞淋巴瘤母细胞变异型。

（二）CD30 阳性 T 淋巴组织增殖性疾病累及淋巴结

评价有皮肤 T 细胞淋巴瘤（蕈样霉菌病、淋巴瘤样丘疹病、皮肤 ALCL）病史的淋巴结活检时，可能会遇到与系统性 ALCL 或经典型霍奇金淋巴瘤（CHL）类似的形态学改变[16]。区分两者非常重要，因为诊断不同，处理方法会有所不同。皮肤病变的肿瘤细胞会流入邻近的淋巴结，造成结构破坏或消失，类似于窦性生长的 ALCL，呈 CD30 和 T 细胞标记阳性。一些患者的淋巴结结构部分破坏，可见纤维组织分隔及散在的霍奇金细胞混杂炎症细胞（嗜酸性粒细胞、浆细胞和组织细胞），符合 CHL（图 7–149 和图 7–150）。这些肿瘤细胞亦呈 CD30 阳性（图 7–151 和图 7–152），有时 CD15 阳性；然而，肿瘤细胞呈 B 细胞标记阴性，Pax-5 阴性尤为有帮助（图 7–153 至图 7–155）。通常情况下会有 T 细胞标记丢失，但除细胞毒性标记（TIA1、granzymeB 或 perforin）外，CD2 也可表达（图 7–156 至图 7–160）。T 细胞受体基因重排分子检测是有用的，但需行显微切割富集细胞，尤其是仅局灶侵犯淋巴结的病例。在淋巴结和皮肤病变中通常可以见到相同的 T 细胞克隆。在这个特殊的病例中，患者有长期的淋巴瘤样丘疹病病史及腋下淋巴结肿大。

报告签发示例

右腹股沟淋巴结切除活检

● 淋巴结 CD30 阳性的 T 淋巴组织增殖性疾病。见注释。

注释：对于有皮肤 ALCL 或淋巴瘤样丘疹病病史的患者，此时可能是皮肤 T 细胞淋巴瘤的淋巴结受累，而不是 PTCL。皮肤 T 细胞淋巴瘤的淋巴结侵犯通常发生在皮肤病灶的邻近淋巴结。我们建议进行分期和结合临床考虑。

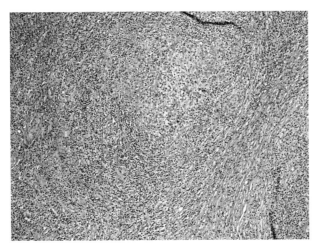

▲ 图 7-149　**CD30** 阳性的 **T** 细胞淋巴瘤：低倍镜显示一个模糊的结节状结构

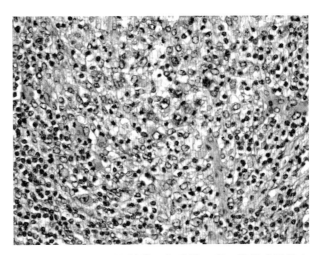

▲ 图 7-150　**CD30** 阳性的 **T** 细胞淋巴瘤：簇状或霍奇金样细胞与小至中等大小的细胞和嗜酸性粒细胞混杂

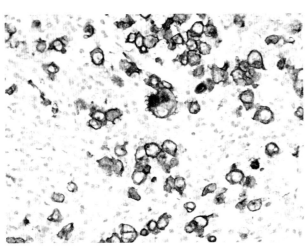

▲ 图 7-151　**CD30** 阳性的 **T** 细胞淋巴瘤：**CD30** 染色显示霍奇金样细胞

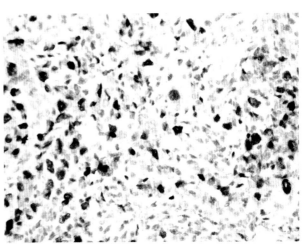

▲ 图 7-152　**CD30** 阳性的 **T** 细胞淋巴瘤：**MUM1** 染色显示霍奇金样细胞增多

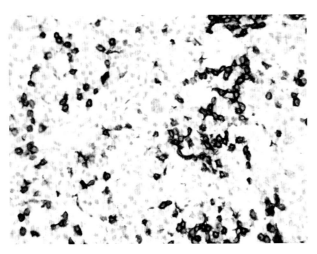

▲ 图 7-153　**CD30** 阳性的 **T** 细胞淋巴瘤：**CD79a** 背景 **B** 细胞阳性，霍奇金样细胞阴性

▲ 图 7-154　**CD30** 阳性的 **T** 细胞淋巴瘤：霍奇金样细胞 **Pax-5** 亦为阴性

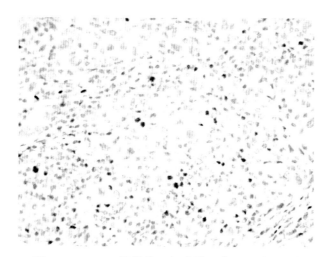

▲ 图 7-155　CD30 阳性的 T 细胞淋巴瘤：异型大细胞呈 B 细胞转录因子 Oct2 阴性

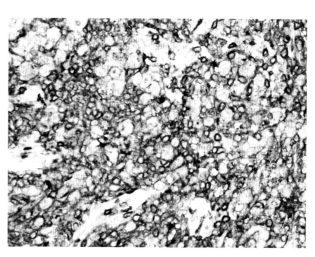

▲ 图 7-156　CD30 阳性的 T 细胞淋巴瘤：异型霍奇金样大细胞呈 CD4 弱阳性

▲ 图 7-157　CD30 阳性的 T 细胞淋巴瘤：异型大细胞表达 TIA1

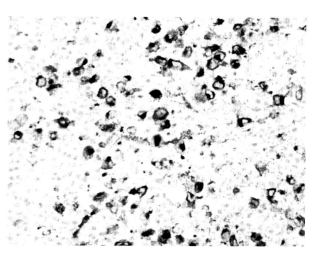

▲ 图 7-158　CD30 阳性的 T 细胞淋巴瘤：霍奇金样细胞亦高表达 granzyme B

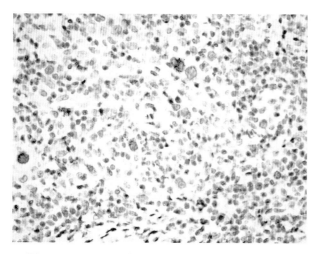

▲ 图 7-159　CD30 阳性的 T 细胞淋巴瘤：部分霍奇金样细胞表达 perforin

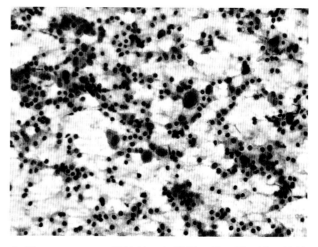

▲ 图 7-160　CD30 阳性的 T 细胞淋巴瘤：同一淋巴结的印片显示散在的霍奇金样细胞，可能成为诊断误区

（三）外周 T 细胞淋巴瘤伴霍奇金样细胞

具有滤泡辅助 T 细胞表型的外周 T 细胞淋巴瘤，如血管免疫母细胞性 T 细胞淋巴瘤可伴 B 细胞性的霍奇金样细胞（图 7-161 至图 7-164），这些细胞通常呈 EBER 阳性。这可能是一个诊断误区，可误诊为 CHL。这些细胞 Pax-5、CD30 和 CD15 为阳性，可表达 CD20（图 7-165 至图 7-168）。背景 T 细胞可仅有轻度的非典型性或被忽视。在许多情况下，霍奇金样细胞成灶聚集，类似 ALCL。采用免疫组织化学染色 PD1、ICOS、CXCL13、CD10（图 7-169 至图 7-172）和 Bcl-6 确定 TFH 细胞的密度，以及 T 细胞受体基因重排确定细胞的克隆性是有帮助的。这个特殊的病例，流式细胞术还检测到 CD3 阴性、CD4 和 CD10 阳性的异常 T 细胞群。

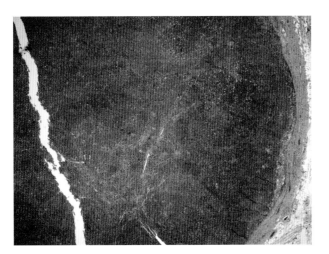

▲ 图 7-161　外周 T 细胞淋巴瘤伴霍奇金样细胞：低倍镜显示一个模糊的结节状结构

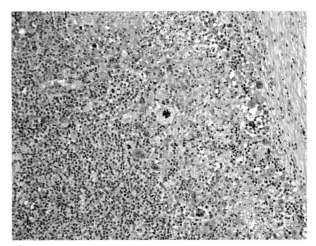

▲ 图 7-162　外周 T 细胞淋巴瘤伴霍奇金样细胞：淋巴窦内见多量异型霍奇金样大细胞

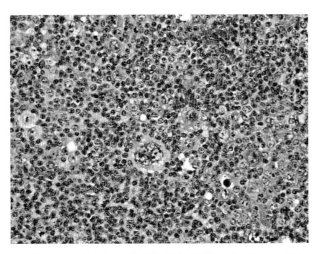

▲ 图 7-163　外周 T 细胞淋巴瘤伴霍奇金样细胞：一些细胞形态奇异

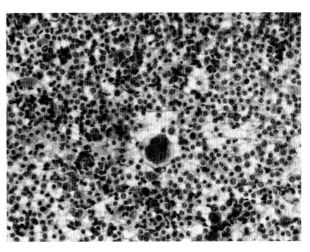

▲ 图 7-164　外周 T 细胞淋巴瘤伴霍奇金样细胞：印片显示散在的霍奇金样大细胞

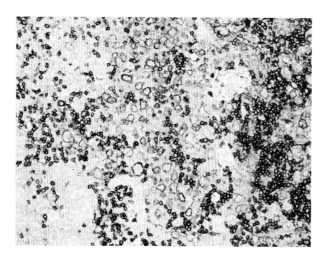

▲ 图 7-165　外周 T 细胞淋巴瘤伴霍奇金样细胞：霍奇金样细胞 CD20 阳性

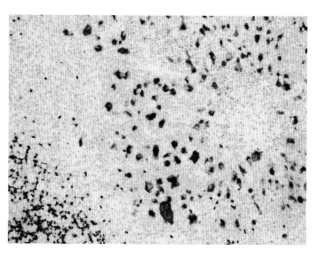

▲ 图 7-166　外周 T 细胞淋巴瘤伴霍奇金样细胞：霍奇金样细胞 Pax-5 强阳性

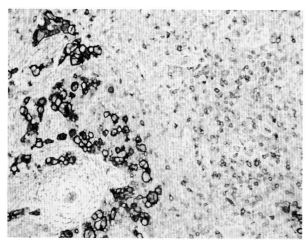

▲ 图 7-167　外周 T 细胞淋巴瘤伴霍奇金样细胞：霍奇金样细胞 CD30 强阳性

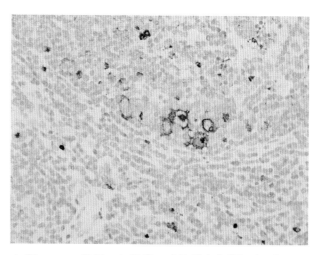

▲ 图 7-168　外周 T 细胞淋巴瘤伴霍奇金样细胞：部分霍奇金样细胞呈 CD15 阳性

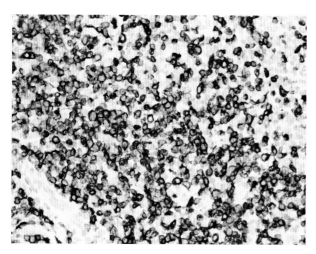

▲ 图 7-169　外周 T 细胞淋巴瘤伴霍奇金样细胞：在其他区域，T 细胞增多，CD3 显示这些细胞的异型性

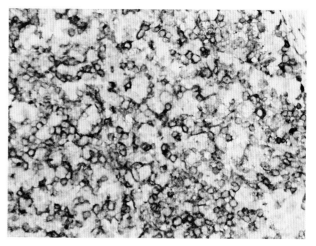

▲ 图 7-170　外周 T 细胞淋巴瘤伴霍奇金样细胞：肿瘤性 T 细胞 CD4 阳性

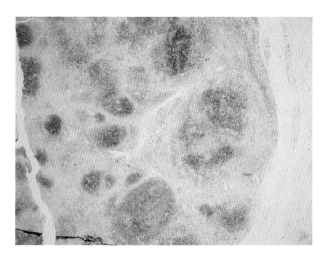

▲ 图 7–171 外周 T 细胞淋巴瘤伴霍奇金样细胞：低倍镜显示结节区为 T 细胞并表达 CD10

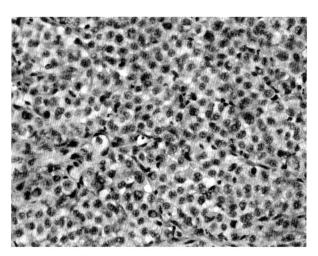

▲ 图 7–173 间变性大细胞淋巴瘤伴 Pax-5 表达：高倍镜显示成片的多形性细胞

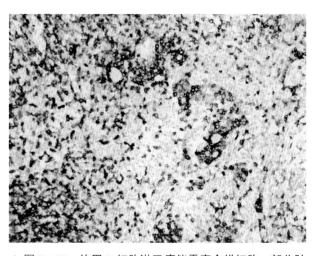

▲ 图 7–172 外周 T 细胞淋巴瘤伴霍奇金样细胞：部分肿瘤性 T 细胞 ICOS 阳性

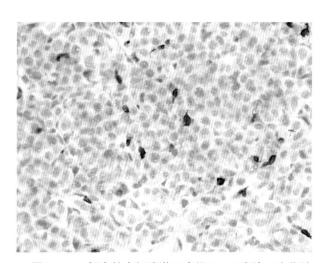

▲ 图 7–174 间变性大细胞淋巴瘤伴 Pax-5 表达：这些肿瘤细胞大部分呈 CD3 阴性

（四）间变性大细胞淋巴瘤伴 Pax-5 异常表达

间变性大细胞淋巴瘤免疫组织化学染色常可丢失大部分 T 细胞特异性抗原，如 CD2、CD3、CD5 和 CD7（图 7–173 至图 7–178）。偶见 ALCL 病例异常表达 B 细胞敏感且相对特异的标记 Pax-5（图 7–179）。此外，ALCL 亦表达 cyclin D1（图 7–180）。广谱 T 细胞抗原的丢失及表达 Pax-5 使得确定细胞系的问题更为复杂。其他标记，如 CD4、CD8 或细胞毒性标记（TIA1，granzyme B 和 perforin）有助于 ALCL 的诊断。

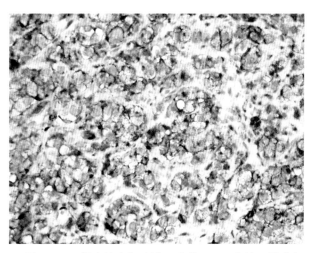

▲ 图 7–175 间变性大细胞淋巴瘤伴 Pax-5 表达：肿瘤细胞 CD4 阳性

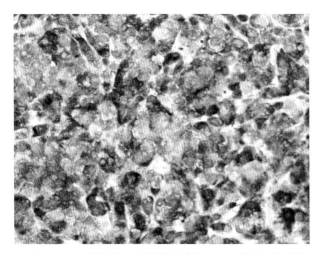

▲ 图 7-176　间变性大细胞淋巴瘤伴 Pax-5 表达：肿瘤细胞 ALK1 阳性

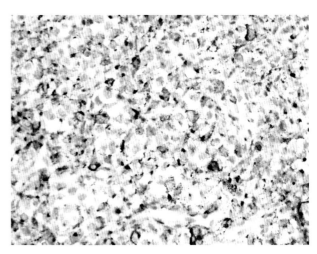

▲ 图 7-177　间变性大细胞淋巴瘤伴 Pax-5 表达：肿瘤细胞 granzyme B 阳性

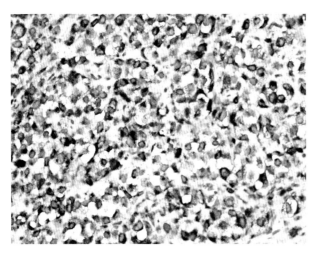

▲ 图 7-178　间变性大细胞淋巴瘤伴 Pax-5 表达：肿瘤细胞 perforin 阳性

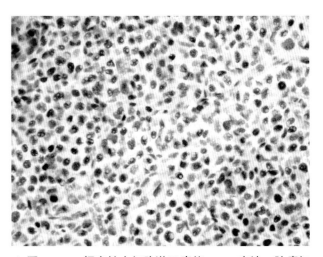

▲ 图 7-179　间变性大细胞淋巴瘤伴 Pax-5 表达：肿瘤细胞亦表达经典 B 细胞标记 Pax-5

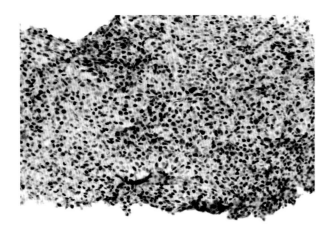

◀ 图 7-180　间变性大细胞淋巴瘤伴 Pax-5 表达：肿瘤细胞表达 cyclin D1 蛋白，但 FISH 检测显示无染色体易位（未显示）

（赵　莎　黄雨华　**译**　孙　璐　赵　莎　**校**）

参 考 文 献

[1] Gradowski JF, Sargent RL, Craig FE, et al. Chronic lymphocytic leukemia/small lymphocytic lymphoma with cyclin D1 positive proliferation centers do not have CCND1 translocations or gains and lack SOX11 expression. *Am J Clin Pathol*. 2012;138(1):132-139.

[2] Mao Z, Quintanilla-Martinez L, Raffeld M, et al. IgVH mutational status and clonality analysis of Richter's transformation: diffuse large B-cell lymphoma and Hodgkin lymphoma in association with B-cell chronic lymphocytic leukemia (B-CLL) represent 2 different pathways of disease evolution. *Am J Surg Pathol*. 2007;31(10):1605-1614.

[3] Mozos A, Royo C, Hartmann E, et al. SOX11 expression is highly specific for mantle cell lymphoma and identifies the cyclin D1-negative subtype. *Haematologica*. 2009;94(11):1555-1562.

[4] Siddiqi IN, Friedman J, Barry-Holson KQ, et al. Characterization of a variant of t(14;18) negative nodal diffuse follicular lymphoma with CD23 expression, 1p36/TNFRSF14 abnormalities, and STAT6 mutations. *Mod Pathol*. 2016;29:570.

[5] Launay E, Pangault C, Bertrand P, et al. High rate of TNFRSF14 gene alterations related to 1p36 region in de novo follicular lymphoma and impact on prognosis. *Leukemia*. 2012;26(3):559-562.

[6] Schraders M, de Jong D, Kluin P, Groenen P, van Krieken H. Lack of Bcl-2 expression in follicular lymphoma may be caused by mutations in the BCL2 gene or by absence of the t(14;18) translocation. *J Pathol*. 2005;205(3):329-335.

[7] Alizadeh AA, Eisen MB, Davis RE, et al. Distinct types of diffuse large B-cell lymphoma identified by gene expression profiling. *Nature*. 2000;403(6769):503-511.

[8] Hans CP, Weisenburger DD, Greiner TC, et al. Confirmation of the molecular classification of diffuse large B-cell lymphoma by immunohistochemistry using a tissue microarray. *Blood*. 2004;103(1):275-282.

[9] Traverse-Glehen A, Pittaluga S, Gaulard P, et al. Mediastinal gray zone lymphoma: the missing link between classic Hodgkin's lymphoma and mediastinal large B-cell lymphoma. *Am J Surg Pathol*. 2005;29(11):1411-1421.

[10] Salaverria I, Martin-Guerrero I, Wagener R, et al. A recurrent 11q aberration pattern characterizes a subset of MYC-negative high-grade B-cell lymphomas resembling Burkitt lymphoma. *Blood*. 2014;123(8):1187-1198.

[11] Feldman AL, Law ME, Inwards DJ, Dogan A, McClure RF, Macon WR. PAX5-positive T-cell anaplastic large cell lymphomas associated with extra copies of the PAX5 gene locus. *Mod Pathol*. 2010;23(4):593-602.

[12] Swerdlow S, Campo E, Harris NL, et al. *WHO Classification of Tumours of Haematopoietic and Lymphoid Tissues*. Lyon: International Agency for Research on Cancer; 2017.

[13] Luchtel RA, Dasari S, Oishi N, et al. Molecular profiling reveals immunogenic cues in anaplastic large cell lymphomas with DUSP22 rearrangements. *Blood*. 2018;132(13):1386-1398.

[14] Yamaguchi M, Seto M, Okamoto M, et al. De novo CD5+ diffuse large B-cell lymphoma: a clinicopathologic study of 109 patients. *Blood*. 2002;99(3):815-821.

[15] Ehinger M, Linderoth J, Christensson B, Sander B, Cavallin-Stahl E. A subset of CD5− diffuse large B-cell lymphomas expresses nuclear cyclin D1 with aberrations at the CCND1 locus. *Am J Clin Pathol*. 2008;129(4):630-638.

[16] Eberle FC, Song JY, Xi L, et al. Nodal involvement by cutaneous CD30-positive T-cell lymphoma mimicking classical Hodgkin lymphoma. *Am J Surg Pathol*. 2012;36(5):716-725.

第8章 坏 死
Necrosis

一、概述

坏死是淋巴结反应性与肿瘤性病变的一种常见表现。本章将重点讨论淋巴结坏死及其相关疾病。坏死的特征包括范围、类型、坏死细胞的类型及临床病史（如淋巴瘤病史或治疗史），可为疾病进展提供有用的线索。

二、淋巴瘤/侵袭性淋巴组织增殖性肿瘤

肿瘤坏死（坏死/梗死伴鬼影细胞）常见于侵袭性淋巴瘤，主要是由于肿瘤增长迅速而导致血供不足、肿瘤细胞倍增时间短或周围正常细胞结构遭到破坏。几乎所有的侵袭性淋巴瘤均有一定程度的坏死，在本章中将重点介绍一些常见及有趣的病例。

要点与误区

无论是反应性或肿瘤性病变，淋巴结的坏死很多是由于 Epstein-Barr 病毒（EBV）感染所诱发的。著者通常行 EBER-ISH 染色确定坏死是否因 EBV 感染所致，若是 EBV 感染所致，则进一步明确感染细胞的类型（B 细胞或 T 细胞）。结合临床病史有助于诊断。如有足够的组织标本进行微生物染色［抗酸染色（AFB）与六胺银染色（GMS）］，也有助于鉴别诊断。

三、B 细胞淋巴瘤

（一）B 淋巴母细胞性淋巴瘤

B 淋巴母细胞性淋巴瘤（B-LBL）偶尔会累及淋巴结，可能仅表现为副皮质区受累，而淋巴滤泡保存。此外，也可侵犯结外部位，如皮肤、扁桃体和胃肠道。与 T 淋巴母细胞性淋巴瘤不同，典型的 B 淋

巴母细胞性淋巴瘤不侵犯纵隔。肿瘤细胞中等大小、形态单一，常可见"星空"现象（但与伯基特淋巴瘤相比，通常较局限）亦可见到坏死。免疫组织化学染色显示肿瘤细胞呈 CD19、Pax-5、CD10、CD79a 及 TdT 阳性（图 8-1 至图 8-3）。在与成熟高级别 B 细胞淋巴瘤，如双打击或伯基特淋巴瘤的鉴别中，TdT 尤为重要。增殖指数通常高，Ki-67 常大于 80%。

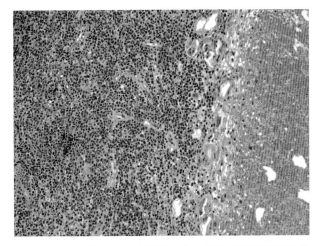

▲ 图 8-1 **B 淋巴母细胞性淋巴瘤：** 低倍镜显示单形性异型细胞呈片状生长，邻近组织坏死（右）

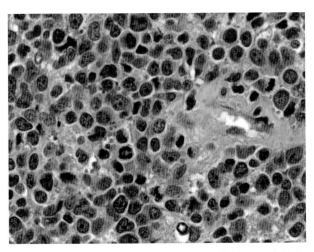

▲ 图 8-2 **B 淋巴母细胞性淋巴瘤：** 高倍镜显示这些细胞核圆形，染色质细质，偶见核仁，可见凋亡小体和有丝分裂

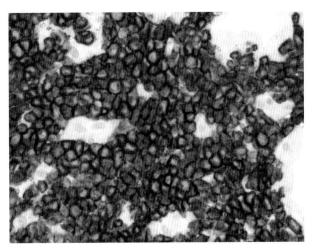

▲ 图 8-3 **B 淋巴细胞母细胞瘤：** 肿瘤细胞 **CD19** 免疫组织化学染色弥漫阳性

要点与误区

  某些情况下，鉴别淋巴结或结外部位侵犯的高级别 B 细胞病变是不成熟（B-ALL）还是成熟（高级别 B 细胞淋巴瘤和伯基特淋巴瘤）极具挑战。如果肿瘤细胞呈 TdT 阳性，则较符合 B-ALL。流式细胞术有助于发现是否存在表面轻链限制性表达。若存在，则倾向于成熟 B 细胞淋巴瘤。

（二）弥漫性大 B 细胞淋巴瘤，非特殊型

弥漫性大 B 细胞淋巴瘤（DLBCL）肿瘤细胞呈片状分布，常具有高增殖指数。凋亡小体常见。有时，

DLBCL 可见坏死（图 8-4 至图 8-6），主要由坏死肿瘤细胞（"鬼影细胞"）组成。在这些坏死区域，常可见到单一的肿瘤细胞。这些"鬼影细胞"CD20通常为阳性，但由于细胞死亡导致抗原丢失，其他免疫标记常为阴性。常见到两种染色模式，即存活的细胞 CD20 强阳性，而无活性的细胞 CD20弱阳性或表达减弱。由于 RNA 降解，坏死细胞的核染色与 EBER-ISH 染色常为阴性。因此，不能仅在坏死区域确定 EBV 感染状态，而应在活细胞区域进行评估。治疗后的患者活检病理可能仅见到坏死，CD20 免疫组织化学染色至少为判断坏死细胞是否为疾病的一部分提供线索。

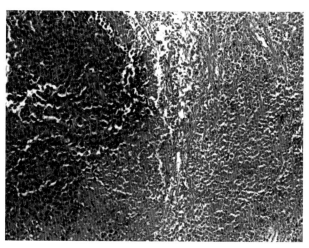

▲ 图 8-4 弥漫性大 B 细胞淋巴瘤：低倍镜显示大的异型细胞呈片生长，肿瘤细胞旁见大片地图样坏死（右）

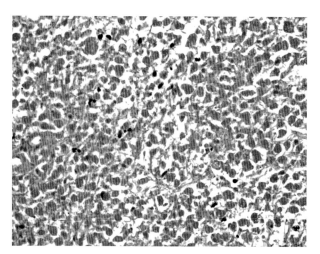

▲ 图 8-5 弥漫性大 B 细胞淋巴瘤：坏死区域可见"鬼影细胞"，我们可见到坏死细胞呈单形性

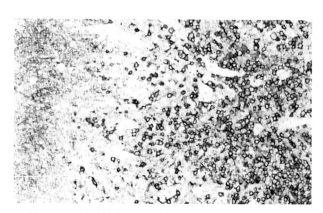

▲ 图 8-6 弥漫性大 B 细胞淋巴瘤：存活的肿瘤细胞CD20 免疫组织化学染色较强（右），而凝固性坏死区域CD20 染色较弱（左）

报告签发示例

左侧腋窝淋巴结，细针穿刺活检标本

● 坏死组织未见活细胞。见注释。

注释：该患者有 DLBCL 病史，化疗后。活检病理均为坏死组织，未见活细胞。坏死区域 CD20 阳性符合为该病肿瘤细胞死亡。这些发现符合治疗后改变。

CD20 染色有助于确定坏死是否为 B 细胞病变，如 DLBCL。

EBER-ISH 染色在细胞无活性或坏死区域为阴性。

（三）EBV 阳性弥漫性大 B 细胞淋巴瘤，非特殊型

EBV 阳性 DLBCL，非特殊型（NOS），是 2017 年 WHO 分类的一个新的分型[1]。该病常见于年龄大于 50 岁的患者，但亦可见于年轻患者。结外部位常见，淋巴结受累也不少见[2]。地图样坏死是此类病变的特征性改变，但并不是所有病例均出现（图 8-7）。组织学上可见两种亚型，即多形性亚型与单形性亚型。单形性亚型的生长模式类似于典型的原发性 DLBCL，由成片的转化细胞构成，而多形性亚型则可见一系列成熟 B 细胞谱系，如小淋巴细胞、免疫母细胞、浆细胞，偶可见霍奇金样细胞（图 8-8 至图 8-11）。后者还可见显著的组织细胞炎症背景，肿瘤细胞稀疏分布，类似于富于 T 细胞 / 组织细胞的大 B 细胞淋巴瘤（图 8-9 和图 8-10）。

EBV 阳性 DLBCL，NOS，既往称为"老年人 EBV 阳性 DLBCL"。这类病变在年轻人中发现得越来越多，故在 2017 年 WHO 对分类进行了更新。这类病变需与 EBV 阳性黏膜皮肤溃疡（MCU）相鉴别（2017 年 WHO 暂定分类），MCU 具有自限性生长潜能，对保守治疗（如减少免疫抑制治疗）有效。MCU 通常局限于黏膜部位。

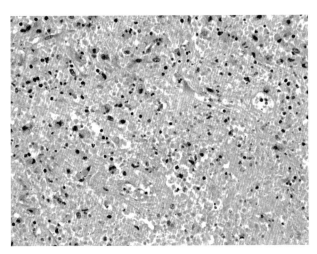

▲ 图 8-7 EBV 阳性弥漫性大 B 细胞淋巴瘤：可见坏死区域

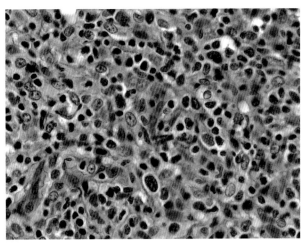

▲ 图 8-8 EBV 阳性弥漫性大 B 细胞淋巴瘤：高倍镜下见大小不等的多形性异型细胞浸润

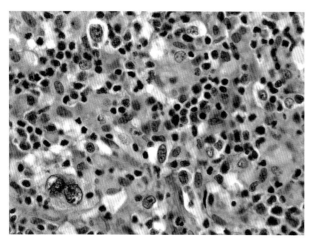

▲ 图 8-9　EBV 阳性弥漫性大 B 细胞淋巴瘤：可见散在大的异型细胞，部分需与霍奇金细胞相鉴别

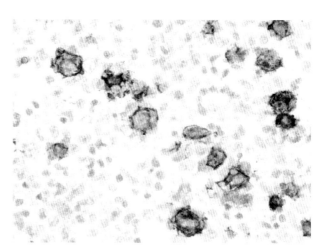

▲ 图 8-10　EBV 阳性弥漫性大 B 细胞淋巴瘤：免疫组织化学染色显示大的异型细胞呈 CD20 阳性，类似于富于 T 细胞 / 组织细胞的大 B 细胞淋巴瘤模式

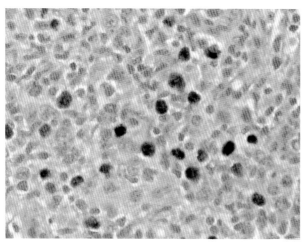

▲ 图 8-11　EBV 阳性弥漫性大 B 细胞淋巴瘤：这些大细胞 EBER-ISH 阳性

（四）移植后淋巴组织增殖性疾病

移植后淋巴组织增殖性疾病（post-transplant lymphoproliferative disorder，PTLD）具有与 EBV 阳性 DLBCL 重叠的特征，但病史很关键，这些患者均有移植病史。这类疾病大部分发生于实体器官移植的患者，但部分病例亦可发生于异基因造血干细胞移植后的患者。PTLD 可呈非破坏性与破坏性病变（表 8-1）。坏死常发生于传染性单核细胞增多症（infectious mononucleosis，IM）PTLD 与破坏性 PTLD〔多形性、单形性、经典型霍奇金淋巴瘤

表 8-1　PTLD 破坏性和非破坏性病变

移植后淋巴组织增殖性疾病	组织学	其他表现
非破坏性	淋巴结构改变，但基本结构未消失	可自发消退
浆细胞增生	窦内浆细胞呈片状增生	浆细胞 EBV 阳性
传染性单核细胞增多症（IM）样	与典型 IM 类似，免疫母细胞、浆细胞与 FH 混合存在	免疫母细胞 EBV 阳性
淋巴滤泡旺炽性增生[a]	淋巴滤泡增生	生发中心 EBV 阳性，多形性 B，IGH 阴性
破坏性	结构消失	
多形性	一系列 B 细胞成熟谱系伴霍奇金 / 里 – 施细胞样细胞	许多 EBV 阳性细胞（谱系性）IGH 阳性，TCR 阳性 / 阴性

（续表）

移植后淋巴组织增殖性疾病	组织学	其他表现
单形性	符合 WHO 淋巴瘤定义，B 细胞型最常见（如 DLBCL）	EBV 阳性 / 阴性，IGH 阳性（B 细胞型）
经典型霍奇金淋巴瘤样	混合细胞型最常见	EBV 阳性（潜伏 II 型感染）

EBV. Epstein-Barr 病毒；FH. 淋巴滤泡增生；IGH. 免疫球蛋白基因重排；TCR. T 细胞受体基因重排
a. 2017 版 WHO 分型新分类

（CHL）]。这例多形性 PTLD，可见地图样坏死（图 8-12 和图 8-13）及一系列谱系的成熟 B 细胞，如小淋巴细胞、浆细胞与霍奇金样细胞（图 8-14）。CD20 表达不定，因 EBV 阳性病变中，B 细胞表达程序下调（图 8-15 和图 8-16）。在单克隆性病变中可检测到 Kappa 与 Lambda 轻链限制性表达（图 8-17 和图 8-18）。

▲ 图 8-12 多形性移植后淋巴组织增殖性疾病：受侵的淋巴结可见坏死区域

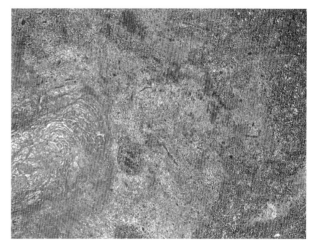

▲ 图 8-13 多形性移植后淋巴组织增殖性疾病：部分区域可见较大面积的地图样坏死

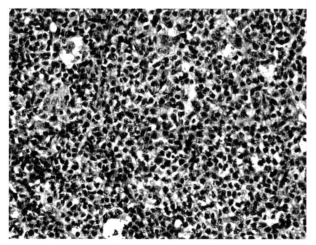

▲ 图 8-14 多形性移植后淋巴组织增殖性疾病：高倍镜可见小至大的异型细胞谱，一些细胞类似于霍奇金细胞及陷窝细胞

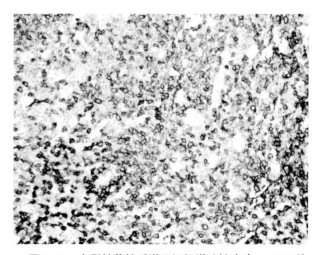

▲ 图 8-15 多形性移植后淋巴组织增殖性疾病：CD20 染色不均一

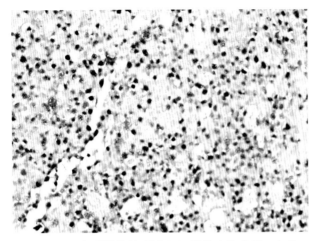

▲ 图 8-16　多形性移植后淋巴组织增殖性疾病：大量 B 细胞呈 EBER-ISH 阳性

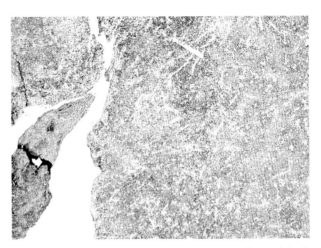

▲ 图 8-17　多形性移植后淋巴组织增殖性疾病：肿瘤细胞 Kappa 限制性表达

◀ 图 8-18　多形性移植后淋巴组织增殖性疾病：Lambda 阴性

（五）浆母细胞性淋巴瘤

　　浆母细胞性淋巴瘤最常见于免疫缺陷（如 HIV/AIDS）患者，结外受累常见，如头颈部、口腔、鼻腔等，淋巴结受累少见。受累淋巴结结构消失，肿瘤细胞呈片状分布，主要由免疫母细胞和浆母细胞构成。地图样坏死常见（图 8-19）。其为浆细胞表型，通常不表达 CD20、CD45 和 Pax-5（图 8-20）。肿瘤细胞通常呈 CD38、CD138、MUM1 和 CD30 阳性（图 8-21）。可见胞质轻链限制性表达，建议行 Kappa 和 Lambda 轻链原位杂交检测，而非免疫组织化学（IHC），因后者可能会出现非特异性染色（图 8-22 和图 8-23）。约 70% 病例的淋巴瘤细胞呈 EBER-ISH 阳性，而 HHV-8 阴性（图 8-24）。

要点与误区

　　由于浆母细胞性淋巴瘤（PBL）可缺乏许多正常的 B 细胞标记或淋巴细胞标记（如 Pax-5 或 CD45），并异常表达其他非特异性标记物（如 CD30），因此在确认病变为 PBL 前，与其他类似病变如恶性黑色素瘤或低分化癌的鉴别非常重要。

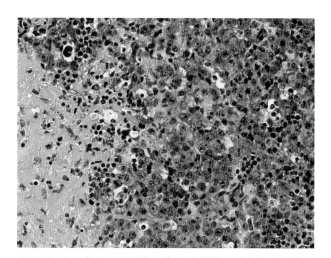

▲ 图 8–19 浆母细胞性淋巴瘤：高倍镜见具有明显的大核仁的异型细胞（免疫母细胞）呈片生长，可见坏死区域（左）

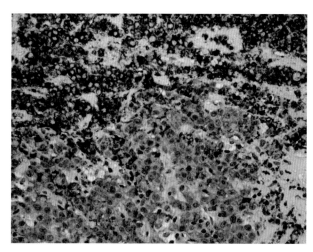

▲ 图 8–20 浆母细胞性淋巴瘤：肿瘤细胞 CD45 阴性，符合 PBL 典型表现

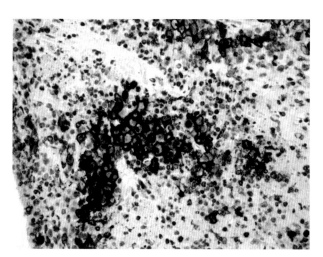

▲ 图 8–21 浆母细胞性淋巴瘤：部分 PBL 表达 CD30

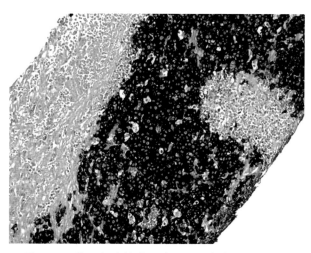

▲ 图 8–22 浆母细胞性淋巴瘤：原位杂交显示肿瘤细胞 Kappa 轻链限制性表达

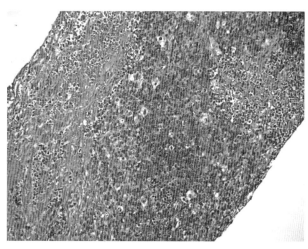

▲ 图 8–23 浆母细胞性淋巴瘤：原位杂交显示 Lambda 阴性

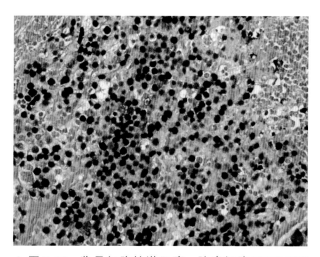

▲ 图 8–24 浆母细胞性淋巴瘤：肿瘤细胞 EBER-ISH 阳性

报告签发示例

右侧颈部淋巴结，细针穿刺活检标本

- PBL、EBV 阳性，HIV 感染相关。见注释。

注释： 患者有 HIV/AIDS 感染且 CD4 阳性 T 细胞计数减少。虽然肿瘤细胞不表达广谱 B 细胞标记（如 Pax-5 与 CD20），但表达浆细胞标记［如 CD138 与 CD79a（部分）］，同时 ISH 检测显示胞质轻链限制性表达。EBER-ISH 阳性支持 PBL 诊断。

（六）经典型霍奇金淋巴瘤

经典型霍奇金淋巴瘤常可见坏死，尤其是结节硬化型。坏死通常是灶性的，伴微脓肿形成。淋巴结结构消失，被纤维组织分隔呈结节状，结节内由嗜酸性粒细胞、组织细胞、小淋巴细胞、中性粒细胞和数量不等的霍奇金 / 里 – 施（Hodgkin/Reed–Sternberg，HRS）细胞等多形性细胞构成（图 8–25 和图 8–26）。肿瘤细胞常呈 B 细胞标记 CD20、Oct2、Bob1 和 CD79a 阴性，但 Pax-5 通常弱阳性。CD30 总是阳性，部分病例 CD15 阳性。结节硬化型经典型霍奇金淋巴瘤仅小部分病例呈 EBER-ISH 阳性，其他亚型霍奇金细胞 EBV 的阳性率较高。混合细胞型与富于淋巴细胞型通常不出现坏死。

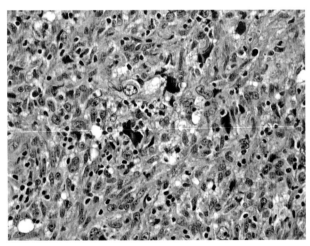

▲ 图 8–25　经典型霍奇金淋巴瘤，结节硬化型：低倍镜显示坏死区周围可见成簇的霍奇金细胞（上图），结节周围有增生的纤维带包绕

▲ 图 8–26　经典型霍奇金淋巴瘤，结节硬化型：高倍镜可见由霍奇金细胞、木乃伊细胞、组织细胞及小淋巴细胞混合而成

四、T 细胞和 NK 细胞淋巴瘤

（一）外周 T 细胞淋巴瘤，非特殊型

外周 T 细胞淋巴瘤是一组异质性的淋巴瘤，可见坏死，坏死通常为灶性，而非大片或地图状（图 8–27）。其他形态学表现和表型可参见本书第 6 章。

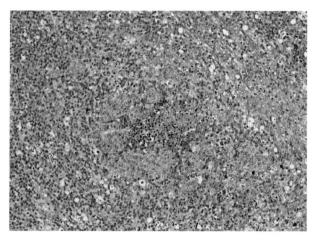

▲ 图 8-27　具有滤泡辅助 T 细胞表型的外周 T 细胞淋巴瘤：大的非典型细胞簇，中心可见微脓肿

（二）NK/T 细胞淋巴瘤

淋巴结内 NK/T 细胞淋巴瘤约占外周 T 细胞淋巴瘤，非特殊型的 10%。这些病例大多数呈 EBV 阳性，具有细胞毒性表型，表达 CD8。通常为 T 细胞来源，小部分病例为 NK 细胞来源。这些病例免疫表型上呈 CD4 与 CD56 阴性。肿瘤细胞通常表现为中心母细胞样形态伴 RS 样细胞或多核巨细胞。

结外 NK/T 细胞淋巴瘤约 30% 的病例累及淋巴结。鼻腔外活检显示 EBV 阳性 NK 或 T 细胞时，需常规检查鼻腔。结外 NK/T 细胞淋巴瘤通常呈 CD4 与 CD8 阴性，但 CD56 与细胞毒性标记阳性。表面 CD3 阴性提示 NK 细胞来源，免疫组织化学染色胞质 CD3 阳性。坏死常见（图 8-28 至图 8-31）。

一览表：

淋巴瘤	特　征	表型 / 遗传学
结内 NK/T 细胞淋巴瘤	• 无鼻腔病变 • 中心母细胞，偶见 HRS 细胞	• 大部分 T 细胞来源，CD8 阳性、CD4 阴性、CD56 阴性、细胞毒性标记阳性 EB 病毒阳性 • TCR 阳性
结外 NK/T 细胞淋巴瘤	• 可能有鼻腔病变 • 细胞形态多变，但通常没有 HRS 细胞	• 大部分 NK 细胞来源 • CD4 阴性、CD8 阴性、CD56 阳性、细胞毒性标记阳性、EB 病毒阳性、TCR 阴性

HRS 细胞 . 霍奇金 / 里 – 施细胞；TCR . T 细胞受体基因重排

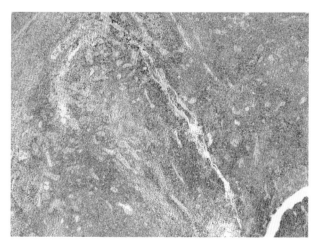

▲ 图 8-28　NK/T 细胞淋巴瘤：低倍镜可见片状单形性细胞伴坏死（左上）

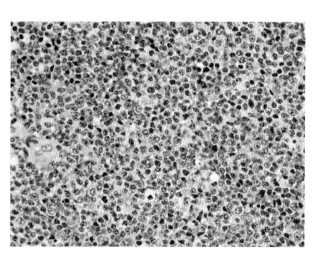

▲ 图 8-29　NK/T 细胞淋巴瘤：高倍镜可见大量核分裂象，并可见中到大的非典型多形性细胞群

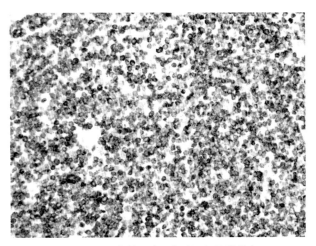 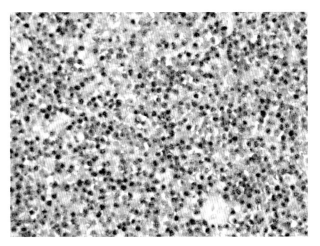

▲ 图 8-30 NK/T 细胞淋巴瘤：免疫组织化学染色显示 CD3 阳性（大部分为胞质着色）

▲ 图 8-31 NK/T 细胞淋巴瘤：这些细胞 EBER-ISH 阳性

常见问题：为什么结外 **NK/T** 细胞淋巴瘤免疫组织化学 **CD3** 阳性，而流式细胞术为阴性？

回答：结外 NK/T 细胞淋巴瘤细胞不表达表面 CD3，但 NK 细胞与胞质表达的抗体 CD3-epsilon 存在交叉反应，故 IHC 会出现胞质阳性。因此，在这些病例中，流式细胞术检测表面 CD3 阴性，而 IHC 检测胞质 CD3 阳性。

五、间变性大细胞淋巴瘤

间变性大细胞淋巴瘤（Anaplastic large cell lymphoma，ALCL）常表现为淋巴结结构破坏，但病变亦可局灶侵犯淋巴结，主要累及淋巴窦与被膜下边缘窦（图 8-32）。肿瘤细胞呈多形性片状生长，细胞体积较大，核轮廓不规则，常伴有特征性的"标志性"细胞。这些细胞具有马蹄形或肾形核，核旁明显的嗜酸性高尔基体（图 8-33）。这些细胞强表达 CD30，若存在 *ALK* 易位，则 IHC 可表达 ALK1（图 8-34）。ALK 阳性较 ALK 阴性病例预后好。但是，一部分 ALK 阴性 ALCL 伴有 *DUSP22* 重排，这部分患者预后较好[3]。

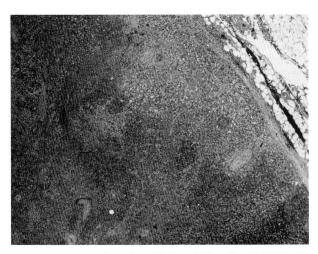

▲ 图 8-32 ALK 阳性间变性大细胞淋巴瘤：被膜下边缘窦内片状肿瘤细胞伴局灶性坏死

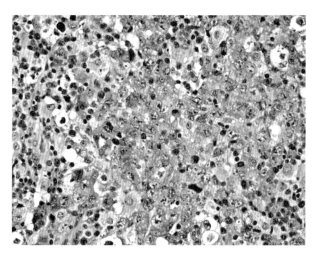

▲ 图 8-33 **ALK** 阳性间变性大细胞淋巴瘤：可见大的多形性非典型细胞，部分细胞核为马蹄形

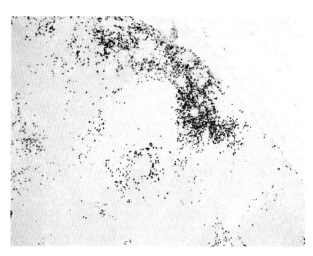

◀ 图 8-34 **ALK** 阳性间变性大细胞淋巴瘤：ALK1 免疫组织化学染色突显肿瘤细胞呈窦内生长模式

间变性大细胞淋巴瘤的关键特征

(1) 两个亚型：ALK 阳性与 ALK 阴性 ALCL。

(2) ALK 阴性 ALCL 较 ALK 阳性预后差。

(3) 一部分 ALK 阴性的 ALCL 存在 *DUSP22* 重排，与 ALK 阳性者预后类似。

(4) 肿瘤细胞 CD30 弥漫强阳性，而 PTCL（NOS）的 CD30 阳性率不一。

六、病原体感染

（一）分枝杆菌性淋巴结炎

分枝杆菌性淋巴结炎可由结核分枝杆菌或非结核分枝杆菌引起，如胞内鸟分枝杆菌（*M. avium intracellulare*）、瘰疬分枝杆菌（*M. scrofulaceum*）、马尔默分枝杆菌（*M. malmoense*）、隐藏分枝杆菌（*M. celatum*）、偶然分枝杆菌（*M. fortuitum*）和龟分枝杆菌（*M. chelonei*）等。这些病原体通常会导致儿童淋巴结炎，常累及头部和颈部淋巴结。分枝杆菌性淋巴结炎的组织学特征相似，表现为肉芽肿性炎伴干酪样坏死、多核巨细胞和被膜纤维化（图 8-35）。采用 Ziel-Neelsen 染色可标出抗酸杆菌（AFB），但这种检测方法敏感性可能较低。如果高度怀疑分枝杆菌感染，对受累的淋巴结进行培养则尤为重要，有助于对病原体进行分类。

> **要点与误区**
>
> Ziel-Neelsen 染色对于确定 AFB 很重要。著者发现开始阅片时先参照一下对照切片中的 AFB 阳性杆菌的颜色与大小很有帮助。然后在高倍镜下将视野移动到肉芽肿相关区域，由于这种病原体可能只在某个区域出现且很罕见，故需要花大量时间用在各个区域精细对焦仔细寻找病原体。
>
> **注意：** 如果在非炎症或不典型部位发现 AFB，则需要排除染色试剂污染。

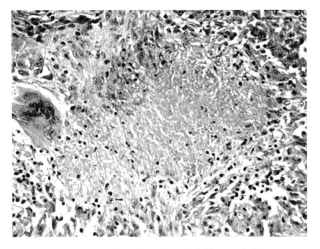

▲ 图 8-35 结核分枝杆菌感染：高倍镜显示中心坏死，组织细胞增生，可见多核巨细胞

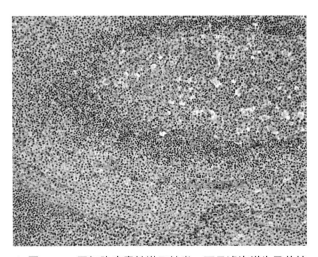

▲ 图 8-36 巨细胞病毒性淋巴结炎：可见滤泡增生及单核样 B 细胞增生

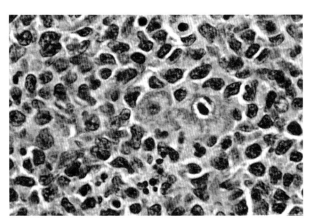

▲ 图 8-37 巨细胞病毒性淋巴结炎：在单核样 B 细胞增生区域，偶见大的核内包涵体

（二）巨细胞病毒感染

在巨细胞病毒性淋巴结炎中，可见滤泡及副皮质区增生，散在免疫母细胞与 HRS 样细胞。通常可见明显的单核样 B 细胞增殖区域，在此区域可见巨细胞病毒感染的细胞。这些细胞可见大的嗜酸性核内包涵体（图 8-36 和图 8-37）。淋巴结可见局灶坏死。

常见问题：如何区分巨细胞病毒感染与传染性单核细胞增多症（IM）？

回答： 巨细胞病毒感染与 IM 临床特点相似。但嗜异性抗体试验呈阴性。免疫功能低下和免疫功能正常的患者均可感染巨细胞病毒。两种情况的镜下形态类似，但免疫功能正常者包涵体较少且很难找到，通常包涵体见于 T 细胞而不是 B 细胞。

（三）单纯疱疹病毒性淋巴结炎

单纯疱疹病毒（HSV；I 型或 II 型）通常导致局限于腹股沟淋巴结的淋巴结炎，主要见于免疫功能低下的患者，如慢性淋巴细胞性白血病患者。单纯疱疹病毒感染的组织学形态不一，与其他病毒感染类似（单核样 B 细胞增生，滤泡增生伴副皮质区扩张），通常可见坏死，内可见中性粒细胞，偶见显著"毛玻璃样"核内包涵体的大细胞（图 8-38 至图 8-41）。

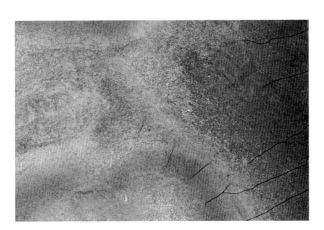

▲ 图 8-38　伴有单纯疱疹病毒（HSV）感染的慢性淋巴细胞性白血病（CLL）：一例 CLL 合并 HSV 感染病例的低倍镜表现。注意大面积的地图样坏死

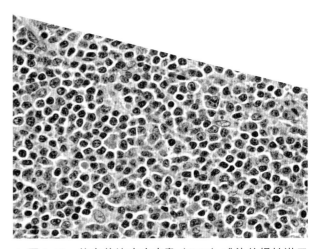

▲ 图 8-39　伴有单纯疱疹病毒（HSV）感染的慢性淋巴细胞性白血病（CLL）：高倍镜显示 CLL 的一个区域，可见染色质粗糙的单一小淋巴细胞群

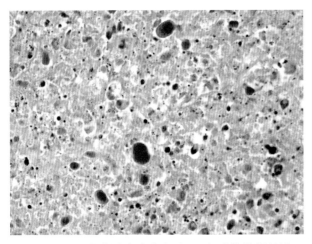

▲ 图 8-40　伴有单纯疱疹病毒（HSV）感染的慢性淋巴细胞性白血病（CLL）：坏死区域内可见"毛玻璃样"核的细胞，背景为细胞碎片

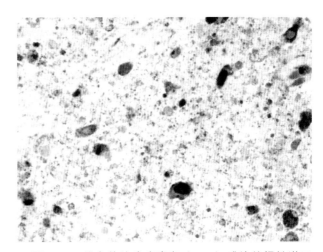

▲ 图 8-41　伴有单纯疱疹病毒（HSV）感染的慢性淋巴细胞性白血病（CLL）：HSV 免疫组织化学突出显示了"毛玻璃样"核

（四）猫抓病

猫抓病由汉赛巴尔通体（革兰阴性球菌）感染所致，幼猫或小猫是主要宿主。多数病例见于儿童，通过受感染的猫爪传播。通常情况病变局限，可自发缓解，但可能需要抗生素治疗。受累淋巴结结构完整，可见滤泡增生、不规则坏死引起的一些形态学改变，并伴有中性粒细胞浸润，周围组织细胞呈栅栏样排列。Steiner/Warthin-Starry 染色可用于鉴定该细菌（图 8-42 至图 8-44）。免疫组织化学染色可检测汉赛巴尔通体，但敏感性可能较低[4]。

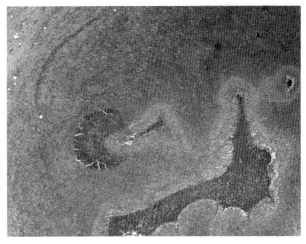

▲ 图 8-42　猫抓病淋巴结炎：低倍镜可见淋巴组织增生，地图样坏死，组织细胞栅栏样排列

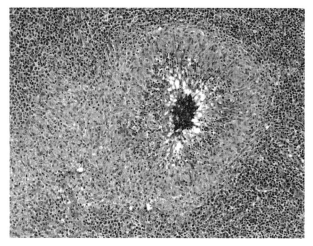

▲ 图 8–43　猫抓病淋巴结炎：高倍镜显示坏死中心组织细胞栅栏样排列

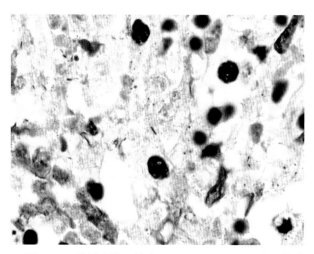

▲ 图 8–44　猫抓病淋巴结炎：Steiner stain 显示出细菌病原体，呈杆状的汉赛巴尔通体

要点与误区

猫抓病（CSD）符合以下四条诊断标准中任意三条即可诊断。

1. 有猫接触史并有抓痕。

2. CSD 皮肤或血清学检测阳性。

3. 区域性淋巴结肿大。

4. 组织活检显示 CSD 的组织病理学特征。

不同检测方法（Steiner、聚合酶链反应、IHC）敏感性不一样，联合应用可提高病原学检测率。

（五）真菌感染 / 淋巴结炎

淋巴结的真菌感染形态学特征类似，通过真菌培养和使用特殊染色（如 GMS）显示的真菌成分的形态学进行病原学诊断。镜下可见坏死伴钙化。

一览表：

真　菌	形态学	病原媒介 / 病因学
荚膜组织胞浆菌	肉芽肿伴坏死，可见小的胞内芽胞酵母	鸽子或蝙蝠排泄物
粗球孢子菌	肉芽肿伴坏死。可见巨大细胞，细胞壁厚。可见包含内生孢子的球状体	多发于圣华金河谷
新生隐球菌	圆形或椭圆形，黏蛋白染色阳性	多见于免疫抑制患者
皮炎芽生菌	中性粒细胞浸润至伴有巨细胞的坏死性肉芽肿，可见酵母湖（Yeast lakes），黏蛋白染色阴性	多发于密西西比河、密苏里河和俄亥俄河多见于免疫抑制患者

七、良性反应性淋巴组织增殖性疾病

系统性红斑狼疮

约 60% 的系统性红斑狼疮（Systemic lupus erythematosus，SLE）患者可出现淋巴结肿大。形态学无明显特异性，包括滤泡增生，滤泡间区扩大，浆细胞增多。坏死为特征性改变，且坏死面积通常较大伴大量的核碎片与组织细胞（图 8-45）。与组织细胞性坏死性淋巴结炎（Kikuchi-Fujimoto，KFL）一样，坏死处缺乏中性粒细胞。可出现苏木精小体（LE 小体）（由降解的核碎片形成的均质嗜碱性颗粒）（图 8-46），而 Kikuchi 病不会看到苏木精小体。

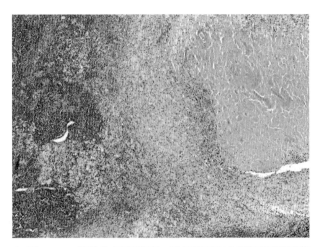

▲ 图 8-45　系统性红斑狼疮：低倍镜可见坏死区周围组织细胞与淋巴细胞增生

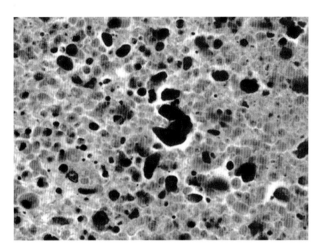

▲ 图 8-46　系统性红斑狼疮：高倍镜显示由核碎片形成的苏木精小体

要点与误区

在一些情况下，对于 SLE 相关淋巴结病，不管是从组织学还是从免疫表型，都无法与 Kikuchi 病相鉴别。因此，在 Kikuchi 病的鉴别诊断中，结合临床表现与病史与 SLE 相鉴别是很重要的。Kikuchi 病通常无苏木精小体，这可能有助于区分这两种疾病。

八、易误诊病变

（一）EB 病毒：传染性单核细胞增多症

传染性单核细胞增多症（IM）在青少年与年轻人中常表现为淋巴结肿大、扁桃体炎伴发热、咽痛。嗜异抗体试验阳性。在病程早期，淋巴结表现为滤泡增生、单核样 B 细胞聚集。在病程后期，淋巴结结构改变，扩张的副皮质区可见由大的免疫母细胞与浆细胞和小的淋巴细胞混合而成的不规则浸润带。偶见 HRS 样细胞，一些区域呈弥漫性病变，类似 DLBCL（图 8–47）。CD8 阳性 T 细胞增多伴局灶性坏死（图 8–48）。由于免疫母细胞样大细胞 CD30 阳性，需要和霍奇金淋巴瘤细胞鉴别，但这些大细胞 CD15 阴性，CD45 阳性。

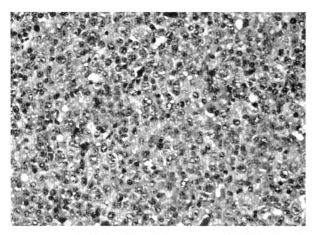

▲ 图 8-47　传染性单核细胞增多症：高倍镜显示成片生长的不典型大细胞，需注意与弥漫性大 B 细胞淋巴瘤鉴别，尽管如此，淋巴结的其他区域结构完整

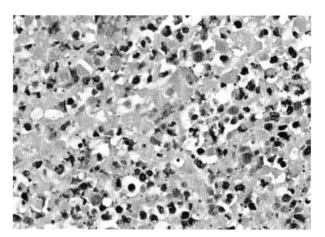

▲ 图 8-48　传染性单核细胞增多症：可见坏死区伴凋亡碎片

一览表：

IM 鉴别诊断

(1) DLBCL：DLBCL 淋巴结结构消失，大的不典型细胞成片分布。IM 淋巴结结构完整，淋巴窦扩张，可见免疫母细胞相关的高内皮静脉。

(2) CHL：与 CHL 不同，IM 的大细胞 CD45 阳性，CD15 阴性。不同于 CHL 中 EBV 阳性仅见于大细胞，IM 的 EBV 在一系列从小到大的细胞中均有表达。

（二）组织细胞性坏死性淋巴结炎

组织细胞性坏死性淋巴结炎，即 Kikuchi-Fujimoto 淋巴结炎（Kikuchi-Fujimoto lymphadenitis，KFL）或者 Kikuchi 病，最初由日本学者于 1972 年描述。亚裔的年轻女性多发，大多数病例在几个月内可自然消退。临床表现为颈部淋巴结肿大伴发热或白细胞减少。KFL 典型组织学表现为三个阶段，即增殖期、坏死期、黄色瘤形成期。坏死期可见于大多数病例，在滤泡间区可见片状坏死及大量核碎片（图 8–49 和

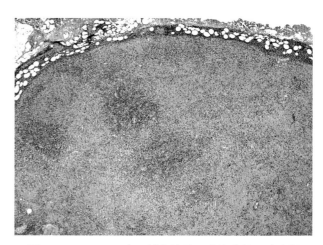

▲ 图 8-49　Kikuchi 病：低倍镜显示滤泡完整，滤泡间可见广泛坏死

图 8–50），但无中性粒细胞浸润。坏死区周围可见新月体样组织细胞和免疫母细胞，伴浆样树突细胞聚集，CD123 免疫组织化学染色阳性（图 8–51）。坏死边缘的免疫母细胞主要源于 CD8 阳性 T 细胞，CD30 表达不一（图 8–52 和图 8–53）。组织细胞 CD68 和髓过氧化物酶阳性（图 8–54 和图 8–55）。KFL 可能与 T 细胞淋巴瘤相混淆，并被误诊为 T 细胞淋巴瘤，因为坏死和 CD8 阳性 T 细胞的细胞学非典型性可能导致误诊。T 细胞基因重排有助于鉴别，KFL 通常为阴性，而 T 细胞淋巴瘤为阳性[5]。

组织细胞性坏死性淋巴结炎的关键特征

(1) 多见于年轻亚洲女性。

(2) 颈部淋巴结肿大常见。

(3) 坏死区域周围可见新月体样组织细胞，而无中性粒细胞浸润，CD68 与 MPO 免疫组织化学染色阳性。

(4) 可见浆细胞样树突状细胞簇状聚集，CD123 免疫组织化学染色阳性。

(5) T 细胞受体基因重排多为阴性。

(6) 与外周 T 细胞淋巴瘤鉴别。

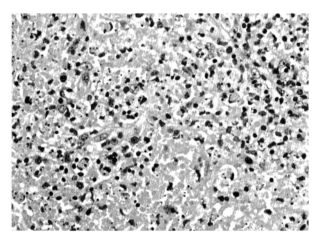

▲ 图 8–50 **Kikuchi** 病：高倍镜可见坏死区域内大量凋亡碎片，中性粒细胞缺如，可见新月体样组织细胞

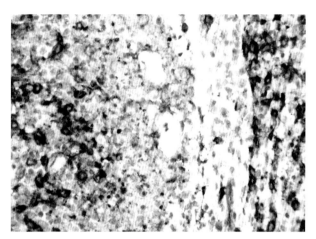

▲ 图 8–51 **Kikuchi** 病：浆细胞样树突状细胞 **CD123** 免疫组织化学染色阳性

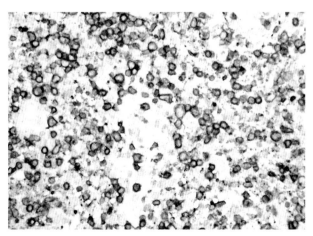

▲ 图 8–52 **Kikuchi** 病：大的非典型免疫母细胞 **CD3** 免疫组织化学染色阳性

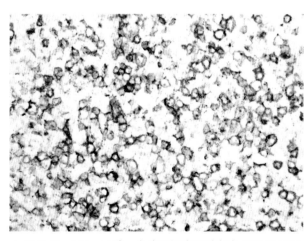

▲ 图 8–53 **Kikuchi** 病：免疫母细胞同时表达 **CD3** 和 **CD8**

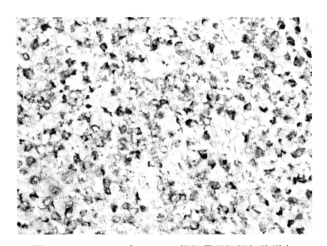

▲ 图 8-54　**Kikuchi 病：CD68 标记显示组织细胞增多**

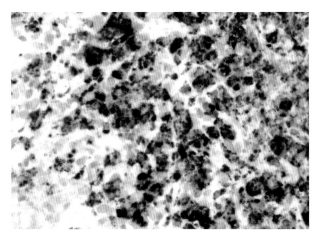

▲ 图 8-55　**Kikuchi 病：坏死区通常缺乏中性粒细胞浸润，但组织细胞 MPO 阳性**

（薛学敏　**译**　　黄雨华　时云飞　**校**）

参考文献

[1] Swerdlow S, Campo E, Harris NL, et al. *WHO Classification of Tumours of Haematopoietic and Lymphoid Tissues.* Lyon, France: International Agency for Research on Cancer; 2017.

[2] Gibson SE, Hsi ED. Epstein-Barr virus-positive B-cell lymphoma of the elderly at a United States tertiary medical center: an uncommon aggressive lymphoma with a nongerminal center B-cell phenotype. *Hum Pathol.* 2009;40(5):653-661.

[3] Luchtel RA, Dasari S, Oishi N, et al. Molecular profiling reveals immunogenic cues in anaplastic large cell lymphomas with DUSP22 rearrangements. *Blood.* 2018;132(13):1386-1398.

[4] Caponetti GC, Pantanowitz L, Marconi S, Havens JM, Lamps LW, Otis CN. Evaluation of immunohistochemistry in identifying Bartonella henselae in cat-scratch disease. *Am J Clin Pathol.* 2009;131(2):250-256.

[5] Bosch X, Guilabert A, Miquel R, Campo E. Enigmatic Kikuchi-Fujimoto disease: a comprehensive review. *Am J Clin Pathol.* 2004;122(1):141-152.

第 9 章　免疫组织化学

Immunohistochemistry

一、概述

免疫组织化学（immunohistochemistry，IHC）是淋巴瘤辅助诊断较为重要的工具之一，在某些情况下比流式细胞术更重要。目前，临床所有免疫组织化学都是在自动染色机上进行的。从技术角度分析，大多数细胞核的免疫组织化学染色在高 pH 值修复下染色更好。此外，核免疫组织化学染色对组织固定质量相当敏感，在坏死和尸检组织中，假阴性染色很常见。这一点需要医生在开具免疫组织化学染色时必须牢记。本章无法就最常见的问题和可靠的解决路径全面展开讨论，但读者可以参考 NordiQC 网站，该网站有大量常见抗体的数据，以及任何特定抗体经几个实验室认证最可靠的克隆信息[1, 2]。

了解各种淋巴瘤中预期的阳性和阴性标志物的基本知识是必要的，本章将不会对此进行进一步讨论，读者可自行参考 2016 年 WHO 的相关书籍。然而，本章将讨论与常见抗体相关的所有关键信息，包括克隆号、内对照、染色模式或更精细的解读要点，以及对染色欠佳情形的快速识别。此外，对如何开具免疫组织化学染色、解读和在报告中以最佳方式正确记录阐释免疫组织化学染色结果，我们也将进行讨论和说明。

与免疫组织化学技术要点相关的特点

（1）与其他 IHC 染色设备相比，Leica Bond 设备通常更适合进行核免疫组织化学染色。

（2）对于需要额外血清封闭的染色（如 CD5），特别是骨髓活检，Ventana 仪器表现更好。

（3）NordiQC 列出了许多常见抗体的可靠克隆号，在选择抗体之前，这是一个有用的参考资源。

（4）骨髓脱钙处理和 B5 固定标本中，有时出现核染色失败（图 9-1 和图 9-2）。

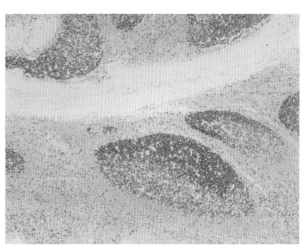

▲ 图 9-1　**Ki-67** 染色，在福尔马林固定的扁桃体中显示多个伴有极向的次级淋巴滤泡增生。此染色甚至可以区分暗区和明区

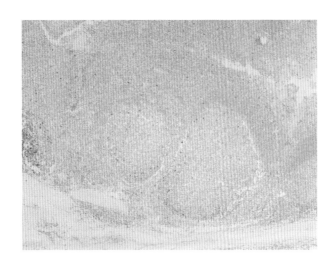

◀ 图 9-2　**Ki-67** 染色，如图 **9-1**❶ 所示，同一组织使用 **B5** 液固定，增殖细胞阳性率明显减少，导致几乎没有增殖细胞。包括增殖标志物在内的核染色对固定和脱钙过程敏感。因此，在这种情况下，免疫组织化学方案必须对使用的替代固定液并进行可靠性验证，绝不应评估经 **B5** 液固定组织和（或）经脱钙组织的增殖活性

二、淋巴瘤免疫组织化学常用抗体列表

1. CD20 和 Pax-5

这两个染色几乎在所有淋巴瘤中都会用到。CD20 典型的染色模式是扁桃体生发中心、套区和边缘区的 B 细胞胞膜着色，可作为内对照。滤泡间免疫母细胞 CD20 表达减弱，与向浆细胞分化一致（图 9-3）。

常见问题：对于初次诊断的淋巴瘤，我应该申请开 **CD20** 和 **Pax-5** 来确认 **B** 细胞来源，还是其中一种就足够了？

回答：对于初次诊断的病例，通常 CD20 着色足以确定 B 细胞属性。慢性淋巴细胞性白血病（CLL）肿瘤弱表达 CD20，母细胞样分化可能是 B 淋巴母细胞性淋巴瘤并且 CD20 通常为阴性，在这些情况下 Pax-5 更有用。

常见问题："**L-26**"和 **CD20** 有什么区别？

回答：L-26 是最常用的 CD20 抗体克隆号。有时，许多实验室标记染色切片会根据常见的克隆名称或抗原决定簇名称，如使用 MIB-1、CD279 和 Ki-1，而不是依次使用抗体名称 Ki-67、PD-1 或 CD30。

---

❶ 译者注：原著为"图 10-1"疑有误，已修改

要点与误区

　　Pax-8 免疫组织化学染色可与 Pax-5 交叉反应并着染 B 细胞。因此，对于 Pax-8 阳性未分化肿瘤必须通过进一步工作除外 B 细胞淋巴瘤可能（图 9-4 至图 9-7）。

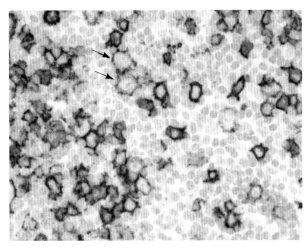

▲ 图 9-3　**CD20** 免疫组织化学染色显示滤泡间区较大的 **CD20** 阳性淋巴样细胞，核仁明显，膜染色弱，与细胞免疫原性一致（箭）。该患者 7 岁，2 岁时行原位肝移植，术后已有 5 年，有合并 **EBV** 感染细胞的证据，符合移植后传染性单核细胞增多症样淋巴组织增殖性疾病

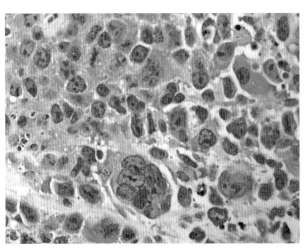

▲ 图 9-4　**67 岁女性乳腺肿块显示多形性大细胞，考虑间变性乳腺癌**

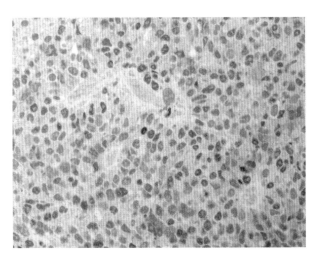

▲ 图 9-5　如图所示，**Pax-8** 强表达，而包括 **CK** 在内的所有其他标记均为阴性 ❷

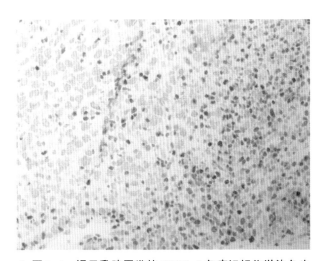

▲ 图 9-6　提示乳腺原发的 **GATA-3** 免疫组织化学染色也为阴性，应进一步检查。可见散在的小 **GATA-3** 阳性淋巴样细胞，与 **T** 细胞一致（内部对照）。在上述病例的肿瘤细胞中增加 **CD45** 染色，证实了造血组织来源 ❷

---

❷ 译者注：原著题注疑有误，已修改

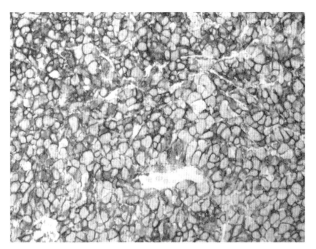

▲ 图 9-7　**CD20** 阳性支持弥漫性大 **B** 细胞淋巴瘤的诊断，而 *MYC* 和 *BCL6* 基因重排阳性支持双打击淋巴瘤

2. CD3

CD3 的阳性染色模式除显示滤泡间 T 细胞外，在生发中心内还可见滤泡辅助 T 细胞的冠状分布结构。该抗体的常用克隆可以识别 T 细胞和 NK 细胞，不像流式细胞术使用 CD3-epsilon 抗体克隆只能识别 T 细胞，不能识别 NK 细胞（图 9-8 至图 9-10）。

三、易误诊病变之一

病例：**CD20** 阴性的滤泡性淋巴瘤

大多数滤泡性淋巴瘤（follicular lymphoma，FL）在诊断时表达 CD20，但该例在诊断时 CD20 为阴性，并且因为结节结构和 CD20 表达缺失不一致而进行额外染色。虽然滤泡性 T 细胞淋巴瘤可能表现出相似的形态，但本例大多数结节内的细胞 CD3 也是阴性的（图 9-11 至图 9-16）。

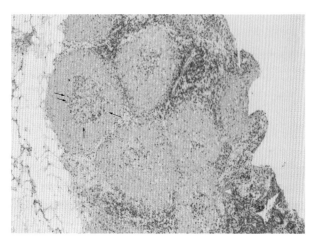

▲ 图 9-8　**CD3** 染色显示 T 细胞位于副皮质区。然而，反应性淋巴滤泡在生发中心内包含一个 T 细胞晕状分布区（箭），与 **CD4** 和 **PD1** 染色通常阳性的滤泡辅助 T 细胞相一致

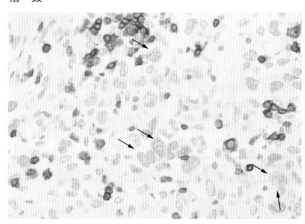

▲ 图 9-9　**ALK** 阴性间变性大细胞淋巴瘤的 **CD3** 染色显示淋巴瘤细胞 CD3 阴性（箭），而背景小 T 细胞 CD3 阳性。在这种 T 细胞淋巴瘤中 **CD3** 缺失非常常见，通常表现为裸细胞表型

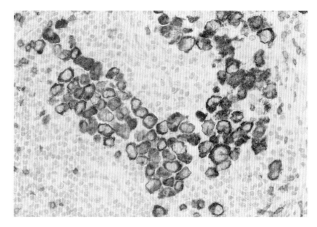

▲ 图 9-10　在浆膜腔外原发性渗出性淋巴瘤的浆母细胞中，**CD3** 异常着色。除非考虑到 **HIV** 感染的病史，并进行额外的 **EBV** 和 **HHV-8** 染色，否则这通常是一个陷阱

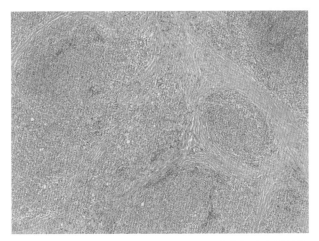

▲ 图 9-11 低倍镜下 HE 染色显示多发结节状滤泡样结构

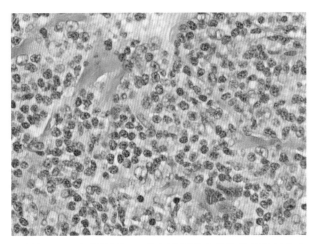

▲ 图 9-12 高倍镜下 HE 染色显示结节状结构内弥漫性中心细胞增生

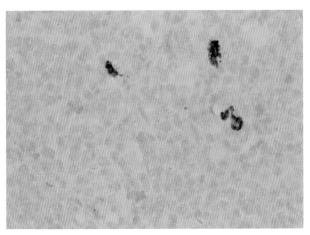

▲ 图 9-13 CD20 免疫组织化学染色显示少量散在的小 B 细胞。诊断时未给予利妥昔单抗治疗。Pax-5 免疫组织化学染色强阳性，支持 B 细胞来源

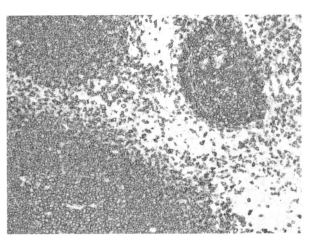

▲ 图 9-14 该病例的 CD20 染色对照组织扁桃体反应性滤泡结构显示强阳性

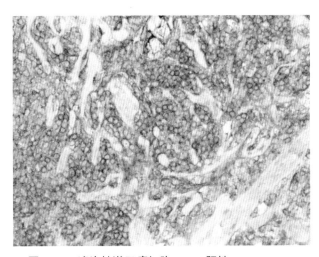

▲ 图 9-15 滤泡性淋巴瘤细胞 CD10 阳性

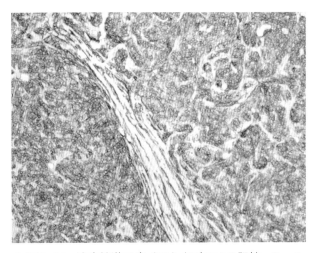

▲ 图 9-16 滤泡性淋巴瘤（FL）细胞 Bcl-2 阳性。Pax-5、CD10 和 Bcl-2 的组合支持确诊 FL，FL 中 CD20 表达缺失非常罕见

要点与误区

　　通过免疫组织化学鉴定 NK 细胞时，结合 CD3 和 CD5 综合判断有用，因为 NK 细胞 IHC 染色对 CD3 呈阳性反应，但 CD5 呈阴性反应，而 T 细胞同时表达 CD3 和 CD5。

1. CD5

　　在扁桃体中 T 细胞作为内对照，CD5 染色与 CD3 相似。在 T 细胞恶性肿瘤中 CD5 丢失对于确立诊断有帮助，而在小淋巴细胞性淋巴瘤（small lymphocytic lymphoma，SLL）和套细胞淋巴瘤（mantle cell lymphoma，MCL）（图 9–17 至图 9–20）中 CD5 中等程度弱表达。

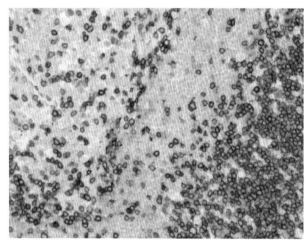

▲ 图 9–17　生发中心、套区和副皮质区的高倍观，生发中心位于左侧。右侧的副皮质区 T 细胞强表达 CD5，而生发中心滤泡辅助 T 细胞也表达 CD5（主要位于生发中心和套区交界处）

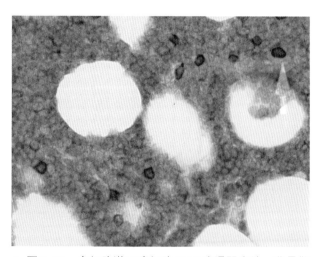

▲ 图 9–18　套细胞淋巴瘤细胞 CD5 弥漫弱表达，背景散在 T 细胞（黄箭）强表达 CD5。类似的双相模式在 CLL 中也很有用。在异常弱 CD5 表达的 B 细胞淋巴瘤中内对照（T 细胞）非常有用。少数情况下会发现 CD5 在流式细胞术和免疫组织化学染色表达结果不一致，因此即使流式细胞术为阴性，也需对 CD5 进行免疫组织化学染色

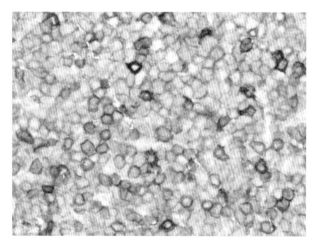

▲ 图 9–19　在小淋巴细胞性淋巴瘤（SLL）中 CD5 双相表达，SLL 细胞中 CD5 呈弱表达

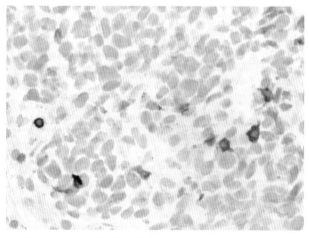

▲ 图 9–20　间变性大细胞淋巴瘤细胞中 CD5 表达缺失，背景散在小的 CD5 阳性 T 细胞

2. CD10

CD10 不仅可以染色生发中心 B 细胞（germinal center B-cell，GCB），也可以染色中性粒细胞，因为 CD10 是一种中性粒细胞内肽酶。所有 GCB 起源的恶性肿瘤都表达 CD10 [滤泡性淋巴瘤，GCB 起源的弥漫性大 B 细胞淋巴瘤（diffuse large B-cell lymphoma，DLBCL）]，以及滤泡辅助 T 细胞（T_{FH}）来源的 T 细胞恶性肿瘤亚群（图 9-21 至图 9-25）[3]。

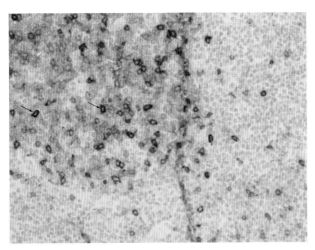

▲ 图 9-21　反应性增生滤泡的 **CD10** 染色。反应性次级淋巴滤泡通常显示两个 CD10 阳性细胞群体，即一个群体显示明显的强着色（黑箭），对应于滤泡辅助 T 细胞，背景 **CD10** 弱表达对应于生发中心 B 细胞（白箭）。了解这种模式对识别淋巴瘤很重要

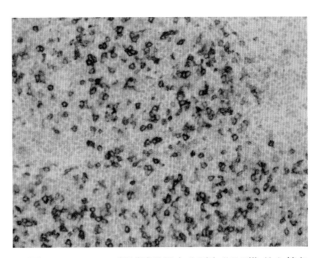

▲ 图 9-22　**Attygalle** 等描述的形态分型为"Ⅱ型"的血管免疫母细胞性 T 细胞淋巴瘤，可见肿瘤性滤泡辅助 T 细胞呈散在多灶结节状聚集 [10]。值得注意的是，虽然结节类似初级滤泡，但没有显示出任何与生发中心 B 细胞相对应的 CD10 弱阳性亚群。几乎所有结节内的 CD10 阳性细胞都对应于强阳性的淋巴样细胞，其 **PD-1** 阳性与 T 细胞淋巴瘤诊断一致

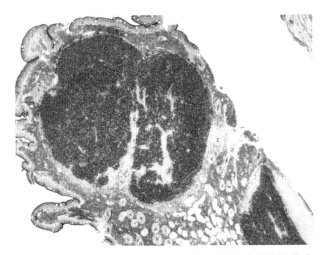

▲ 图 9-23　在十二指肠型滤泡性淋巴瘤的结节性结构中 **CD10** 异常强表达

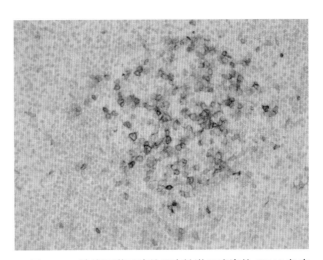

▲ 图 9-24　边缘区淋巴瘤的反应性淋巴滤泡的 **CD10** 免疫组织化学染色。值得注意的是，生发中心 B 细胞散在灶性虫蚀样聚集且 **CD10** 弱阳性，在视野底部可见罕见的滤泡辅助 T 细胞。滤泡内大部分细胞为阴性，对应于浸润的滤泡外边缘区 B 细胞，**CD10** 阴性

要点与误区

　　当偶尔在反应性淋巴结中进行 CD10 染色时，注意观察这些滤泡内 CD10 的强度。在 CD10 异常增强的病例中，可以采用增加 Bcl-2 免疫组织化学染色来评估是否有原位滤泡内瘤变的可能性（图 9–26）。

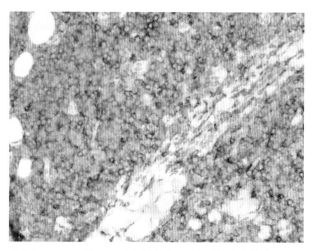

▲ 图 9–25　T 淋巴母细胞性淋巴瘤：纵隔肿块中 CD10 弱表达，所有弱表达 CD10 的细胞都与 B 细胞不对应。**CD10、CD1a、CD4 和 CD8** 等皮质细胞表型呈阳性。淋巴母细胞分化的 **B 和 T** 细胞，以及伯基特淋巴瘤表达 CD10

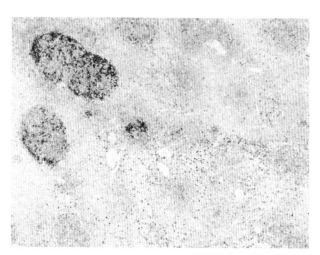

▲ 图 9–26　CD10 在原位滤泡内瘤变（ISFN）中的表达。注意左上角的三个滤泡中 CD10 表达异常增强，其余的滤泡中 CD10 表达弱，后者与反应性滤泡一致。CD10 强阳性细胞 **Bcl-2** 阳性，与 **ISFN** 一致。形态上，在 HE 染色后 **ISFN** 滤泡似反应性，袖状套区保存完好

3. Bcl-6

Bcl-6 是一种 GCB 细胞标记（如 CD10），呈核着色。然而，在固定不好的送检材料上，与中心区域相比，周围区域固定得更好，由此 Bcl-6 只在组织切片的周围区域染色成功。通常的对照组织是扁桃体反应性次级淋巴滤泡中的 GCB 细胞。T_{FH} 细胞也可以表达 Bcl-6（图 9–27）。

4. MUM1

一种核着色的抗体，可以染浆细胞和 GCB 的一小部分，大部分是 GCB 后细胞。一些 T 细胞亚群也可以被 MUM1 染色。它可以用于区分 DLBCL 是起源于 GCB 还是非 GCB 细胞，并突出显示具有浆细胞分化的细胞（图 9–28）。

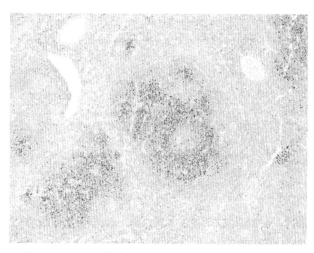

▲ 图 9–27　**Bcl-6** 免疫组织化学染色显示一个滤泡增大，有多个斑片状阴性染色区域，支持生发中心内出现套细胞，支持诊断生发中心进行性转化

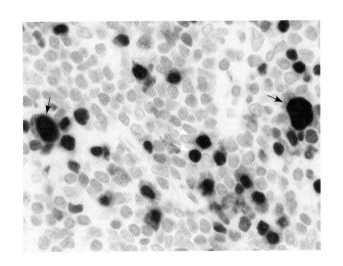

◀ 图 9-28　经典型霍奇金淋巴瘤病例 MUM1 免疫组织化学染色，滤泡间混合细胞型，显示霍奇金细胞核强染色（黑箭）。此外，背景浆细胞核表达 MUM1（白箭）并可作为内对照。所有浆细胞和浆母细胞分化的病变以及生发中心后 B 细胞均表达 MUM1。尤其是在纵隔活检中，MUM1 是硬化组织中识别罕见霍奇金细胞特别有用的标志物

常见问题：CD138 和 MUM1 对证实浆细胞分化是否同样有效？

回答： 与 CD138 相比，MUM1 的浆细胞分化范围更广。许多浆母细胞病变对 MUM1、CD38 和 BLIMP1（浆母细胞分化的另外两个标志物）呈阳性，而 CD138 仅对终末分化的成熟浆细胞有用（图 9-29）。同样，CD79a 可以着染 B 细胞、浆细胞和中间分化的细胞，特别是在利妥昔单抗治疗后同样有效（图 9-30）。

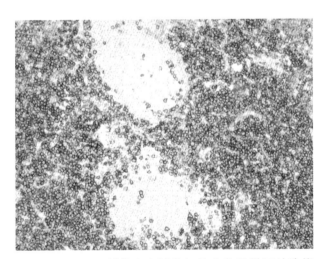

▲ 图 9-29　示 1 例伴有广泛浆细胞分化的淋巴结边缘区淋巴瘤 CD138 免疫组织化学染色。滤泡间浆细胞成分 CD138 弥漫阳性并具有轻链限制性。在无法进行流式细胞术检查时，组织中 CD138、Kappa 和 Lambda 免疫组织化学染色对于证明克隆性尤其有用

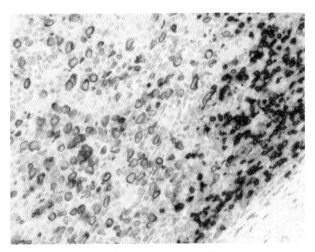

▲ 图 9-30　EBV 阳性弥漫性大 B 细胞淋巴瘤，CD79a 免疫组织化学染色显示左侧肿瘤细胞中等胞质染色，右侧初级滤泡内散在正常 B 细胞强表达 CD79a。CD79a 的生理功能是将免疫球蛋白分子链连接在 B 细胞表面

5. IgD

主要用于突显套区淋巴细胞，即 naïve B 细胞。它适用于多种情况，包括生发中心进行性转化（progressive transformation of germinal center，PTGC），FL 中套区变薄，以及滤泡外 MZL 细胞所形成的边

缘区淋巴瘤（marginal zone lymphoma，MZL）发生滤泡植入会破坏套区（图 9-31 至图 9-34）。一小部分结节性淋巴细胞为主型的霍奇金淋巴瘤（nodular lymphocyte predominant Hodgkin lymphoma，NLPHL）的肿瘤细胞可能表达 IgD [4]。

6. Kappa/Lambda 免疫组织化学和原位杂交

用于评估骨髓瘤、浆母细胞分化和伴有浆细胞成分的淋巴瘤中，浆细胞成分的克隆性。原位杂交（ISH）通常更适用于评估浆细胞的克隆性，尽管它的检测成本更高。免疫组织化学染色通常更适用于评估淋巴细胞中表面轻链的低水平表达，尽管该染色需要适当的抗体稀释度控制以评估 B 细胞的克隆性（图 9-35 至图 9-39）。

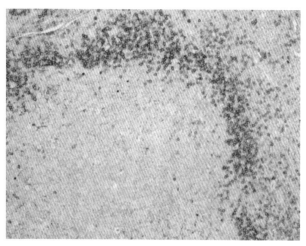

▲ 图 9-31　反应性次级淋巴滤泡显示套细胞表达 IgD，中倍放大

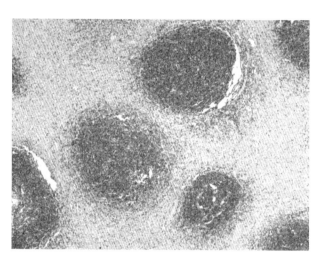

▲ 图 9-32　1 例透明血管型 Castleman 病患者的初级淋巴滤泡显示 IgD 强表达，与次级淋巴滤泡正常套区表型相同

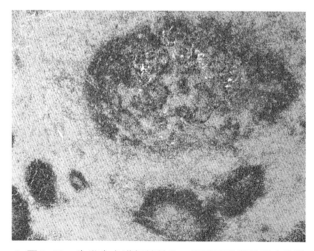

▲ 图 9-33　生发中心进行性转化。顶部可见明显增大的进行性转化滤泡，底部可见几个初级和次级反应性淋巴滤泡。值得注意的是，对于进行性转化的滤泡，生发中心内含有大量 IgD 阳性的淋巴细胞，破坏了滤泡结构，完全丧失了生发中心和套区的分界

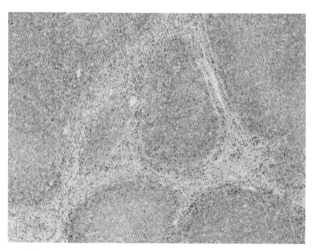

▲ 图 9-34　显示 IgD 表达于脾边缘区淋巴瘤的肿瘤细胞。与淋巴结边缘区淋巴瘤不同，脾边缘区淋巴瘤常表达 IgD。此外，在部分结节性淋巴细胞为主型霍奇金淋巴瘤的年轻患者中，背景中丰富的淋巴细胞可表达 IgD

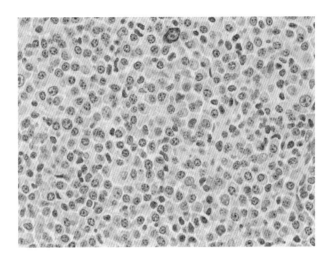

▲ 图 9-35　Lambda 免疫组织化学染色显示在具有浆细胞分化的边缘区淋巴瘤中所有浆细胞均为阴性，而个别免疫母细胞 Lambda 为阳性

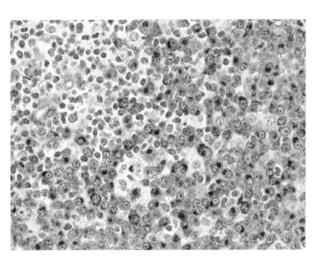

▲ 图 9-36　Kappa 免疫组织化学染色显示细胞质 Kappa 轻链强限制性表达，而左上角的淋巴成分为阴性。高背景染色是大多数 Kappa 和 Lambda 免疫组织化学的一个问题，因为它们可与组织非特异性地结合，需在高倍稀释时使用

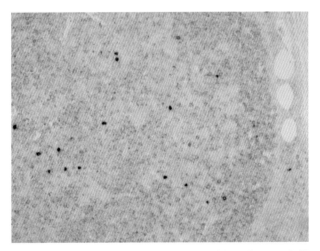

▲ 图 9-37　Kappa 原位杂交染色在免疫抑制相关的弥漫性大 B 细胞淋巴瘤中的应用。注意有两组浆细胞，一组是强阳性的浆细胞，另一组是具有部分浆细胞分化的背景淋巴细胞显示 Kappa 弱表达

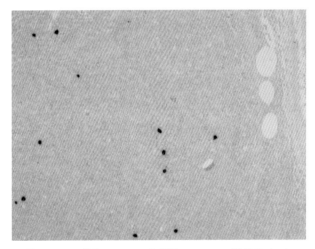

▲ 图 9-38　对于 DLBCL 病例的 Lambda 原位杂交（IA-DLBCL）显示散在的 Lambda 阳性浆细胞，而淋巴瘤细胞中没有任何着色。由此推断其中有非限制性表达的浆细胞和 Kappa 限制性的淋巴瘤细胞。应在 Kappa 和 Lambda 轻链染色切片中仔细观察此类病例的这两种成分

7. Ki-67

MIB-1 是大多数实验室标记增殖活性使用的克隆号。这对 DLBCL 有用，并与大多数癌症的高级别生物学相关。此外，也适用于评估其他低级别肿瘤是否进展 / 转化为更具有侵袭性的淋巴瘤。扁桃体生发中心暗区为最佳对照。但注意不应在脱钙切片中评估 Ki-67 指数（图 9-40）。

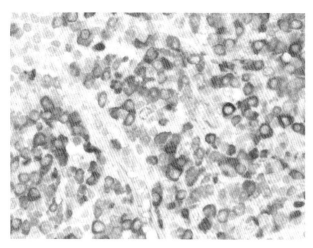

▲ 图 9–39　Kappa（棕色）/Lambda（红色）双染色显示非限制性表达的浆细胞，这是一例血管免疫母细胞性 T 细胞淋巴瘤。按照惯例，第一个染色用棕色，第二个用红色。然而，相对于棕色阳性细胞，红色往往更亮，给人的印象是数量更多。我们需要注意避免这种解释上的错误

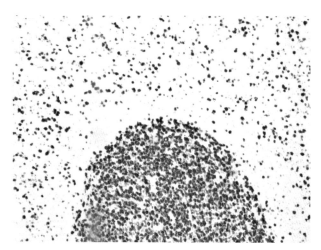

▲ 图 9–40　Ki-67 显示在反应性滤泡中大量增生细胞和滤泡间散在的免疫母细胞着色，偶尔也可显示增殖 T 细胞着色

8. MYC

　　Y69 克隆是最常用的克隆，对于在扁桃体的反应性滤泡生发中心内散在 MYC 阳性的细胞，可作为阳性对照。由于认识到双打击和双表达淋巴瘤，该染色更常规地用于大多数 DLBCL，作为常规检查的一部分（图 9–41）。

9. Bcl-2

　　克隆 124 是大多数实验室中最常用的克隆。扁桃体中正常套区 B 细胞和正常 T 细胞呈 Bcl-2 阳性。它的两个主要用途是 FL 诊断和 DLBCL 预后评估（有助于识别双表达 / 双打击病例）。一旦排除了 CD3 阳性 /Bcl-2 阳性的细胞干扰，则 Bcl-2 在肿瘤性 B 细胞上的表达支持 FL 诊断（图 9–42 至图 9–44）。

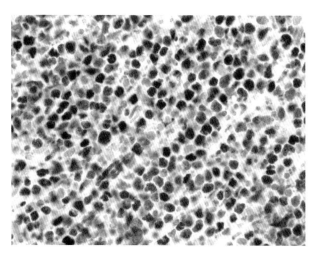

▲ 图 9–41　伯基特淋巴瘤患者的 MYC 免疫组织化学染色显示超过 80% 的增生细胞着色（＞ 40% 细胞阳性被认为是 MYC 免疫组织化学阳性，而 ＞ 80% 染色通常与潜在的易位相关）

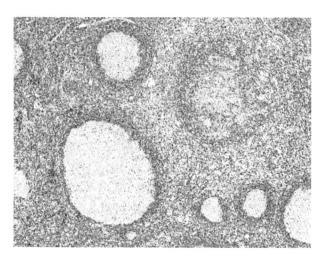

▲ 图 9–42　1 例 IgG4 相关性淋巴结病患者的 Bcl-2 免疫组织化学染色显示反应性次级淋巴滤泡，显示套区和副皮质区内 T 细胞 Bcl-2 强染色。注意右上方进行性转化的生发中心，显示生发中心内 Bcl-2 阳性细胞数量增加

要点与误区

- Bcl-2 可以作为 IgD 的替代物，并可以识别 PTGC 套区 B 细胞。
- 少数情况下，Bcl-2（克隆 124）阴性的 FL 实际是克隆 124 抗体识别位点的潜在突变，因而无法检测，但可以用克隆号 E17 或 SP66 抗体检测（图 9-45 至图 9-47）[5]。
- 所有低级别 B 细胞淋巴瘤 IHC 均显示 Bcl-2 阳性（图 9-48），但仅在 FL 中 Bcl-2 的表达是继发于潜在的易位而阳性由此具有诊断价值。因此，不应在所有情况下都误认为表达 Bcl-2 与 FL 同义。

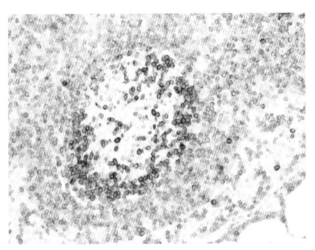

▲ 图 9-43　反应性次级淋巴滤泡 **Bcl-2** 免疫组织化学染色显示异常强染色，与原位滤泡内瘤变一致。周围套区显示 **Bcl-2** 正常表达。后一种细胞可作为细胞染色强度评估的内对照

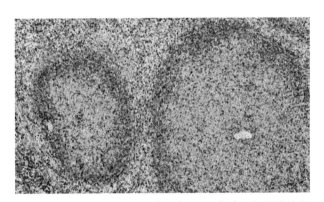

▲ 图 9-44　脾边缘区淋巴瘤细胞 **Bcl-2** 免疫组织化学染色弱阳性。淋巴瘤结节被白髓残留的套区包绕，而红髓 T 细胞也呈 **Bcl-2** 阳性

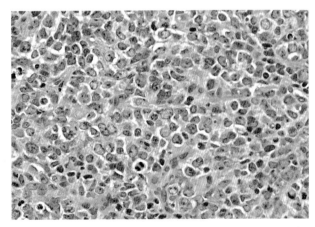

▲ 图 9-45　患者男性 47 岁，患母细胞样双打击淋巴瘤，此为 **HE** 染色图像，其免疫组织化学染色显示 **B** 细胞表型

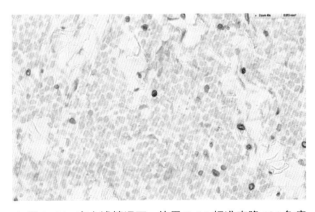

▲ 图 9-46　在上述情况下，使用 **Bcl-2** 标准克隆 **124** 免疫组织化学染色淋巴瘤细胞为阴性，背景正常 T 细胞作为内部对照。然而，由于细胞遗传学检测证明 *BCL2* 重排，所以可使用克隆 **SP66** 进行额外的 **Bcl-2** 免疫组织化学染色

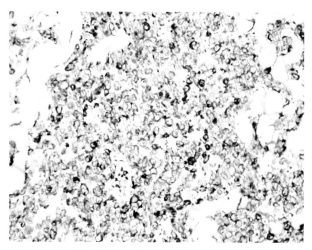

▲ 图 9-47　在上述病例中，使用 **SP66** 克隆的 **Bcl-2** 免疫组织化学染色呈强阳性，与 *BCL2* 重排一致。在罕见的情况下，*BCL2* 基因突变可能发生在滤泡性淋巴瘤和高级别淋巴瘤中，建议在这种情况下使用替代抗体，如 **SP66** 或 **E17** 克隆进行适当的检测 [5]

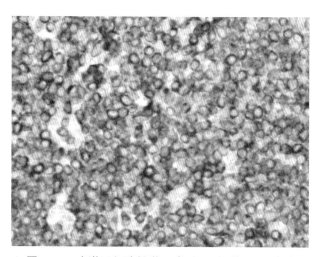

▲ 图 9-48　小淋巴细胞性淋巴瘤（SLL）的 **Bcl-2** 免疫组织化学染色显示淋巴瘤细胞强阳性。所有低级别淋巴瘤，包括套细胞淋巴瘤、**SLL** 和许多淋巴结边缘区淋巴瘤，均与滤泡性淋巴瘤一样呈 **Bcl-2** 阳性，尽管这些病变中缺乏可导致 **Bcl-2** 过度表达的 *IGH-BCL2* 易位。然而，从治疗角度来看，这种过表达仍有意义，因为抗 **Bcl-2** 的治疗，如 **venetoclax** 和 **navitoclax** 等仍然可作为潜在的选择

10. Cyclin D1

淋巴样细胞呈阳性提示 MCL。内对照细胞为组织细胞和内皮细胞（图 9-49）。因此，对于该标志物不必使用额外的阳性对照。

此外，一些与预后相关的染色标志物的关键特征及其在各种诊断中的应用见表 9-1。

表 9-1　与预后相关的染色标志物的关键特征及其在各种诊断中的应用

染色剂	用　途	备　注
CD20	B 细胞谱系	利妥昔单抗治疗后复发后常常不能用
CD30	B 细胞淋巴瘤和 T 细胞淋巴瘤	用于 T 细胞淋巴瘤前期 B-CHP 方案的选择和复发性 CD30 阳性淋巴瘤的抗 CD30 治疗
Ki-67	增殖标记	用于确认伯基特淋巴瘤和高级别 B 细胞淋巴瘤的高增殖活性
PD-L1	标记组织细胞和肿瘤细胞	对复发的淋巴瘤选择免疫检查点抑制药治疗有用
CD5	确认 CLL/SLL 或 MCL 及 CD5 阳性弥漫性大 B 细胞淋巴瘤	流式细胞术检测中 CD5 有时呈阴性，在这种情况下应进行免疫组织化学检测
CD19	B 细胞谱系	用于复发性淋巴瘤行 CAR- T 细胞治疗前评估
MYC	＞ 40%，有助于 BL 和双打击淋巴瘤	有时，对 DHL 患者优先选择 EPOCH-R 方案
Bcl-2	＞ 50%，有助于 BL 和 DHL	同上；克隆号 124 的抗体阴性的病例应当用克隆号 SP66 或 E17 的抗体进行检测

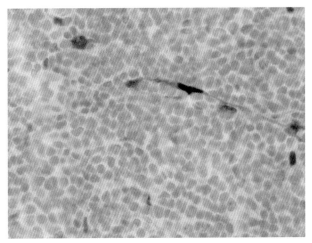

▲ 图 9-49　CLL 的 Cyclin D1 免疫组织化学染色，散在的内皮细胞和组织细胞呈 Cyclin D1 核着色，而淋巴瘤细胞 Cyclin D1 为阴性

四、易误诊病变之二

看似反应性淋巴结中偶见的套细胞淋巴瘤

65 岁女性，在右肺下叶切除手术中证实为腺癌，纵隔淋巴结肿大并切除纵隔淋巴结（图 9-50 至图 9-55）。同时，著者随机对淋巴结进行了常规流式细胞术检查，结果发现 B 细胞克隆 CD5 和 CD10 阴性。于是在淋巴结上进行了额外的免疫组织化学染色，而只在最后一轮免疫组织化学染色时才添加 Cyclin D1。流式细胞术显示淋巴结呈明显反应性改变且 CD5 阴性，据此进行的免疫组织

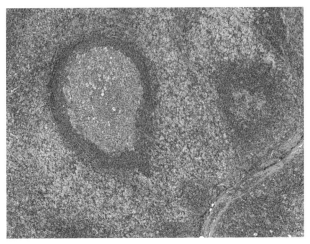

▲ 图 9-50　低倍镜显示多个散在的反应性次级淋巴滤泡伴中度副皮质区增生。未见淋巴结结构破坏

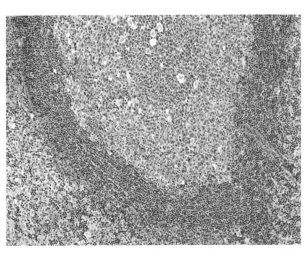

▲ 图 9-51　高倍镜下的 HE 染色显示正常的套区，生发中心有混合性细胞群，明区 – 暗区交界处有一定的扭曲

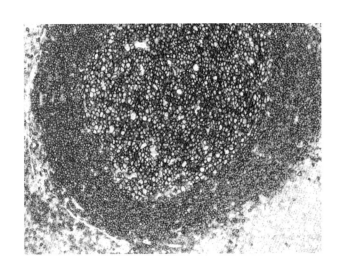

◀ 图 9-52　CD20 免疫组织化学染色均匀地突显了生发中心 B 细胞和套区，与反应性滤泡的预期模式一致

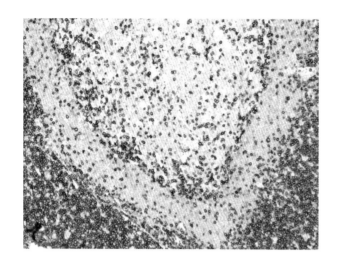

◀ 图 9-53　CD5 免疫组织化学染色在生发中心—套区交界处突显了滤泡辅助 T 细胞，另外还可见许多副皮质区 T 细胞着色。少数套细胞中 CD5 似有弱表达，但大多数套细胞免疫组织化学显示 CD5 阴性

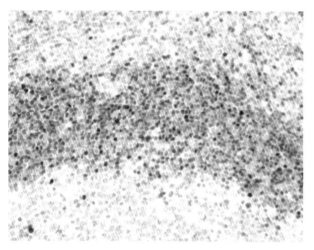

▲ 图 9-54　套区 Cyclin D1 免疫组织化学染色呈均匀一致阳性。生发中心内的可染小体巨噬细胞的核阳性，位于生发中心的左下方（本例为偶然发现的 MCL）

▲ 图 9-55　SOX11 免疫组织化学染色一致为阴性。虽然大多数结节状套细胞淋巴瘤同时表达 Cyclin D1 和 SOX11，但本例为阴性

化学染色给诊断带来了挑战。FISH 检测证实存在 t（11；14）易位。

要点与误区

　　Cyclin D1 在 CLL 增殖中心可能呈阳性，在这种情况下必须谨慎，不要误诊为 MCL。扁桃体隐窝上皮细胞也呈 Cyclin D1 阳性，因此扁桃体淋巴组织内凹陷的隐窝可能被误认为 MCL 细胞。

1. SOX11

SOX11 是诊断 MCL 有用的核标志物，缺乏组织内对照。在淋巴母细胞性肿瘤和 Cyclin D1 阴性的 MCL 中也为阳性，通常该标志物在大多数淋巴结 MCL 中呈阳性（图 9-56）[6]。

2. CD30

CD30 是一种具有诊断和预后价值的活化标志物。大多数实验室使用的经典抗体克隆号是 BerH2 或

Ki-1。用于诊断经典型霍奇金淋巴瘤，间变性大细胞淋巴瘤（anaplastic large cell lymphoma，ALCL），以及所有 CD30 阳性 LPD，包括 EBV 阳性 DLBCL，NOS。预后方面，在依据肿瘤细胞表达与否来选择患者是否使用抗 CD30 抗体耦联药物 brentuximab 治疗中具有实用价值。内对照包括扁桃体反应性次级淋巴滤泡周围散在的免疫母细胞（图 9-57）。

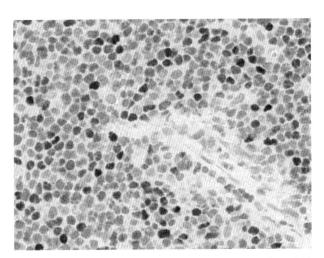

▲ 图 9-56 SOX11 免疫组织化学染色显示淋巴瘤细胞核染色，这是一例母细胞变异型套细胞淋巴瘤（MCL），其他区域表现为更典型的经典型 MCL。该病例的 Cyclin D1 异常阴性，在母细胞区域 CD10、BCL6 和 MUM1 表达上调

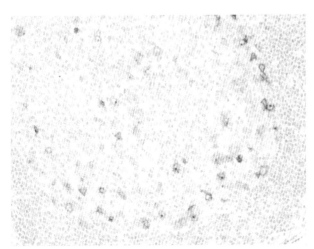

▲ 图 9-57 淋巴滤泡反应性增生的 CD30 免疫组织化学染色，显示在毗邻套区的生发中心周边的免疫母细胞表达 CD30。有时，这些免疫母细胞也可见于滤泡外。这是典型的免疫母细胞反应染色，不应与经典型霍奇金淋巴瘤细胞相混淆

一览表：表达 CD30 的肿瘤

细胞分类	B 细胞类肿瘤名称	CD30 数量 / 强度	额外的诊断要点
B 细胞类	经典型霍奇金淋巴瘤（图 9-58）	数量不等 / 强	Pax-5 弱阳 /CD20 阴性
	纵隔灰区淋巴瘤（图 9-59 至图 9-60）	数量不等 / 强	CD20 和其他 B 细胞标志物不同程度强表达
	原发性纵隔（胸腺）大 B 细胞淋巴瘤（图 9-61）	多量 / 弱 – 中等强度	纤维化分割；CD23 阳性
	EBV 阳性大 B 细胞淋巴瘤（DLBCL）（图 9-62）	数量不等 / 强	CD20 强阳，EBV 阳性
	移植后淋巴组织增殖性疾病（多形性和单形性）（图 9-63）	数量不等 / 强度不等	临床病史；否则无法与 CHL 或 EBV 阳性 DLBCL 区分
	浆母细胞类病变	数量不等	形态 细胞学

（续表）

细胞分类	B 细胞类肿瘤名称	CD30 数量 / 强度	额外的诊断要点
B 细胞类	EBV 阳性黏膜皮肤溃疡（图 9-64）	数量不等 / 强 沿黏膜带状分布	GI 发病和临床病史
	EBV 反应性增生	数量不等 / 强	老年患者； 保留结构
	传染性单核细胞增多症	数量不等 / 强， 细胞大小不等	年轻患者； 扁桃体发病
	CMV 淋巴结炎和 其他反应性增生（图 9-65）	散在细胞强阳性	高度怀疑
T 细胞类	间变性大细胞淋巴瘤（图 9-66）	数量众多 / 强	CD3 阴性 / 细胞毒性标记阳性
	血管免疫母细胞性 T 细胞淋巴瘤（图 9-67）	数量不等 / 强度不等	血管增生伴 EBV 感染 / T 细胞克隆性
	外周 T 细胞淋巴瘤伴霍奇金样细胞（下述易误诊病例）	散在 / 强度不等	高度怀疑 /TFH 标志物和聚合酶链反应 T 细胞单克隆性
	CD30 阳性皮肤淋巴组织增殖性疾病	数量不等（LyP A 型和 LyP B 型散在），数量众多（LyP C 型、LyP D 型、LyP E 型）	临床病史

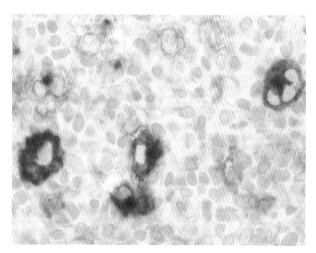

▲ 图 9-58　经典型霍奇金淋巴瘤伴散在霍奇金 / 里 - 施细胞，**CD30** 呈细胞膜和细胞质强染色，高尔基体区染色最强

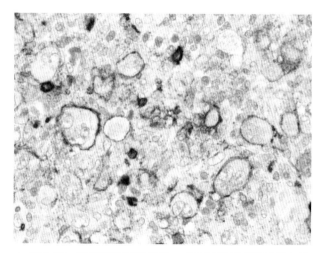

▲ 图 9-59　纵隔灰区淋巴瘤的一个病灶显示霍奇金样细胞不均一弱表达 **CD20**

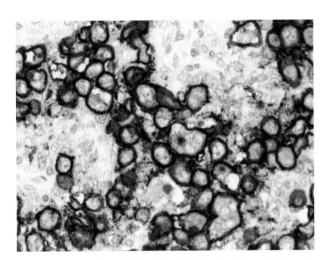

▲ 图 9-60　纵隔灰区淋巴瘤的其他区域可见大的 B 细胞强表达 CD20。该病例强表达 CD79a，Pax-5 弱阳性，CD30 不同程度阳性。形态学和免疫表型上不一致成分的存在支持 GZL 诊断

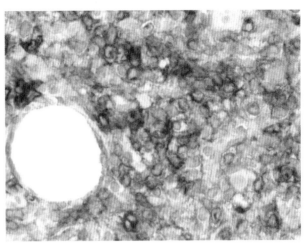

▲ 图 9-61　原发纵隔（胸腺）大 B 细胞淋巴瘤，CD30 弱到中等强度染色。患者通常是年轻女性，并常具有典型的细胞形态学特征及共表达 CD23

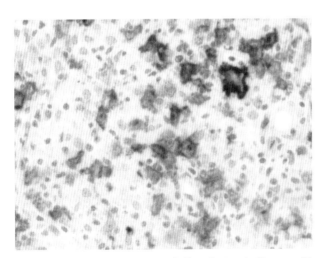

▲ 图 9-62　EBV 阳性大 B 细胞淋巴瘤显示多种 CD30 阳性霍奇金样细胞，中等到大的大小，表达强度不等。与经典型霍奇金淋巴瘤相比，大多数病例通常强表达 CD20。然而，必须记住的是，EBV 可以导致 B 细胞、生发中心分化特征及细胞表面轻链表达的下调

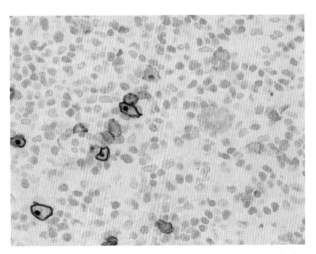

▲ 图 9-63　EBV 阳性多形性移植后淋巴组织增殖性疾病，有散在大小不一的 CD30 阳性淋巴样细胞。视野右侧可见大的霍奇金样细胞，弱染色，左侧可见散在几个小的强阳性免疫母细胞。区分经典型霍奇金淋巴瘤、EBV 阳性大 B 细胞淋巴瘤和多形性 PTLD 往往非常困难，并且在很大程度上需要与临床病史相关联。这类病例通常可归类为 EBV 阳性灰区淋巴瘤。这些类型需要积极治疗

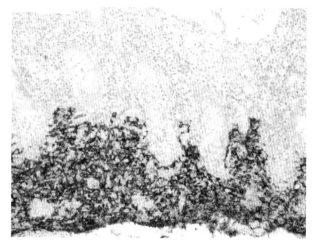

▲ 图 9-64　EBV 阳性黏膜皮肤溃疡显示在上皮溃疡下方 CD30 强阳性细胞呈带状分布。这是最近描述的一种自限性病变，与多种因素所致的免疫抑制相关，也可能发生在移植后患者。形态相似的病例如果存在血清 EBV DNA 滴度升高，则表明病变为系统性，如 PTLD [11]

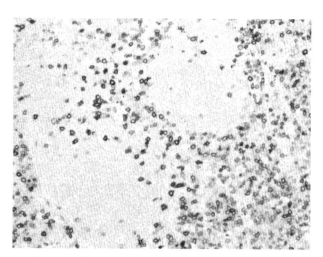

▲ 图 9-65　免疫母细胞反应性旺炽性增生被误诊为间变性大细胞淋巴瘤。该患者有广泛的淋巴结肿大，副皮质区有旺炽性免疫母细胞增生伴大量 T 细胞增生。然而，很难确定 CD30 阳性细胞是 B 细胞还是 T 细胞。这些细胞使用 CD20 染色难以识别，但使用 MUM1 染色能更好地识别，可以突显出与免疫母细胞分化一致的增大的核。但 EBV 阴性，尚不确定导致这种免疫母细胞增生的确切原因

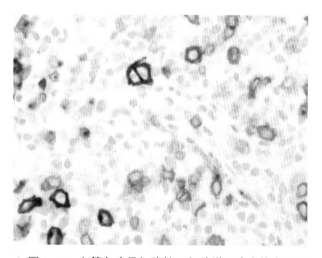

▲ 图 9-66　血管免疫母细胞性 T 细胞淋巴瘤有许多不同大小的 CD30 阳性淋巴细胞。除了几个较小的免疫母细胞样细胞外，还可见散在的霍奇金样细胞。在这些病例中，数量不等的 EBV 阳性细胞在大小和分布上也与 CD30 阳性 B 淋巴细胞相似。该实体经常容易与其他 EBV 阳性的病变相混淆，包括经典型霍奇金淋巴瘤、EBV 阳性 DLBCL 和 EBV 阳性多形性 PTLD。有时，EBV 感染的细胞可出现克隆性增生，从而出现与血管免疫母细胞性 T 细胞淋巴瘤共存的 EBV 阳性 DLBCL ❸

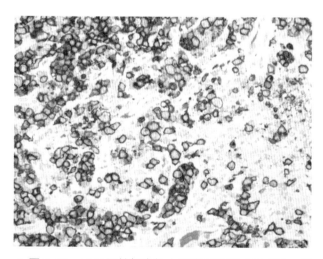

▲ 图 9-67　ALK 阴性间变性大细胞淋巴瘤（ALCL），显示所有的淋巴瘤细胞弥漫性强表达 CD30。在 T 细胞淋巴瘤中普遍表达 CD30。罕见情况下外周 T 细胞淋巴瘤可能弥漫性表达 CD30 和 CD15，但不具有 ALCL 的形态特征，应注意不要将其归类为 ALCL 或经典型霍奇金淋巴瘤 [12]❸

___

❸ 译者注：原著疑有误，已修改

五、易误诊病变之三

（一）病例：外周 T 细胞淋巴瘤伴霍奇金样细胞（B 细胞源性）

患者男性 63 岁，全身淋巴结肿大，从锁骨上区延伸到纵隔。除脾肿大和高钙血症外，还发现几处不连续的骨骼病变（图 9-68 至图 9-75）。一些散在的霍奇金样细胞与经典型霍奇金淋巴瘤细胞具有相同的免疫表型，但其背景有丰富的血管，其间散在一些免疫母细胞。此外，还可见分散的滤泡外 CD21 阳性树突细胞网。尽管 EBV 检测和 T 细胞基因克隆性重排均为阴性，但临床影像学和形态学均支持诊断为外周 T 细胞淋巴瘤伴霍奇金样 B 细胞[7]。这些病例通常采取以依托泊苷为基础的治疗方案，此时与经典型霍奇金淋巴瘤的鉴别至关重要。

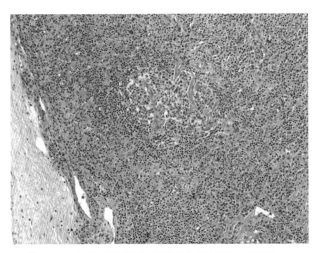

▲ 图 9-68　低倍镜下显示被膜硬化伴被膜下窦消失。HE 染色表现为皮质外周区淋巴滤泡退化并有一定程度的血管形成

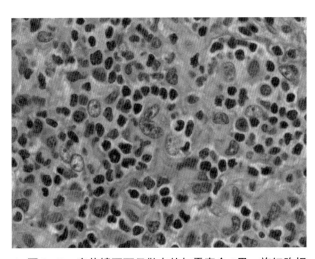

▲ 图 9-69　高倍镜下可见散在的与霍奇金 / 里—施细胞相似的多核和单核细胞

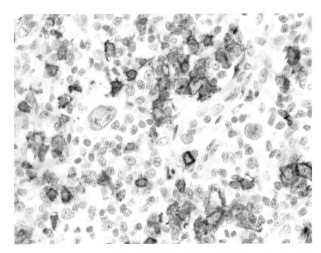

▲ 图 9-70　CD20 染色在背景中凸显了大量小 B 细胞，但霍奇金样细胞 CD20 阴性

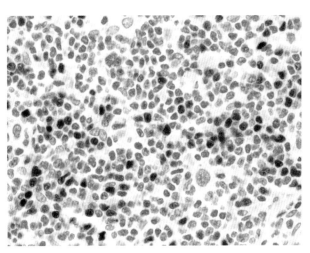

▲ 图 9-71　霍奇金样细胞 Pax-5 较弱表达，背景小 B 细胞强表达 Pax-5

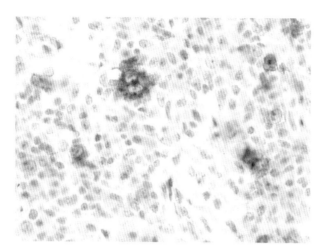

▲ 图 9-72　霍奇金样细胞 CD30 强阳性

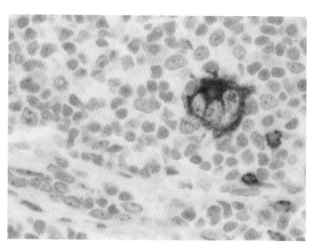

▲ 图 9-73　霍奇金样细胞 CD15 阳性。右下同一视野可见散在的小的中性粒细胞呈强阳性

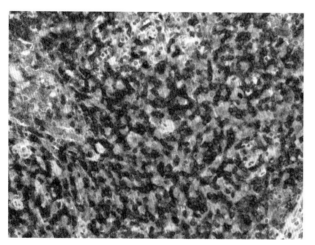

▲ 图 9-74　背景淋巴样细胞 CD4 强表达

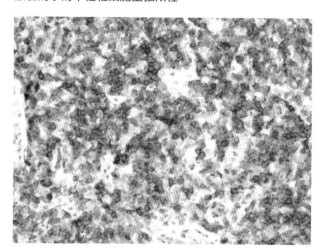

▲ 图 9-75　这些细胞的滤泡辅助 T 细胞标志物 PD-1 也呈阳性

1. CD15

LeuM1 是最常见的克隆，主要用于诊断 CHL。中性粒细胞高表达 CD15，而单核细胞弱表达 CD15。这两种细胞在所有组织中都可作为内对照，因此对这个标记来说，不需要外对照。在 CHL 中必须仔细观察 CD15 的表达，因为其表达可能非常局限、强度较弱（图 9-76）。

2. T 细胞受体（TCR）免疫组织化学染色

大多数良性 T 细胞和 T 细胞肿瘤表达表面 TCRβ，很少表达 TCRδ。已有较好的抗体标志物来识别 TCRβ 和 TCRδ。有些 T 细胞恶性肿瘤对两种 TCR 均沉默失表达，在缺乏明显的抗原表达异

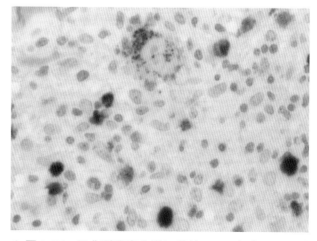

▲ 图 9-76　经典型霍奇金淋巴瘤的 CD15 免疫组织化学染色，显示视野顶部单个肿瘤细胞的胞质颗粒状表达。一些中性粒细胞表现为中度到强度的表达。单核细胞弱表达 CD15，可以作为弱阳性内对照

常时（如 CD4 与 CD8 的比值异常或 T 细胞抗原丢失等），此时，免疫组织化学切片中检测到两种 TCR 完全缺失对于确定其表型异常尤其有用（图 9–77 至图 9–79）。

程序性细胞死亡受体 –1（Programmed cell death receptor-1，PD-1）是滤泡辅助 T 细胞的特异性标志物。滤泡辅助 T 细胞是一群特定的 CD4 阳性 T 细胞，主要位于反应性滤泡生发中心和套区交界处。这些细胞发生的肿瘤 PD1 阳性，包括血管免疫母细胞性 T 细胞淋巴瘤和滤泡性 T 细胞淋巴瘤（图 9–80 和图 9–81）。

程序性细胞死亡蛋白配体 –1（PD-L1）是 PD-1 的配体。肿瘤细胞表达 PD-L1，如大 B 细胞淋巴瘤和霍奇金淋巴瘤，它与 PD1 阳性的微环境淋巴细胞相互作用，从而启动诱导肿瘤逃避肿瘤特异性免疫反应。

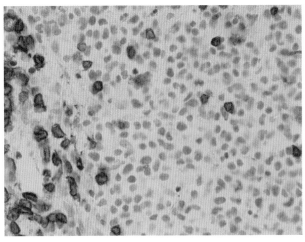

▲ 图 9–77 T 细胞受体（TCRβ）免疫组织化学染色，具有细胞毒性表型的淋巴结外周 T 细胞淋巴瘤，显示表面 TCR β 表达弥漫性缺失，而背景 T 细胞呈强阳性

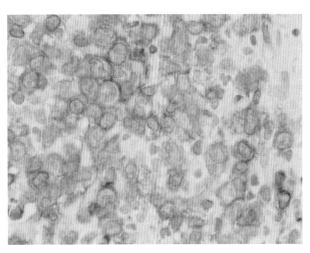

▲ 图 9–78 蕈样霉菌病转化时显示 TCRβ（此图），并伴有 TCRγ 双重表达

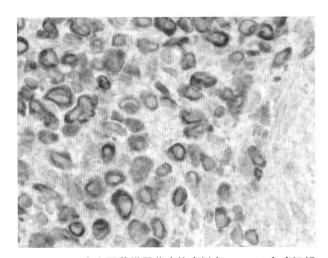

▲ 图 9–79 在上图蕈样霉菌病的病例中，TCRδ 免疫组织化学染色显示在转化的肿瘤细胞中表达 TCRδ，伴 TCRβ 强表达。肿瘤不同的功能性 T 细胞受体重排可能发生在 T 细胞中不同等位基因上，这解释了 TCRδ 和 TCRβ 同时共表达的原因

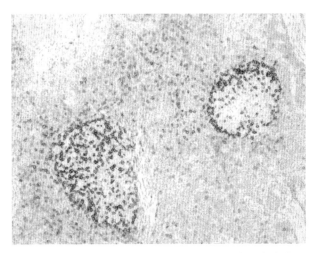

▲ 图 9–80 淋巴滤泡反应性增生，显示在生发中心内毗邻套区的区域有一圈 PD-1 强阳性的正常滤泡辅助 T 细胞。注意生发中心外的副皮质区内也可见弱阳性的淋巴样细胞

由于检查点阻断治疗对一线和复发患者有显著益处，这两个标志物都与淋巴瘤相关。大多数淋巴瘤组织中巨噬细胞呈 PD-L1 强表达，可作为内对照（图 9-82 和图 9-83）。

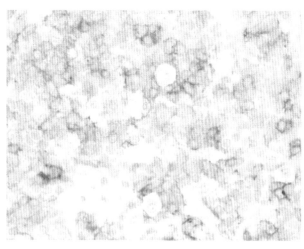

▲ 图 9-81　结节性淋巴细胞为主型霍奇金淋巴瘤，表现为散在的爆米花样细胞，周围环绕着花环样排列的 PD-1 阳性的 T 细胞。这些细胞还表达 CD57

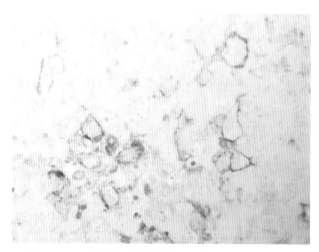

▲ 图 9-82　一例淋巴结发生的"双打击"高级别 B 细胞淋巴瘤，显示背景中散在巨噬细胞强表达 PD-L1，但淋巴瘤细胞呈阴性

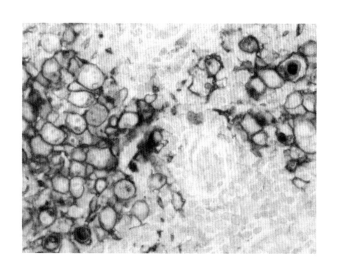

◀ 图 9-83　一例经典型霍奇金淋巴瘤，霍奇金细胞含量高，肿瘤细胞膜强表达 PD-L1。经典型霍奇金淋巴瘤中有相当比例的 PD-L1 扩增，免疫组织化学几乎普遍表达。尽管目前有几种用于实体肿瘤的 PD-L1 伴随诊断抗体克隆，但目前还没有用于淋巴瘤临床试验的特定配套诊断抗体被获批

要点与误区

　　在弥漫性病变中，单纯出现 PD-1 阳性并不一定意味是血管免疫母细胞性 T 细胞淋巴瘤等淋巴瘤。患有自身免疫性疾病和淋巴瘤（HL 和 NLPHL）的患者在结节状背景的微环境中经常观察到 PD-1 阳性淋巴样细胞数量的增加。在明确诊断之前，增加其他相关的染色和分子检测至关重要。

　　3. CD68

　　髓系、单核细胞和组织细胞来源的肿瘤显示 CD68 阳性。因此，有时仅凭 CD68 来区分髓系肉瘤和组织细胞肉瘤很困难，可能需要多种标志物。常用的两个克隆是 PGM1 和 KP-1。

4. S100

树突来源的肿瘤，如朗格汉斯细胞、交指状树突细胞和 Rosai-Dorfman 病的组织细胞 S100 为阳性，而组织细胞肉瘤 S100 为阴性。通常为细胞核和细胞质染色（图 9-84）[8]。

5. CD1a 和 Langerin

CD1a 和 Langerin 都是朗格汉斯细胞的特异性标志物。CD1a 在 T 淋巴母细胞性淋巴瘤和利什曼原虫中也呈阳性 [9]。

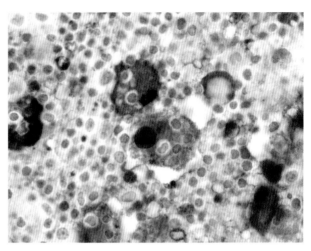

▲ 图 9-84　窦组织细胞增生症伴巨大淋巴结病（**Rosai-Dorfman 病**）的 **S100** 免疫组织化学染色显示组织细胞内淋巴细胞伸入（吞噬淋巴细胞）现象

要点与误区

虽然 CD45/LCA 被认为是造血系统的标志，但应该记住，有 4 种造血病变的 CD45 可以为阴性，即 CHL、ALCL、浆母细胞性淋巴瘤和母细胞性肿瘤。因此必须适当增加染色，如 CD30、MUM1 和 CD34/NPM1，以分别评估这些可能性（图 9-85 至图 9-87）。

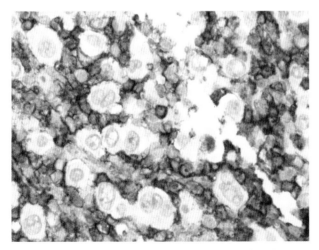

▲ 图 9-85　经典型霍奇金淋巴瘤霍奇金 / 里 – 施细胞 **CD45** 染色阴性，而周围的淋巴细胞染色较强。通常，因为周围存在大量淋巴细胞，观察肿瘤性大细胞的 CD45 染色很困难，当有疑问时，最好是寻找异常细胞簇相互毗邻的区域，通过观察两个异常细胞之间的膜染色来明确

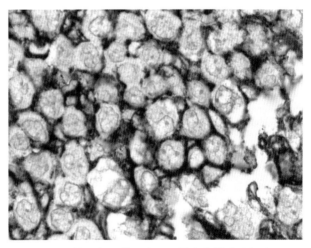

▲ 图 9-86　纵隔灰区淋巴瘤显示霍奇金样肿瘤细胞 **CD45** 强染色

（二）微生物相关染色

1. EB 病毒早期 RNA

EB 病毒早期 RNA（Epstein-Barr virus early RNA，EBER）是一种 EB 病毒 RNA 原位杂交，在所有潜伏期都有表达，因此是检测 EB 病毒非常敏感的标志物。RNA 原位杂交必须附加一个 RNA 对照探针（U6），该探针针对目标组织中 RNA 的 poly-A 尾部，使用该探针确保感兴趣的组织具有可被 EBER 探针检测到的活 RNA。因此，EBER 染色需要 3 张未染色的玻片，一张为阴性对照，一张为 RNA 对照，一张为 EBV 特异性探针 ❹。

2. HHV-8/LANA

感染细胞的典型染色为细胞核和点状着色。可使用卡波西肉瘤来做典型的阳性对照，它总是 HHV-8 阳性（图 9-88）。

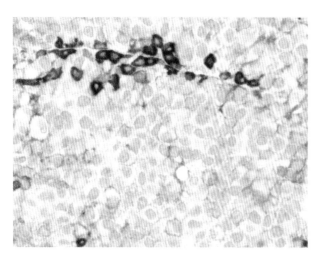

▲ 图 9-87　浆母细胞性淋巴瘤 CD45 表达多数为阴性，血管周围散在的淋巴细胞 CD45 强阳性。在血液病理学中结合内对照细胞来比较评估染色十分重要

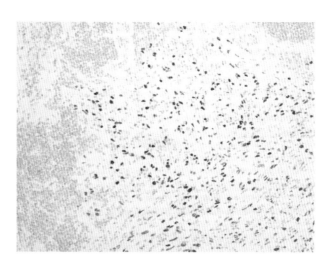

▲ 图 9-88　累及淋巴结的卡波西肉瘤 HHV-8/LANA 染色核强阳性，并在梭形肿瘤细胞中恒定表达

一览表：对于有内外对照的病例，判读和报告 IHC 染色的最佳方式

❑ 区分对照切片。

❑ 将托盘中的染色切片按照一定的诊断逻辑顺序进行排列，如从 CD20 和 CD3 开始。

❑ 记录肿瘤阳性对照的染色情况并与内对照比较判断染色是否成功（如内皮细胞或组织细胞无着色时，Cyclin D1 染色欠佳）。

❑ 列出肿瘤及背景染色情况。

❑ 报告中的染色程度尽可能量化。

❹ 译者注：国内的 EBER 商品化试剂盒可能未设立 U6 探针

六、易误诊病变之四

病例：浆膜腔外原发性渗出性淋巴瘤

患者男性 73 岁，艾滋病病毒控制良好，因散在淋巴结肿大行活检。从形态学上观察被认为是反应性，但由于持续性淋巴结肿大而送会诊（图 9-89 至图 9-94）。

单纯疱疹病毒 1/ 单纯疱疹病毒 2（HSV1/HSV2）：这种抗体通常是针对 HSV1 和 HSV2 的抗混合物。仔细检查坏死区域和淋巴结是必要的，以便能够有目的性的识别具有 HSV 特征的核改变和坏死模式。CLL/SLL 患者的淋巴结坏死必须怀疑是 HSV 感染，并进行适当的检测（图 9-95 和图 9-96）。

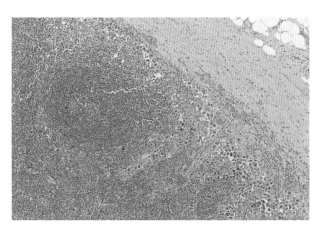

▲ 图 9-89　低倍镜下 HE 染色显示明显的被膜纤维化，被膜下和小梁旁窦内散在非典型细胞，并可见退化的淋巴滤泡

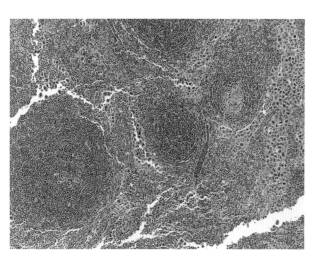

▲ 图 9-90　淋巴结深部的 HE 染色显示几个分散的、退化的 Castleman 病样反应性滤泡，并见几个延窦内分布的大浆母细胞簇，细胞分布不规则

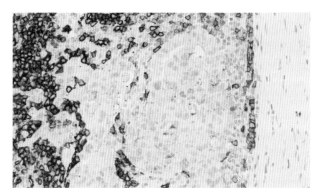

▲ 图 9-91　CD20 染色显示大的非典型细胞呈阴性表达，而背景可见小 B 细胞正常表达

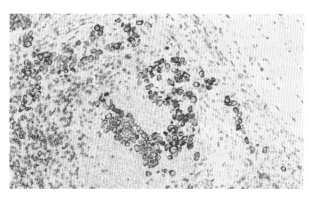

▲ 图 9-92　CD3 在这些大细胞中呈强阳性，周围有背景反应性 T 细胞，鉴于 CD3 异常强阳性，考虑患者为 T 细胞淋巴瘤

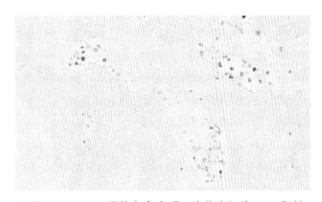

▲ 图 9-93 EBV 原位杂交表明，这些大细胞 EBV 阳性，**CD3/EBV** 共同阳性，高度提示可能是结外 NK/ T 细胞淋巴瘤

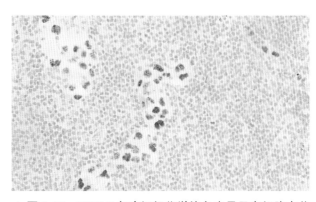

▲ 图 9-94 **HHV-8** 免疫组织化学染色也显示在细胞中共同表达 **EBV** 和 **HHV-8**。联合染色支持诊断浆膜腔外原发性渗出性淋巴瘤。在 **HIV** 之外也可观察到类似的局限于生发中心的非典型性淋巴组织增生，称为嗜生发中心性淋巴组织增殖性病变

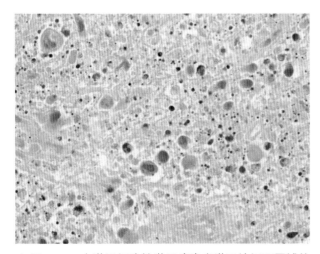

▲ 图 9-95 小淋巴细胞性淋巴瘤患者淋巴结坏死区域的 **HE** 染色，疑似转化。可见散在病毒转化的模糊不清的细胞核，提示为典型的单纯疱疹病毒 Cowdry A 型包涵体

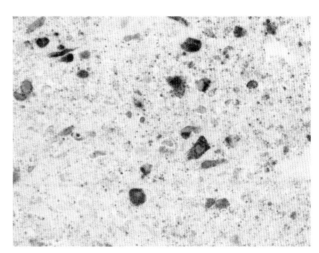

▲ 图 9-96 增加 **HSV1/HSV2** 抗体的染色，显示细胞内强着色，证实存在感染

基于 CD20、CD21 和 EBER 诊断不同类型淋巴瘤的主要特点见表 9-2。

表 9-2 基于 **CD20**、**CD21** 和 **EBER** 诊断不同类型淋巴瘤的主要特点

染色类型	病变类型	模 式	图片编号
CD20	结节性淋巴细胞为主型霍奇金淋巴瘤（NLPHL）	散在大 B 细胞伴小 B 细胞结节，CD20 阳性	图 9-97
	富于 T 细胞 / 组织细胞大的大 B 细胞淋巴瘤	散在大 B 细胞，缺乏小 B 细胞，CD20 阳性	图 9-98
	弥漫性大 B 细胞淋巴瘤（DLBCL）	片状分布的大 B 细胞，强着色	图 9-99
	经典型霍奇金淋巴瘤	散在分布，CD20 阴性	图 9-100

（续表）

染色类型	病变类型	模 式	图片编号
CD20	EBV 阳性 DLBCL 非特殊型	细胞大小不一，CD20 强阳性	图 9-101
	浆母细胞性淋巴瘤	片状大细胞，CD20 弱阳性	图 9-102
	小淋巴细胞性淋巴瘤	小细胞，CD20 弱阳性	图 9-103
	血管免疫母细胞性 T 细胞淋巴瘤	被膜下小细胞 CD20 阳性并且大免疫母细胞 CD20 阳性	图 9-104
CD21	NLPHL 和 FL	增生和破坏	图 9-105
	AITL	滤泡外树突网	图 9-106
	FL	转化区域缺少 FDC 网	图 9-107
	NLPHL 对比 T/HRBCL	FDC 网前者保留，后者缺失	图 9-108
	MCL 和 FL	淋巴瘤细胞表达 CD21	图 9-109
	生发中心进行性转化	FDC 网扩大	图 9-110
	Castleman 病	FDC 网退化	图 9-111
EBER	EBV 反应性病变	散在大小不一的细胞	图 9-112
	经典型霍奇金淋巴瘤	只有散在的大细胞	图 9-113
	EBV 阳性 DLBCL 和多形性 B 细胞淋巴瘤	小细胞和大细胞混合，霍奇金样细胞	图 9-114
	浆母细胞性淋巴瘤	弥漫阳性	图 9-115
	嗜生发中心性 LPD	仅在滤泡中孤立性表达 EBV	图 9-116

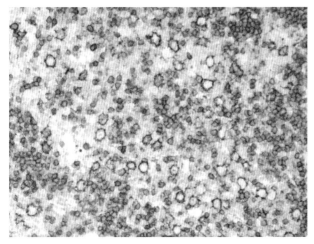

▲ 图 9-97　结节性淋巴细胞为主型霍奇金淋巴瘤（NLPHL）的 CD20 显示结节内小 B 细胞背景中单个分散的大细胞。随着 NLPHL 不同类型进展直至变为富于 T 细胞 / 组织细胞的大 B 细胞淋巴瘤，结节状结构和小 B 细胞开始减少

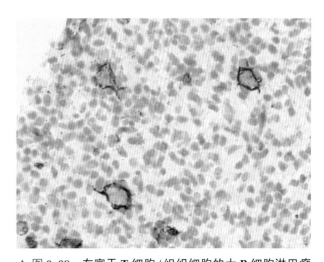

▲ 图 9-98　在富于 T 细胞 / 组织细胞的大 B 细胞淋巴瘤中显示三个散在的 CD20 阳性大 B 细胞，视野上方小 B 细胞罕见。值得注意的是，背景中没有任何结节状结构或小 B 细胞

一览表：病例按照具体情形申请免疫组织化学染色——优化流程

☐ 淋巴瘤印片检查时，发现片状分布的大细胞（可能是 DLBCL，无流式）。

☐ 同时进行流式细胞术检查的病例：如果流式细胞术为阳性，则据此申请相应的 IHC。

☐ 其他 IHC 操作流程。

• 小淋巴细胞类：CD20、CD3、CD5、CD10，Cyclin D1 和 CD21（如果有浆细胞分化则增加 Kappa/Lambda）

– 大片状淋巴样病变（DLBCL 组合有 CD20、CD3、CD5、CD10、Bcl-6、MUM1、MYC、Bcl-2、CD30、EBER 和 PD-L1）

– 霍奇金样病变：CD20、CD3、CD30、CD15、Pax-5 和 EBER

– 形态学大致为反应性的淋巴结病变。不需要所有的染色，也可优先选择流式细胞术。

七、基于具体病例练习描述、列举写法及最佳书写方式

ALK 阴性 ALCL 病例。

针对上述病例书写报告，注意以下与书写报告密切相关的关键方面，具体如下。

(1) 患者的既往史和现病史。

(2) PTCL 患者诊断要考虑到既往相关的治疗及本次 CD30 状态。

(3) 值得注意的是，CD20 的异常表达并不意味存在 B 细胞淋巴瘤。

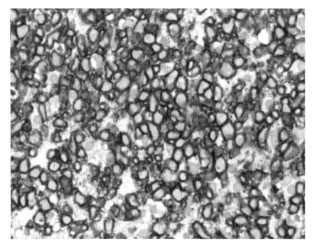

▲ 图 9-99　弥漫性大 B 细胞淋巴瘤 CD20 表现为大 B 细胞片状强染色

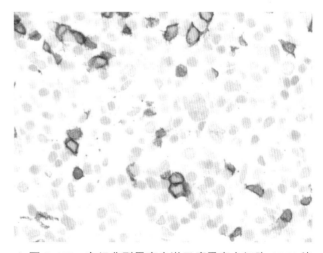

▲ 图 9-100　在经典型霍奇金淋巴瘤霍奇金细胞 CD20 染色阴性，周围有反应性小 B 细胞 CD20 染色阳性。经典型霍奇金淋巴瘤 CD20 弱阳或阴性，因此，如果 CD20 染色强而一致，那么必须考虑 EBV 阳性大 B 细胞淋巴瘤，并加做 EBV 染色

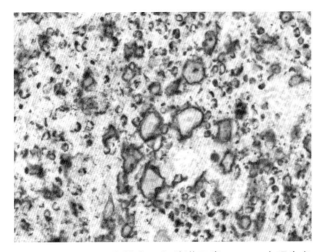

▲ 图 9-101　EBV 阳性大 B 细胞淋巴瘤，CD20 表现为多形性小至中等大小和霍奇金样大 B 细胞，CD20 染色均匀。该病例 EBV 原位杂交强阳性

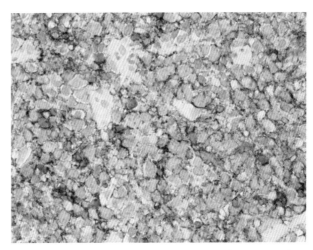

▲ 图 9-102　浆母细胞性淋巴瘤的 CD20 染色，大的浆母细胞 CD20 弱阳性到阴性。有些病例的 CD20 和 CD45 均为阴性，因此在许多情况下，需增加 MUM1 和 EBER 证实诊断

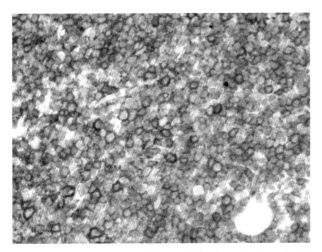

▲ 图 9-103　CD20 在小淋巴细胞性淋巴瘤（SLL）中表现为弱到中等强度染色。偶有幼淋巴细胞显示较强的 CD20 免疫组织化学染色。流式细胞术通常能更好地显示 CD20 在 SLL 中表达较弱

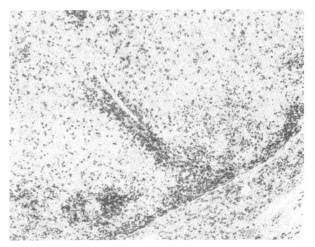

▲ 图 9-104　血管免疫母细胞性 T 细胞淋巴瘤的 CD20 免疫组织化学染色模式显示被膜下小 B 细胞的聚集，在更深的区域有更多的大的免疫母细胞。在这种情况下，必须仔细注意 CD20，因为血管免疫母细胞性 T 细胞淋巴瘤中可以发生大 B 细胞淋巴瘤。然而，本例并没有证据表明出现此种进展

(4) 将已提交的染色切片和新染色切片按正确顺序区分。

(5) 结合形态学线索和诊断的主要依据做最后的阐述。

(6) 将可能影响预后的形态学、免疫组织化学结果和可能的分子检测数据进行相关性分析。

【临床病例】

男性，69 岁，曾行肝活检诊断为外周 T 细胞淋巴瘤，非特殊型。患者于 2017 年初被诊断为 PTCL，

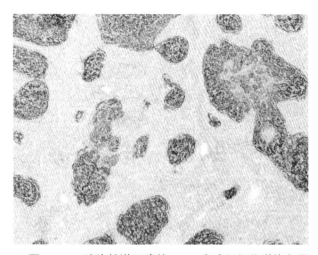

▲ 图 9-105　滤泡性淋巴瘤的 CD21 免疫组织化学染色显示迂曲扩张的滤泡树突细胞网

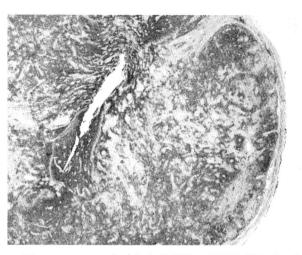

▲ 图 9-106　CD21 免疫组织化学染色用于血管免疫母细胞性 T 细胞淋巴瘤，淋巴结贯穿着大量 CD21 阳性滤泡树突细胞网结构。这种模式极其不正常，因为滤泡树突细胞网应该只局限于淋巴滤泡

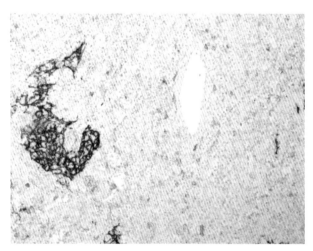

▲ 图 9-107　转化的滤泡性淋巴瘤 CD21 免疫组织化学染色显示，左侧可见一个滤泡结构中变薄和破坏的树突细胞网，右侧区域的网状结构缺失，同时与转化成分一致，弱表达 CD21 的大细胞数量增加

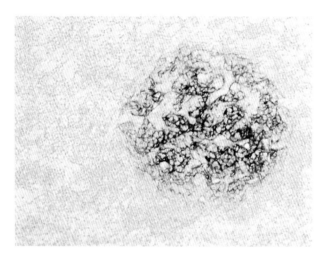

▲ 图 9-108　结节性淋巴细胞为主型霍奇金淋巴瘤，CD21 免疫组织化学染色显示扩大的树突细胞网

NOS，并在 2018 年 11 月接受了 CHOP ×6 周期和 BV，然后 CR，在 BEAM 预处理后进行自体移植，最近复发。无法获取初次活检病理切片进行复阅。

【肝，粗针活检】

复发的 T 细胞淋巴瘤，首先考虑为 ALK 阴性 ALCL，CD30 阳性（100%），部分细胞 CD20 异常表达，弥漫性表达 P63，见显微镜下描述。

【镜下描述】

可见数个肝粗针活检组织条，其中一个显示肝实质完全消失，有中等到大的多形性淋巴样细胞浸润，核仁明显，核膜不规则，胞质少、嗜碱性。可见多量单细胞凋亡，核分裂象易见，还可见散在的 hallmark 细胞和甜甜圈样的细胞（核内可见胞质成分内吞形成的包涵体）。肿瘤细胞间有少量和灶性的嗜酸性粒细胞浸润。其他肝脏切片显示多灶以门脉为中心的淋巴瘤浸润，而肝窦保留。

免疫组织化学染色包括 CD3、CD20、CD5、CD4、CD8 和 CD7，并在著者的医学中心上增加染色（CD30、

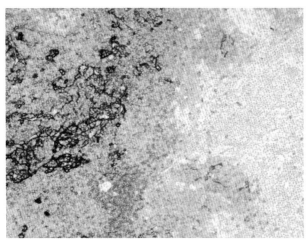

▲ 图 9-109　套细胞淋巴瘤（MCL）的 CD21 免疫组织化学染色显示中心区域的滤泡树突细胞网破坏，并且 MCL 细胞中度表达 CD21。淋巴瘤细胞，包括滤泡性淋巴瘤，常表达 CD21。CD23 在正常的套细胞中也常呈阳性。在评估这两种染色时，必须记住这一点

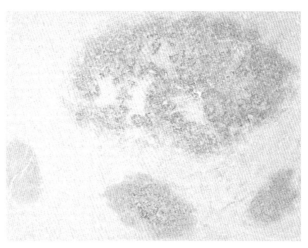

▲ 图 9-110　CD21 免疫组织化学染色显示生发中心进行性转化，底部显示三个正常的滤泡，可见一个明显扩大的滤泡结构，与生发中心进行性转化中扩大和破坏的滤泡树突细胞网相一致。部分套区淋巴细胞中也有 CD21 染色

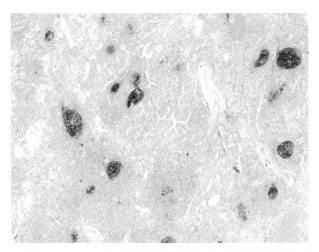

▲ 图 9-111　CD21 免疫组织化学染色显示特发性多中心型 Castleman 病样的患者出现小的退行性滤泡结构。退化的淋巴滤泡可在多种情况下看到，而不只是在透明血管型 Castleman 病

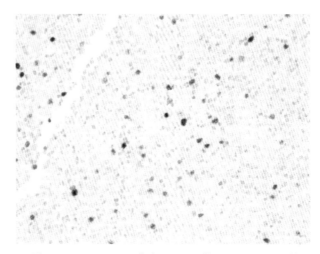

▲ 图 9-112　EBV-ISH 患者 EBV 再激活，EBV 阳性淋巴样细胞主要为小细胞，偶见中等大的细胞

EBER、TIA-1、granzyme B、perforin、P63、TCRB、CD15、ALK 和 Pax-5）。大的肿瘤细胞表达 CD3（弱到中等）、CD4、TCRB、P63（强）和 CD30（强且均匀，100% 的细胞）阳性，CD20 异常减少（非常少数）。Pax-5、CD15、CD8 和 ALK，以及所有三种细胞毒性标记均为阴性。CD5 和 CD7 完全缺失。

综上改变（大的多形性细胞、甜甜圈样细胞和标志性 Hallmark 细胞黏附成片）结合 CD30 和 CD4 强表达，支持诊断为 ALCL 而不是 PTCL，NOS。在 ALCL 中缺乏细胞毒性标志物并不少见。据报道，与 *DUSP22* 非重排 ALCL 相比，*DUSP22-IRF4* 重排的病例细胞形态学更加单形性，并且显示出更多的 Hallmark 细胞和甜甜圈样细胞，经常缺乏细胞毒性标志物。然而，在 P63 弥漫性表达的病例大多数区域

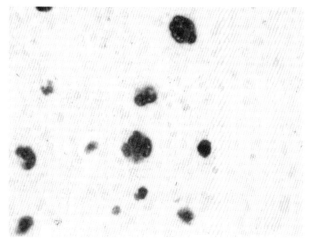

▲ 图 9-113　经典型霍奇金淋巴瘤患者的 EBV-ISH 显示单个阳性的霍奇金细胞。这是免疫状态正常的 EBV 阳性经典型霍奇金淋巴瘤患者的典型染色模式。在这类患者中通常看不到 EBV 阳性的背景小淋巴样细胞

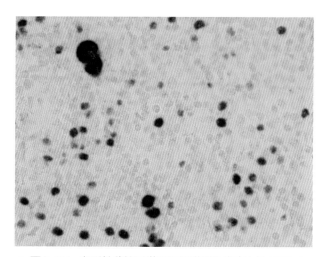

▲ 图 9-114　多形性移植后淋巴组织增殖性疾病中的 EBV-ISH 模式显示小到中等大小的霍奇金样 EBV 阳性淋巴样细胞。同样的模式通常见于非移植患者的 EBV 阳性大 B 细胞淋巴瘤

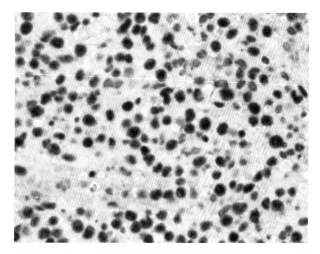

▲ 图 9-115　EBV 阳性浆母细胞性淋巴瘤的 EBV-ISH 模式显示大片 EBV 阳性淋巴样细胞

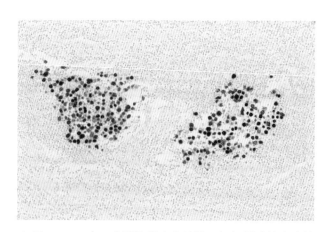

▲ 图 9-116　在一个嗜生发中心性淋巴组织增殖性疾病的病例中，EBV-ISH 模式显示大的 EBV 阳性淋巴样细胞仅局限于生发中心（病例由 Christos Masaoutis 医生提供，Evangelismos 总医院，希腊，雅典）

细胞多形性相当明显，因此可根据形态学特征预测病变是否为 TP63 重排或三阴性（*ALK*、*DUSP22* 和 *TP63*）。另外，进行的 *TP63* 和 IRF4 基因 FISH 检测（已申请）将在 1 周左右分别报告。

复习 2017 年未治疗的首次活检病理非常有提示意义，报告显示有小的 CD4 阳性 /CD30（不同程度）阳性淋巴瘤细胞，增加聚合酶链反应的重排检测可能有助于了解这两个病变是否存在克隆相关性。虽然先前诊断的 PTCL 有进展的可能，但基于目前上述的形态学特征更倾向诊断 ALCL。CD20 在 PTCL 中可有表达，但在 ALCL 中未见报道 [13, 14]。

列举关于血管免疫母细胞性 T 细胞淋巴瘤病例的免疫组织化学染色，推荐和不推荐的报告方式，染色分别在本院和原单位进行。

不推荐报告方式

免疫组织化学染色显示大量的 CD4 阳性和 CD8 阳性 T 细胞混合存在，可见 CD5 阳性和 CD7 阳性细胞。B 细胞散在，其中偶尔也有大的 CD20 阳性 B 细胞。CD21 显示了一些分散的树突细胞网结构和散在的 EBV 阳性 细胞。此外，也可见散在的 CD30 阳性、Bcl-6 阳性、PD-1 和 Mum1 阳性细胞。Kappa 和 Lambda 不显著，而 CD10、CK 和 HHV-8 染色均阴性。

为什么不推荐这样的报告结果

(1) 这样写并没有给出 B 细胞和 T 细胞的相对比例。此外，CD4 与 CD8 的比值也没有明确，CD4 的过表达将支持诊断。

(2) 未说明 CD5 或 CD7 的丢失情况，如有丢失会证实 T 细胞淋巴瘤。

(3) 没有提示 B 细胞和滤泡树突细胞网的分布。在这种淋巴瘤中，滤泡树突细胞网常出现在滤泡结构外的窦周区域。

(4) 未显示 CD30 阳性细胞的大小。免疫母细胞通常体积较大，表达 CD20（不同程度）和 CD30。

(5) 据此尚不清楚 Bcl-6 阳性细胞是什么，以及它们是否与 CD4、PD-1 或 CD10 的数量相对应。滤泡辅助 T 细胞（血管免疫母细胞性 T 细胞淋巴瘤的起源细胞）可以共表达 CD4、Bcl- 6、CD10 和 PD-1。

(6) 未能明确阴性是染色失败还是真的没有发现阳性。

对上述案例推荐的报告方式

对提交会诊的免疫组织化学染色切片（CD20、CD3、CD4、CD8、CK、HHV-8）、本中心染色切片（CD5、CD7、CD21、CD30、CD10、Bcl-6、PD-1、MUM1、Kappa 和 Lambda），以及 EB 病毒原位杂交进行分析。染色显示大量弥漫性浸润的小到中等大小的 CD3 阳性 T 细胞，CD5 和 CD7 阳性细胞数量较少。CD4 阳性 T 细胞明显多于 CD8 阳性 T 细胞。

此外，存在大量与 CD4 阳性细胞数量相当的 PD-1 阳性淋巴细胞。在滤泡结构外可见少量散在的 Bcl-6 阳性细胞，也可能对应与 CD4/PD-1 阳性滤泡辅助 T 细胞。可见一些不同程度表达 CD20 的 CD30 阳性大淋巴细胞散在分布，可能是背景免疫母细胞。此外，在与淋巴滤泡相对应的散在残余结节结构中可见大量小 B 细胞。CD21 突显了大量扩张的沿着窦周分布的滤泡外滤泡树突细胞网。Kappa 和 Lambda 免疫组织化学染色显示有丰富的非限制性表达的浆细胞背景。存在中等数量的小到中型 EBV 阳性淋巴样细胞，CK 和 HHV-8 免疫组织化学染色（有正常对照）均为阴性。CD10 也为阴性，但染色欠佳，因为背景中性粒细胞无着色。

为什么这种报告方式比较好

(1) 区分本院的染色片与提交会诊的染色片。

(2) 解决 CD4 与 CD8 的比值及 T 细胞抗原是否丢失的问题。

(3) 根据细胞数量、大小和空间分布具有良好的相关性来辅助判定是否在同一细胞上共表达不同标记。

(4) 强调重要免疫组织化学染色标记的空间分布（滤泡与滤泡外）。

(5) 阐述标记细胞的大小并基于表达情况（CD20、EBVISH 和 CD21）进行谱系推测。

(6) 通过与内对照对比也明确指出阴性染色与失败染色（CD10），通常在大多数染色中常有内对照。

致谢

Anirudh V Girish 帮助引用参考文献。

（周 众 彭玉华 **译** 王 帅 时云飞 **校**）

参考文献

[1] Vyberg M, Nielsen S. Proficiency testing in immunohistochemistry–experiences from Nordic immunohistochemical quality control (NordiQC). *Virchows Arch*. 2016;468:19-29.

[2] NordiQC https://www.nordiqc.org/.

[3] Swerdlow SH, Campo E, Harris NL, et al. eds. *WHO Classification of Tumours of Haematopoietic and Lymphoid Tissues*. Revised 4th ed. Lyons: IARC; 2017.

[4] Prakash S, Fountaine T, Raffeld M, Jaffe ES, Pittaluga S. IgD positive L&H cells identify a unique subset of nodular lymphocyte predominant Hodgkin lymphoma. *Am J Surg Pathol*. 2006;30:585-592.

[5] Adam P, Baumann R, Schmidt J, et al. The BCL2 E17 and SP66 antibodies discriminate 2 immunophenotypically and genetically distinct subgroups of conventionally BCL2-"negative" grade 1/2 follicular lymphomas. *Hum Pathol*. 2013;44:1817-1826.

[6] Xu J, Wang L, Li J, et al. SOX11-negative mantle cell lymphoma: clinicopathologic and prognostic features of 75

patients. *Am J Surg Pathol.* 2019;43:710-716.

[7] Quintanilla-Martinez L, Fend F, Moguel LR, et al. Peripheral T-cell lymphoma with Reed-Sternberg-like cells of B-cell phenotype and genotype associated with Epstein-Barr virus infection. *Am J Surg Pathol.* 1999;23:1233-1240.

[8] Ioachim HL. *Lymph Node Biopsy*. Philadelphia, PA: Lippincott; 1982.

[9] Sundharkrishnan L, North JP. Histopathologic features of cutaneous leishmaniasis and use of CD1a staining for amastigotes in Old World and New World leishmaniasis. *J Cutan Pathol.* 2017;44:1005-1011.

[10] Attygalle AD, Kyriakou C, Dupuis J, et al. Histologic evolution of angioimmunoblastic T-cell lymphoma in consecutive biopsies: clinical correlation and insights into natural history and disease progression. *Am J Surg Pathol.* 2007;31:1077-1088.

[11] Hart M, Thakral B, Yohe S, et al. EBV-positive mucocutaneous ulcer in organ transplant recipients: a localized indolent posttransplant lymphoproliferative disorder. *Am J Surg Pathol.* 2014;38:1522-1529.

[12] Barry TS, Jaffe ES, Sorbara L, Raffeld M, Pittaluga S. Peripheral T-cell lymphomas expressing CD30 and CD15. *Am J Surg Pathol.* 2003;27:1513-1522.

[13] Rahemtullah, et al. CD20+ T-cell lymphoma: clinicopathologic analysis of 9 cases and a review of the literature. *Am J Surg Pathol.* 2008; 32(11): 1593-1607.

[14] King RL, Parrilla Castellar E, Feldman AL, coworkers. Morphologic features of ALK-negative anaplastic large cell lymphomas with DUSP22 rearrangements. *Am J Surg Pathol.* 2016; 40(1): 36-43。

附录 A 自测题
Self-Assessment

第 1 章 淋巴结概述

1. 对下图中央处结构的描述正确的是？（附图 A-1）

A. Ki-67 增殖指数低

B. 全部由 B 细胞构成

C. 大部分细胞 Bcl-2 阳性

D. 大部分细胞 CD10 阳性

E. 大部分细胞 CD23 阳性

2. 如附图 A-2 所示，正常淋巴结内什么区域富含浆细胞？

A. 被膜

B. 淋巴窦

C. 皮质

D. 副皮质

E. 髓索

3. 对形态学无转移性病灶的淋巴结粗针活检标本，采用以下哪一组检测作为初始指标最合适？

A. AE1/AE3、Cam5.2、CK903

B. AE1/AE3、S100、CD45

C. CD45、CD43、MUM-1、CD30

D. CD3、CD20、Ki-67、CD30

E. AFB、GMS、Brown-Hopps、Wright-GiemsA. Warthin-Starry

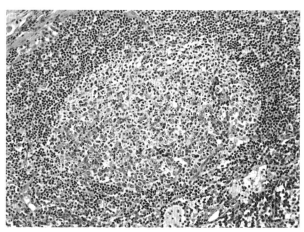

▲ 附图 A-1

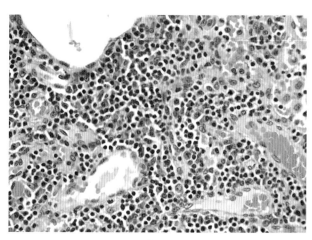

▲ 附图 A-2

4. 下列哪些辅助检测项目需要采用新鲜组织，而不能用福尔马林固定、石蜡包埋标本？

　　A. t（14；18）（*IGH/BCL2*）的荧光原位杂交检测

　　B. 免疫球蛋白重链基因重排 PCR 检测

　　C. 免疫球蛋白轻链基因重排 PCR 检测

　　D. 流式细胞术检测

　　E. T 细胞受体基因重排 PCR 检测

5. 以下哪些细胞不可见于附图 **A–3** 中 **CD3** 阳性 **T** 细胞丰富的滤泡间区（附图 **A–4**）？

　　A. 内皮细胞

　　B. 生发中心 B 细胞

　　C. 活化的 B 淋巴细胞和 T 淋巴细胞（免疫母细胞）

　　D. 交指状树突细胞

　　E. 组织细胞

6. 下列哪些流程有助于诊断淋巴造血组织疾病？

　　A. 组织固定过夜

　　B. 将全部标本进行冰冻切片分析

　　C. 用少许固定液冲洗标本

　　D. 将所有标本进行常规固定 / 包埋

　　E. 仅细针抽吸活检标本进行流式细胞术分析和形态评估，不同时进行粗针活检

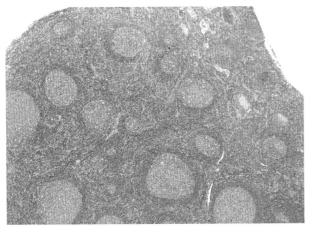

▲ 附图 A–3

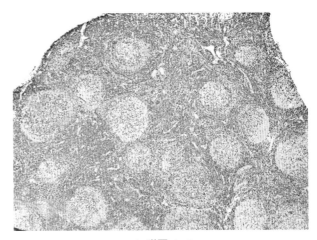

▲ 附图 A–4

第 2 章　被　膜

1. 哪一种淋巴瘤容易出现结外软组织累及，但很大程度上保留被膜下窦？

　　A. 血管免疫母细胞性 T 细胞淋巴瘤

　　B. 间变性大细胞淋巴瘤

　　C. 经典型霍奇金淋巴瘤

　　D. 伯基特淋巴瘤

　　E. B 淋巴母细胞性淋巴瘤

2. 附图 **A–5** 中所示的非典型血管增生累及淋巴结被膜和下列哪种疾病相关？

　　A. 疱疹性淋巴结炎

　　B. 梅毒性淋巴结炎

　　C. 弥漫性大 B 细胞淋巴瘤

　　D. 卡波西肉瘤

　　E. 经典型霍奇金淋巴瘤（结节硬化型）

3. 被膜纤维化通常和附图 A-6 和附图 A-7 所示的疾病类型相关，最可能的诊断为？

    A. 炎性脂肪肉瘤

    B. 伯基特淋巴瘤

    C. IgG4 相关性淋巴结病

    D. 经典型霍奇金淋巴瘤（混合细胞型）

    E. 经典型霍奇金淋巴瘤（富于淋巴细胞型）

4. 如附图 A-8 所示，对 **35** 岁女性盆腔淋巴结内包涵体的描述正确的是？

    A. 包涵体可能为子宫内膜异位灶，还需要详细的细胞形态学评估

    B. 包涵体足够诊断子宫内膜异位灶累及淋巴结被膜，不需要详细的细胞形态学评估

    C. 包涵体可诊断为转移癌

    D. 包涵体 S100 阳性

    E. 包涵体 CD45 阳性

5. 如附图 A-9 中，和被膜相关的这些细胞容易出现哪种染色方式？

    A. S100(+)、Melan-A/MART-1(+)、HMB-45(+)

    B. S100(+)、Melan-A/MART-1(+)、HMB-45(−)

    C. S100(+)、Melan-A/MART-1(−)、HMB-45(−)

    D. S100(−)、Melan-A/MART-1(−)、HMB-45(−)

    E. S100(−)、Melan-A/MART-1(+)、HMB-45(+)

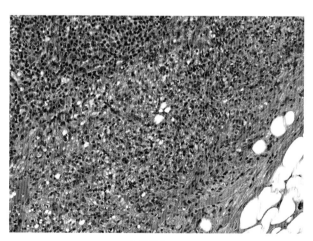

▲ 附图 A-5

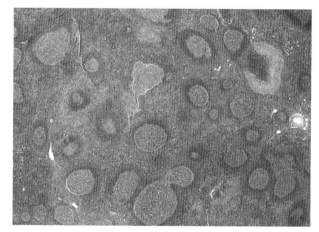

▲ 附图 A-6

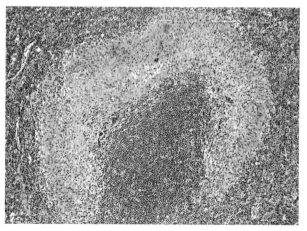

▲ 附图 A-7

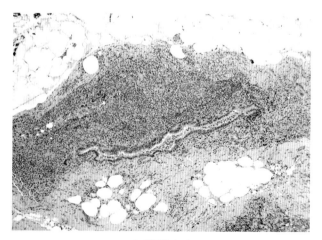

▲ 附图 A-8

6. 下列描述中，哪一项不是 **Kimura** 病的典型表现？

　　A. 嗜酸性粒细胞增多

　　B. 被膜增厚

　　C. 偶见 Warthin-Finkeldey 型细胞

　　D. 累及颈部淋巴结，多靠近耳部

　　E. 外周血单核细胞增多

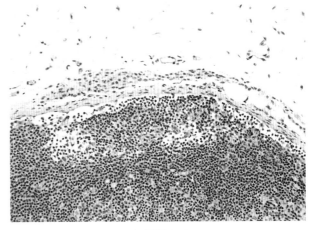

▲ 附图 A–9

第 3 章　淋巴窦

1. 可用于鉴别淋巴结和副脾的指标是？

　　A. CD34

　　B. CD8

　　C. CD163

　　D. CD207

2. 下列对于淋巴窦血管转化的描述最佳的是？

　　A. 淋巴窦内皮肿瘤性转化并具有转移潜能

　　B. 与先天性血管畸形相关

　　C. 通常为肿瘤引流区域淋巴结的反应性病变

　　D. 卡波西肉瘤的前驱病变

3. 以下恶性肿瘤中，除了哪一项均可见于淋巴窦？

　　A. 转移性乳腺癌

　　B. 间变性大细胞淋巴瘤

　　C. 浆膜腔外原发性渗出性淋巴瘤

　　D. 经典型霍奇金淋巴瘤

4. 14 岁男孩，双侧颈部淋巴结明显肿大，淋巴结活检显示淋巴结结构破坏伴淋巴窦显著扩张。窦内可见大量多角形大组织细胞，无细胞非典型性（附图 **A–10**）。此外，背景可见大量浆细胞和小淋巴样细胞。**LDH** 水平正常，且为局限性病变。基于这些临床和病理特征，下列最佳的染色指标为？

A. CD20、CD10、MYC 和 Bcl-2

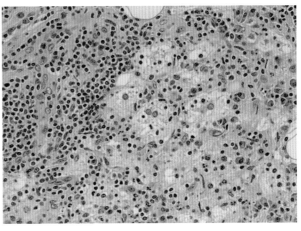

▲ 附图 A–10

B. S100、IgG4、CD68

C. CD30、CD15、Pax-5

D. S100、CD1A、CD207

5. 在反应性改变的淋巴结内，窦周见簇状分布的单个核细胞，核不规则、呈中心细胞样，胞质透明、稀少至中等量。亦可见少许中性粒细胞浸润。这一描述最符合下列哪个细胞？

A. 单核样 B 细胞

B. 浆细胞样树突状细胞

C. 生发中心 B 细胞

D. 淋巴母细胞

第 4 章 皮 质

1. 反应性免疫母细胞通常位于？

A. 生发中心暗区

B. 套区

C. 被膜下区

D. 滤泡周围区

2. 次级淋巴滤泡生发中心表达下列哪种免疫表型？

A. CD10（＋）/Bcl-2（＋）/IgD（＋）

B. CD10（－）/Bcl-22（＋）/IgD（＋）

C. CD10（＋）/Bcl-2（－）/IgD（－）

D. CD10（－）/Bcl-2（－）/IgD（－）

3. 增生的滤泡少见于下列哪种淋巴瘤？

A. 滤泡性淋巴瘤

B. 血管免疫母细胞性 T 细胞淋巴瘤

C. 间变性大细胞淋巴瘤

D. 浆母细胞性淋巴瘤

4. 诊断进行性生发中心转化的有用免疫组织化学指标为？

A. CD20、MYC 和 Bcl-2

B. CD20、IgD 和 Bcl-2

C. CD20、MYC 和 Ki-67

D. CD3、CD20 和 Bcl-6

5. 在反应性淋巴结内伴有单核样 B 细胞簇和套区上皮样组织细胞簇，最可能的诊断为？

A. EBV 淋巴结炎

B. 猫抓病

C. 弓形虫感染

D. HIV 感染

第 5 章 副皮质区

1. 下列哪种感染性淋巴结炎表现为毛玻璃样核及染色质边集（附图 A-11）？

A. EB 病毒（EBV）

B. 单纯疱疹病毒（HSV）

C. 巨细胞病毒（CMV）

D. HIV

E. HHV-8

2. 7 岁男孩，肾移植术后 6 个月，扁桃体显著增大，淋巴滤泡增生伴大量 EBV 阳性细胞，最可能的诊断为？

A. 传染性单核细胞增多症

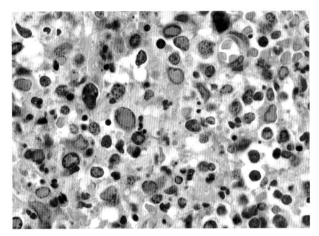

▲ 附图 A-11

B. 以滤泡增生为主的淋巴结反应性增生

C. 移植后淋巴组织增殖性疾病（PTLD），多形性

D. 移植后淋巴组织增殖性疾病（PTLD），单形性（EBV 阳性弥漫性大 B 细胞淋巴瘤）

E. 移植后淋巴组织增殖性疾病（PTLD），传染性单核细胞型

3. 下列哪种药物最容易出现药物相关性淋巴结病？

A. 降压药

B. 抗组胺药

C. 抗惊厥药

D. 他汀类药物

E. 选择性 5- 羟色胺再摄取抑制药

4. 下列哪种淋巴结病和副皮质区组织细胞增多无关？

A. 弓形虫淋巴结病

B. Kikuchi 淋巴结炎

C. 慢性淋巴细胞性白血病 / 小淋巴细胞淋巴瘤（CLL/SLL）

D. 结节病

E. 非典型分枝杆菌感染

5. 对轻链沉积病描述正确的是？

A. 无定形嗜酸性物质沉积，刚果红染色呈橙红色，在偏振光下显示苹果绿双折光

B. 明显的异物巨细胞反应

C. λ 轻链病变多于 κ 轻链病变

D. 血管壁不受累

E. 主要为局限性沉积，未见系统性疾病

6. 下列原因导致的淋巴结肿大哪个不伴浆细胞相对增多？

A. 类风湿性淋巴结病

B. 药物相关性淋巴结病

C. HIV 相关性淋巴结病

D. 卡波西肉瘤

E. 浆细胞型 Castleman 病

7. 惰性 T 淋巴母细胞增生和 T 淋巴母细胞性淋巴瘤如何鉴别？

A. 用 PCR 检测 T 细胞受体基因重排

B. Ki-67 增殖指数

C. CD4/CD8 双阳性 T 细胞

D. CD7 强表达

E. TdT 表达

8. 下列哪种标志物不表达于正常的肥大细胞？

A. CD45

B. CD117

C. 肥大细胞类胰蛋白酶

D. Calretinin

E. CD25

第 6 章　破坏性的结节状生长模式

1. 以下除了哪种疾病一般都表现为淋巴结结构消失？

A. 结节性淋巴细胞为主型霍奇金淋巴瘤

B. Castleman 病（透明血管型）

C. 滤泡性 T 细胞淋巴瘤

D. 边缘区淋巴瘤

2. 可用于结节性淋巴细胞为主型霍奇金淋巴瘤诊断的指标为？

A. CD20、CD3、IgD、OCT2

B. CD30、CD15、Pax-5

C. CD20、CD10、MYC

D. CD163、PU.1 和 S100

3. 具有滤泡辅助 T 细胞分化的肿瘤，确定其滤泡辅助 T 细胞表型的指标为？

A. PU.1 和 Bcl-6

B. PD-1 和 ICOS

C. CD10 和 Bcl-6

D. MUM1 和 CD4

4. 以下细胞除哪项（这些细胞正常表达 CD30，

附图 A–12）外均位于滤泡内？

A. 滤泡树突细胞

B. 中心细胞

C. 免疫母细胞

D. 可染小体巨噬细胞

5. 以下淋巴结的增殖性疾病中除哪项外均可见异常大的非典型细胞？

A. 结节性淋巴细胞为主型霍奇金淋巴瘤

B. 经典型霍奇金淋巴瘤（富于淋巴细胞型）

C. 外周 T 细胞淋巴瘤（滤泡变异型）

D. 套细胞淋巴瘤

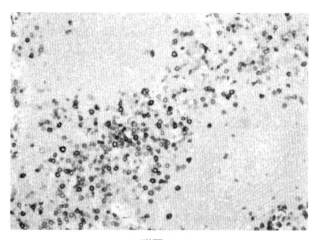

▲ 附图 A–12

第 7 章　淋巴结结构完全破坏

1. 小淋巴细胞性淋巴瘤的增殖中心通常有什么特点？

A. Ki-67 呈低增殖指数

B. FISH 检测可见 MYC 重排

C. MYC 和 cyclin D1 可能为阳性

D. 免疫组织化学表达 Bcl-6

2. 下列描述哪一项符合 Cyclin D1 阴性的套细胞淋巴瘤？

A. 大多数 SOX11 也为阴性

B. 和 cyclin D1 阳性的套细胞淋巴瘤有相似的基因表达谱

C. 更易有母细胞形态，侵袭性增强

D. 有 CCND1 的隐匿易位

3. 下列选项中哪一项符合浆细胞骨髓瘤？

　　A. 与浆母细胞性淋巴瘤可能难以鉴别，尤其是当其具有浆母细胞形态时

　　B. 通常表现为皮肤肿块样病变

　　C. 不具有 MYC 易位

　　D. 有时骨髓里的浆细胞可＜ 10%

4. 在评估富于 T 细胞 / 组织细胞的大 B 细胞淋巴瘤（THRLBL）时，下列哪一项描述是正确的？

　　A. 通常不需要和结节性淋巴细胞为主型霍奇金淋巴瘤鉴别

　　B. 大的非典型细胞通常 CD30 阳性，有助于诊断

　　C. 可见多量小 B 淋巴细胞和大的非典型细胞混合存在

　　D. CD20 免疫组织化学染色有助于显示散在、单个存在的大细胞

5. 某些外周 T 细胞淋巴瘤（PTCL）中可见 EBV 阳性大细胞，这些细胞符合下列哪一个选项？

　　A. 通常是 T 细胞

　　B. 通常是组织细胞

　　C. 免疫组织化学可以同时表达 CD30

　　D. 通常见于具有细胞毒性表型的外周 T 细胞淋巴瘤

6. 皮肤 T 细胞淋巴瘤累及淋巴结时可与经典型霍奇金淋巴瘤相混淆，是因为下列哪一项原因？

　　A. 形态上类似于经典型霍奇金淋巴瘤，背景见炎症细胞和嗜酸性粒细胞

　　B. 异常的 T 细胞可表达 B 细胞标志物，如 CD20 和 CD79a

　　C. 通常有免疫球蛋白基因重排阳性

　　D. 表现为 B 症状和纵隔肿块

第 8 章　坏　死

1. CD20 染色对于伴坏死的弥漫性大 B 细胞淋巴瘤诊断有帮助，是因为下列哪一项原因？

　　A. 如果 B 细胞坏死或者无活力，依然可以 CD20 阳性

　　B. 对于坏死细胞可与 EBER 原位杂交联合应用

　　C. 浆细胞通常 CD20 阳性，可以明确浆细胞分化

　　D. 可以通过 CD20 辨别有活力和无活力的细胞

2. EBV 阳性黏膜皮肤溃疡的特征？

　　A. 仅见于老年患者

　　B. 停用免疫抑制药后通常不能获益

　　C. 生长潜能有限

　　D. 特点为成片分布的非典型大细胞

3. 下列描述哪项是正确的？

　　A. 移植后淋巴组织增殖性疾病（PTLD）主要分为侵袭性和非侵袭性两种类型

　　B. PTLD 主要分为破坏性和非破坏性两种类型

　　C. T 细胞 PTLD 比 B 细胞 PTLD 更常见

　　D. 几乎所有 PTLD 均为 EBV 阳性

4. 以下关于间变性大细胞淋巴瘤（ALCL）的描述正确的是？

　　A. DUSP22 重排见于 ALK 阳性 ALCL，且预后较好

　　B. 部分病例可不同程度表达 CD30，且常见于 ALK 阴性 ALCL

　　C. ALCL 累及淋巴结可为局灶性，累及被膜下间隙和淋巴窦

　　D. 大多数 ALCL 有完整的 T 细胞表型，如

CD3、CD2、CD5 和 CD7

5. 以下除哪项外均是正确的？

A. Kikuchi-Fujimoto 淋巴结炎（KFL）通常发生于亚裔女性

B. 中性粒细胞易见，可用 MPO 染色显示

C. KFL 可被误诊为 T 细胞淋巴瘤，因为 T 细胞具有细胞非典型性

D. KFL 的 T 细胞基因重排通常为阴性，有助于和淋巴瘤相鉴别

第 9 章　免疫组织化学

1. 附图 A–13 免疫组织化学染色显示散在梭形细胞核着色和单个核细胞核着色，两者都可作为内对照。根据染色模式，这种免疫染色指标最可能是？

A. ERG

B. CD20

C. Cyclin D1

D. CD33

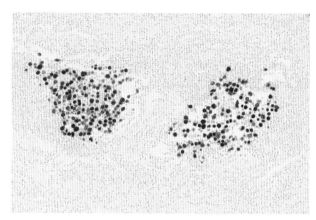

▲ 附图 A–14

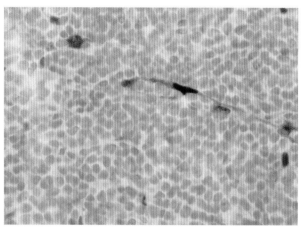

▲ 附图 A–13

2. 34 岁男性，无 HIV 感染证据，出现淋巴结肿大并取活检。滤泡内可见大量 EBV 阳性的细胞，如附图 A–14 所示。加做哪些免疫指标检查对于诊断这一淋巴造血肿瘤最有用？

A. CD20、MUM1 和 HHV-8

B. CD30 和 ALK1

C. Mammaglobin 和 ER

D. S100 和 SOX10

3. CD30 可用于除以下哪种疾病的诊断？

A. 血管免疫母细胞性 T 细胞淋巴瘤

B. 髓外髓系肿瘤

C. 经典型霍奇金淋巴瘤

D. 原发纵隔（胸腺）大 B 细胞淋巴瘤

4. 除以下哪种情况外均可见 Bcl-2 表达？

A. 正常 T 细胞

B. 套区 B 细胞

C. 滤泡性淋巴瘤

D. 伯基特淋巴瘤细胞

5. CD123 可用于识别哪种细胞？

A. 滤泡树突细胞

B. 浆细胞样树突细胞

C. 单核样 B 细胞

D. 滤泡间免疫母细胞

附录 B 自测题答案
Self-Assessment Answers

第 1 章 淋巴结概述

1. 答案：**D**。这是一个正常的生发中心。生发中心 B 细胞 CD10 和 Bcl-6 阳性，但是 Bcl-2 阴性。生发中心 Ki-67 增殖指数高，混有少量滤泡辅助 T 细胞和可染小体巨噬细胞。生发中心的滤泡辅助 T 细胞也是 CD10 强阳性。CD23 可显示滤泡内的滤泡树突细胞网。

2. 答案：**E**。髓窦靠近淋巴结的中央区域，被富含淋巴细胞、浆样淋巴细胞和浆细胞的区域所围绕。这一区域被称为髓索，是浆细胞增殖和产生抗体的区域。

3. 答案：**D**。D 组合可以判断 T 细胞（CD3）和 B 细胞（CD20）的分布情况，评估淋巴结内不同部位的增殖指数（Ki-67），同时发现可能的 HRS 细胞或免疫母细胞（CD30）。A 组合（AE1/AE3、Cam5.2、CK903）包括细胞 CK，一个或多个染色能够表明可能的转移性癌。B 组合（AE1/AE3、S100、CD45）适用于初筛不确定来源的非典型细胞，以明确是癌（AE1/AE3）、黑色素瘤（S100）或淋巴造血组织肿瘤（CD45）。C 组合（CD45、CD43、MUM-1、CD30）有助于判断是淋巴造血组织或非淋巴造血组织肿瘤，因为几乎所有的淋巴造血组织肿瘤都会有这几项指标中的一项或多项阳性。E 组合（AFB、GMS、Brown-Hopps、Wright-Giemsa、Warthin-Starry）适用于可能的感染性淋巴结炎。

4. 答案：**D**。流式细胞术检测需要新鲜组织，不能用固定后的组织。因此，当怀疑淋巴造血组织肿瘤时，在标本送检同时送检（或保留）新鲜组织用于流式细胞术是非常重要的。荧光原位杂交（FISH）、PCR 检测克隆性基因重排（*IGH*、*IGK*、TCR）可以采用福尔马林固定、石蜡包埋的组织。

5. 答案：**B**。在淋巴滤泡和髓索之间的区域是副皮质区，由淋巴细胞、小血管和散在的活化淋巴细胞（免疫母细胞）组成。副皮质区大部分淋巴细胞为 CD3 阳性的 T 细胞。副皮质区也包含抗原呈递细胞，包括朗格汉斯细胞、指状树突细胞和组织细胞。生发中心 B 细胞存在于反应性滤泡中，是皮质区而不是副皮质区的成分。

6. 答案：**A**。充分的固定对于评估淋巴结整体结构和细胞形态是十分关键的步骤。"冲洗"标本会导致固定不充分。当组织经过冷冻或者固定不良时，细胞形态扭曲，很难对淋巴结的整体结构和淋巴细胞的组织形态进行准确评估。在标本送检的同时需要将淋巴结的一部分送检（或保留）做流式细胞术检测，因为流式细胞术需要新鲜组织。流式细胞术可以很容易检测出克隆性 B 细胞或者异常 T 细胞群，在组织切片中有时很难辨认。在某些情况下，细针抽吸活检联合流式细胞术分析能够做出诊断，但如果没有送检粗针活检标本进行评估，而仅进行流式细胞术和细胞涂片检测，则可能会漏掉某些淋巴造血组织肿瘤（如经典型霍奇金淋巴瘤）。

第 2 章　被　膜

1. 答案：**A**。所谓的跳跃性病变（skip lesions）常见于血管免疫母细胞性 T 细胞淋巴瘤，虽然在其他淋巴瘤中也可出现。间变性大细胞淋巴瘤可出现窦性分布。经典型霍奇金淋巴瘤（结节硬化型）通常表现为被膜增厚。伯基特和 B 淋巴母细胞性淋巴瘤累及淋巴结时很少出现这样的生长方式。

2. 答案：**D**。早期卡波西肉瘤累及淋巴结被膜。此病变表现为被膜中内皮细胞增生，从而出现形成不良的裂隙样血管间隙，常伴红细胞外渗和混有吞噬含铁血黄素的巨噬细胞。梅毒性淋巴结炎和经典型霍奇金淋巴瘤（结节硬化型）通常可见淋巴结被膜增厚。梅毒性淋巴结炎被膜内可见特征性的血管周围淋巴、浆细胞浸润，但缺乏显著的血管增生。疱疹性淋巴结炎和伯基特淋巴瘤均没有特殊的淋巴结被膜异常。

3. 答案：**C**。IgG4 相关性淋巴结病没有一个特征性的形态学表现，但被膜增厚和反应性改变常见于受累淋巴结。IgG4 相关性淋巴结病可见反应性生发中心，并可见弯曲的肉芽肿将其包绕。经典型霍奇金淋巴瘤（结节性硬化型）的特点是被膜纤维化；但是，经典型霍奇金淋巴瘤的其他三种类型（混合细胞型、富于淋巴细胞型和淋巴细胞消减型）通常不显示明显的被膜纤维化。脂肪肉瘤伴密集的淋巴细胞浸润可类似于非典型淋巴细胞浸润，但不是淋巴结，也没有淋巴结被膜。伯基特淋巴瘤是一种侵袭性且生长迅速的肿瘤，无被膜增厚。

4. 答案：**A**。子宫内膜异位是盆腔淋巴结中最常见的包涵体之一。小灶病灶可能不明显。可通过细胞 CK 免疫组织化学染色显示，但 S100 或 CD45 均不呈阳性。有时，这些良性结构可类似癌组织。然而，与癌不同，子宫内膜异位在细胞学上是温和的，通常部分细胞可见纤毛。

5. 答案：**B**。被膜处痣可见于皮肤引流区的外周淋巴结。这些细胞形态温和，通常表达 S100 和 Melan A（MART-1），但 HMB-45 为阴性。被膜处痣的 Ki-67 增殖指数也低。相比之下，转移性黑色素瘤更多见为 S100、Melan-A / MART-1 和 HMB-45 阳性，且通常具有较高的 Ki-67 增殖指数。

6. 答案：**E**。Kimura 病肿大的淋巴结多见于颈部或耳附近。淋巴结结构完整，显示滤泡增生和血管增生。Kimura 病易出现类似于 Warthin-Finkeldey 细胞的多核细胞。被膜通常增厚，可能会有带状纤维化，并且随着疾病的发展，淋巴结可相互融合。外周血和淋巴结均可见嗜酸性粒细胞增多。

第 3 章 淋巴窦

1. 答案：**B**。脾窦内皮细胞强表达 CD8，而淋巴窦内皮细胞 CD8 阴性，因而可以区分淋巴结和副脾。CD34 两者均可呈阳性，而 CD163 显示组织细胞，CD207（Langerin）仅显示朗格汉斯细胞。

2. 答案：**C**。淋巴窦血管转化是一种良性病变，通常在其他恶性实体肿瘤（如肾细胞癌）时出现，可见淋巴窦广泛内皮化和血管化。有时，它可能与转移性血管肿瘤混淆，特别是卡波西肉瘤。仔细寻找可能的透明小体和 HHV-8 阳性是卡波西肉瘤的典型特征，并能对其进行鉴别。

3. 答案：**D**。包括乳腺癌和黑色素瘤在内的大多数转移性恶性肿瘤通常累及被膜下窦和髓窦。同样，间变性大细胞淋巴瘤有时可累及淋巴管，包括浆膜腔外原发性渗出性淋巴瘤，通常呈窦性分布。局限于窦的经典型霍奇金淋巴瘤十分罕见。

4. 答案：**B**。总体临床经过和组织图片提示良性组织细胞病变，与 Rosai-Dorfman 病最为一致。所有组织细胞 CD68 均为阳性，而 Rosai-Dorfman 病中的组织细胞共同表达 S100。Rosai-Dorfman 病的背景中 IgG$_4$ 阳性浆细胞的数量通常会增加。选项 A 适用于伯基特淋巴瘤，可发生在儿童，尽管局限性疾病和组织学描述与该诊断不符。同样，选项 C 适用于经典型霍奇金淋巴瘤，可发生在儿童。但是组织学描述与这种可能性不符。选项 D 适用于朗格汉斯细胞组织细胞增生症。但是，临床表现和组织学描述与朗格汉斯细胞不符，朗格汉斯细胞通常有伸长的核，有核沟，细胞质稀少或中等。

5. 答案：**A**。形态与单核样 B 细胞相符，后者通常位于淋巴窦周围，可通过 CD20 染色确认。浆细胞样树突状细胞通常含有凋亡结构（图 3-71），其细胞核为圆形，染色质呈团块状、分散。尽管生发中心的中心细胞显示相同的细胞核，但细胞质很少，并且在分布上局限于生发中心，在淋巴滤泡范围之外的窦周围不存在。淋巴母细胞通常累及副皮质区，并表现出细而分散的染色质，胞质很少。

第 4 章 皮 质

1. 答案：**D**。反应性免疫母细胞通常由抗原筛选过的生发中心 B 细胞形成。细胞或发展成记忆 B 细胞，或发展成反应性免疫母细胞，继而成熟为胞质内充满免疫球蛋白的浆细胞。生发中心暗区（选项 A）通常包含中心母细胞，套区（选项 B）包含童贞 B 细胞，而被膜下区（选项 C）

则包含组织细胞和树突细胞。

2. 答案：C。反应性次级生发中心通常表达生发中心 B 细胞标记 CD10，并且对 IgD 和 Bcl-2 呈阴性。CD10 和 Bcl-2 的共表达（选项 A）是典型的滤泡性淋巴瘤。选项 B 对应于共表达 IgD 和 Bcl-2 的套区童贞 B 细胞。初级滤泡的免疫表型与次级淋巴滤泡套区的童贞 B 细胞相同。

3. 答案：B。反应性增生的滤泡常见于早期的血管免疫母细胞性 T 细胞淋巴瘤，该淋巴瘤通常可见 CD4（+）/ PD-1（+）的滤泡辅助 T 细胞聚集在滤泡周围，与其细胞起源相对应。尽管滤泡性淋巴瘤部分累及的淋巴结可能显示出散在的反应性滤泡，但在大多数情况下，滤泡性淋巴瘤、间变性大细胞淋巴瘤和浆母细胞性淋巴瘤通常表现为弥漫性生长，病变通常会累及整

个淋巴结。

4. 答案：B。CD20 证实 B 细胞起源，而 IgD 和 Bcl-2 共同表达支持为套区表型。进行性生发中心转化是指套区童贞 B 细胞进入生发中心，导致滤泡扩大并破坏生发中心 B 细胞。MYC 在套区 B 细胞中不表达，生发中心 B 细胞 Bcl-6 染色阳性。

5. 答案：C。弓形虫病累及淋巴结的特点是套区出现单核样 B 细胞簇和致密的上皮样细胞簇。虽然 EBV 淋巴结炎也可出现单核样 B 细胞增生，但经常有广泛的副皮质区扩张、免疫母细胞反应及不同程度的滤泡间区组织细胞数量增加。大量含有嗜中性粒细胞的星状脓肿是猫抓病的典型特征。而在 HIV 淋巴结病，出现原发性全身淋巴结肿大的阶段，可见明显的滤泡增生或滤泡溶解。

第 5 章 副皮质区

1. 答案：B。HSV 淋巴结炎可显示类似于 EBV 和 CMV 感染的非特异性形态学改变；但是，感染 HSV 的细胞可出现特征性的核变化，包括毛玻璃样核和染色质边集。HSV 淋巴结炎很少见于免疫力正常的个体中，可见于慢性淋巴细胞性白血病 / 小淋巴细胞性淋巴瘤（CLL / SLL）患者。EBV 淋巴结炎中可见散在类似于 HRS 细胞的非典型细胞，CMV 淋巴结炎可见含有大量嗜酸性核内包涵体的免疫母细胞，包涵体周围可见空晕，HIV 淋巴结病可显示散在的 Warthin-Finkeldey 型细胞。HHV-8 感染与多种肿瘤有关，包括浆细胞型 Castleman 病、大 B 细胞淋巴瘤和卡波西肉瘤。

2. 答案：E。由于该患者为移植后状态，该淋巴结病变最好归类为移植后淋巴组织增殖性疾病（PTLD）。因为没有组织结构的破坏，所以是非破坏性亚型 PTLD。PTLD 的三种非破坏性亚型包括传染性单核细胞增多症样、滤泡增生和浆细胞增生。由于有大量 EBV 阳性细胞，因而 PTLD 的传染性单核细胞增多症亚型是最佳诊断。PTLD 的传染性单核细胞增多症样亚型通常见于先前为 EBV 阴性，但从 EBV 阳性供体获得器官的患者。它在年轻患者中最常见。

3. 答案：C。虽然许多其他药物都与药物相关性淋巴结病有关，但是抗惊厥药（苯妥英和苯巴比

妥）最常见。其淋巴结可显示滤泡和副皮质区增生，嗜酸性粒细胞也可能增加。药物相关性淋巴结病的淋巴结没有特异性改变，需与临床病史联系才能进行诊断。

4. 答案：C。CLL / SLL 通常不伴有受累淋巴结内的组织细胞增加。但是，在结内边缘区淋巴瘤可见组织细胞增加，在套细胞淋巴瘤累及的淋巴结中也经常可见单个散在分布的上皮样组织细胞。弓形虫淋巴结病的特征是三联征，包括滤泡增生、单核样 B 细胞增生和生发中心上皮样组织细胞簇。Kikuchi 淋巴结炎表现为片状无中性粒细胞浸润的坏死，混杂丰富的组织细胞、免疫母细胞和浆细胞样树突状细胞。值得注意的是，基于形态学和免疫表型难以区分系统性狼疮性淋巴结炎和 Kikuchi 淋巴结病。淋巴结节病的特征是致密的、界限清楚的非干酪性肉芽肿。免疫功能低下患者的非典型分枝杆菌感染可导致梭形细胞假瘤，其中淋巴结被含有分枝杆菌的梭形组织细胞部分或完全替代。

5. 答案：B。淀粉样变性和轻链沉积都可出现局部或全身性累及，并且两者均可累及血管壁。尽管淀粉样物质因其特征性的刚果红染色呈橙红色，以及在偏振光下呈苹果绿双折光而容易进行识别，但刚果红染色却不能显示轻链沉积物。淀粉样变性常常，但不总是与 λ 轻链阳性肿瘤有关，而轻链沉积病与相关肿瘤的 κ 轻链表达

更密切相关。沉积在组织中的轻链可激发剧烈的异物巨细胞反应。

6. 答案：B。药物相关性淋巴结病表现为滤泡和副皮质区增生，也可见嗜酸性粒细胞增多。它与浆细胞增多没有特征性的联系。长期存在的 HIV 淋巴结病的淋巴结有萎缩和纤维化的滤泡，但副皮质区仍扩张，并有丰富的浆细胞和显著血管化。早期的卡波西肉瘤累及淋巴结被膜，淋巴结的其余部分通常呈反应性改变，包括滤泡增生和多形性浆细胞增多。顾名思义，浆细胞型 Castleman 病的特征是浆细胞数量增加。

7. 答案：A。分子研究对区分 iT-LBP 和 T-ALL 具有重要意义，因为 iT-LBP 的 T 细胞受体基因重排检测为多克隆性。相反，CD4（+）/ CD8（+）T 淋巴母细胞性淋巴瘤是克隆性的。iT-LBP 中的 T 淋巴母细胞是 CD4 / CD8 双阳性细胞，此细胞也可在具有皮质胸腺细胞样表型的 T-ALL 中出现。iT-LBP 和 T-ALL 通常均表达 TdT 和强表达 CD7，并且都具有高 Ki-67 增殖指数。

8. 答案：E。正常的肥大细胞表达 CD45、CD117（强表达）、肥大细胞类胰蛋白酶和钙网蛋白。然而，异常的肥大细胞通常表现出免疫表型的异常，可能包括 CD2、CD25 和（或）CD30 的异常表达；肥大细胞类胰蛋白酶表达缺失；CD117 和 CD45 表达强度的变化。

第 6 章 破坏性的结节状生长模式

1. 答案：D。发生在淋巴结的边缘区淋巴瘤表现为滤泡间增生，可能偶有滤泡结构的破坏，但

主要是滤泡间。所有其他类型均表现为不同程度的滤泡扩大或退化。在极少数情况下，淋巴

结边缘区淋巴瘤伴滤泡植入可显示滤泡蚕食状改变。

2. 答案：**A**。结节性淋巴细胞为主型霍奇金淋巴瘤的肿瘤细胞，即 LP 细胞，表达 CD20 和 OCT2。另外，这两个标记都能显示结节内的背景小 B 细胞，有时 CD3 染色可能显示丰富的 T 细胞。IgD 通常会突显出背景中结节内的结节性小 B 细胞。在极少数情况下，年轻患者颈部淋巴结的 LP 细胞可能表达 IgD。

3. 答案：**B**。PD-1 和 ICOS 都是滤泡辅助 T 细胞的敏感和特异性标志物。尽管 CD10、Bcl-6 和 MUM1 在滤泡辅助 T 细胞中有不同程度的表达，但未观察到这些标记在肿瘤性滤泡辅助 T 细胞上的固定表达。然而，由于调节 T 细胞和其他 T 细胞亚群也可表达 CD4，因此 CD4 对滤泡辅助 T 细胞表型敏感，但不特异。

4. 答案：**C**。免疫母细胞通常位于滤泡周围区域，而这里提到的所有其他细胞都在淋巴滤泡内。CD30 可用于显示淋巴滤泡反应性增生中的滤泡周围免疫母细胞。

5. 答案：**D**。套细胞淋巴瘤的细胞通常非常均一，细胞形态有经典型、母细胞型和多形性三种。可见散在的良性巨噬细胞，但不存在霍奇金样细胞。结节性淋巴细胞为主型霍奇金淋巴瘤和经典型霍奇金淋巴瘤（富于淋巴细胞型）总含有异常的非典型肿瘤性大细胞，而外周 T 细胞淋巴瘤（滤泡变异型）中有时可见散在的反应性霍奇金样 B 细胞。

第 7 章　淋巴结结构完全破坏

1. 答案：**C**。SLL 的增殖中心可能 MYC 和 cyclin D1 蛋白免疫组织化学阳性，但缺乏 MYC 和 CCND1 的易位。增殖中心的增殖指数 Ki-67 通常较高。它们是假滤泡而不是真正的生发中心，因此 Bcl-6 免疫组织化学为阴性。

2. 答案：**B**。Cyclin D1 阴性的套细胞淋巴瘤（MCL）通常 SOX11 免疫组织化学为阳性。它们通常不比典型的 MCL 更具侵袭性。这些病例的基因表达谱与常规 MCL 相似，某些病例 CCND2 和 CCND3 的表达增加。

3. 答案：**A**。浆母细胞性淋巴瘤（PBL）和浆细胞骨髓瘤可具有相同的免疫表型，特别是 EBV 阴性时。浆细胞骨髓瘤通常不发生于皮肤，更常见于呼吸道或软组织中。浆细胞骨髓瘤还可以像 PBL 一样发生 MYC 易位，在诊断浆细胞骨髓瘤时，要求骨髓中有多于 10% 的浆细胞。

4. 答案：**D**。由于大量的 T 细胞和组织细胞浸润，有时大的非典型细胞难以辨认，因此，CD20 染色有助于勾勒出这些大细胞。结节性淋巴细胞为主型霍奇金淋巴瘤（NLPHL）有时可与 THRLBL 同时出现，而 CD21 免疫组织化学染色可能有助于识别与 NLPHL 相关的这些结节结构。THRLBL 中的大细胞部分是 CD30 阳性的，不会出现很多小 B 细胞。

5. 答案：**C**。在 PTCL 中，尤其是在 TFH 表型的 PTCL 中，EBV 阳性的大细胞具有霍奇金细胞样形态，且可以表达 CD30。这些细胞通常是 B 细胞，而不是 T 细胞或组织细胞。

6. 答案：**A**。皮肤 T 细胞淋巴瘤（CTCL）累及淋巴结时可类似于霍奇金淋巴瘤，因为可见 CD30

阳性、大的异型细胞，类似于霍奇金细胞。这些细胞通常对 Pax-5 呈阴性，并且当肿瘤细胞很多或者通过显微切割富集肿瘤细胞时，可出现 T 细胞基因重排阳性。CTCL 通常不出现 B 症状或纵隔肿块。

第 8 章 坏 死

1. 答案：**A**。在 DLBCL 坏死的情况下，CD20 会有所帮助，因为它仍然会显示无活力的细胞，并显示出它们的轮廓，即"鬼影细胞"。然而，在无活力细胞或坏死组织中，EBER 原位杂交通常是阴性的，因为 RNA 已经降解。浆细胞可以异常表达 CD20，但这不是常见现象。

2. 答案：**C**。EBV 阳性黏膜皮肤溃疡（MCU）主要见于老年患者，但也见于年轻患者，尤其是免疫功能低下的患者。通常，第一步是停止或降低免疫抑制治疗，以观察病变是否会自行消退。大的非典型细胞通常散在或可形成小簇，但通常不像弥漫性大 B 细胞淋巴瘤中那样成片分布。

3. 答案：**B**。PTLD 的鉴别在于是否有正常结构的破坏。破坏性 PTLD（如单形性 PTLD）通常是克隆性的，B 细胞类型比 T 细胞类型（如肝

脾 T 细胞淋巴瘤）更为常见。PTLD 并不总是 EBV 阳性，移植后数年出现的某些 PTLD 病例可能 EBV 阴性。

4. 答案：**C**。*DUSP22* 重排通常见于 ALK 阴性 ALCL 而非 ALK 阳性，与典型的 ALK 阴性 ALCL 相比，预后较好。CD30 免疫组织化学在 ALCL 中呈强而均匀表达。PTCL，NOS 更易出现 CD30 染色不均。T 细胞标志物的丢失在 ALCL 中很常见，有些病例可能为丢失大多数泛 T 细胞标志物的"裸细胞"。

5. 答案：**B**。中性粒细胞在 KFL 中通常不可见，但组织细胞通常有免疫组织化学 MPO 阳性。KFL 在亚裔女性中常见，并且 T 细胞的非典型性可能会让人担心是 T 细胞淋巴瘤。然而，KFL 的 T 细胞基因重排通常为阴性，这有助于将其与淋巴瘤区分开。

第 9 章 免疫组织化学

1. 答案：**C**。内皮细胞和组织细胞均可用做 cyclin D1 的内部对照细胞，均显示出核染色。尽管 ERG 表达于内皮细胞的细胞核，但在组织细胞中为阴性。同样，CD20 染色可显示背景小淋巴细胞，包括 B 细胞，而 CD33 标记散在分

布的组织细胞，为细胞质和细胞膜着色，但不会出现内皮细胞 CD33 的核阳性。

2. 答案：**A**。对于局限在淋巴滤泡中的 EBER 阳性的大细胞，这种特征性的免疫组织化学染色

模式是典型的生发中心淋巴组织增殖性疾病，通常发生于免疫功能正常的个体中。细胞表现出浆母细胞表型，CD20 阴性，而 MUM1 和 HHV-8 阳性。选项 B 在间变性大细胞淋巴瘤的病例中很有用，尽管滤泡内的孤立性分布和 EBV 的表达与该诊断不符。转移性乳腺癌和转移性黑色素瘤分别对应选项 C 和 D 的阳性。但同样，题中所述局限于淋巴滤泡内和 EBV 的表达与这两种诊断均不符。

3. 答案：**B**。髓外髓系肿瘤通常表达髓系阳性标志物，CD30 在该类型肿瘤的诊断或预后中无用。然而，血管免疫母细胞性 T 细胞淋巴瘤可见散在免疫母细胞 CD30 阳性，经典型霍奇金淋巴瘤的肿瘤细胞 CD30 阳性，原发纵隔（胸腺）大 B 细胞淋巴瘤中也可见 CD30 呈中等强度弥漫性表达。

4. 答案：**D**。Bcl-2 通常在所有套区 B 细胞和正常 T 细胞中表达。尽管生发中心 B 细胞阴性，但滤泡性淋巴瘤 Bcl-2 阳性，而伯基特淋巴瘤的特征是 Bcl-2 阴性，尽管起源于生发中心 B 细胞。

5. 答案：**B**。CD123 是浆细胞样树突细胞的特异性标记，还可标记嗜碱性粒细胞和骨髓。其他细胞均不表达 CD123。

（况　东　**译**　　赖玉梅　**校**）